MUSKELKETTEN 4
SPIRALSTABILISATION DER WIRBELSÄULE

SKOLIOSE

HYPERLORDOSE, HYPERKYPHOSE, FEHLHALTUNG

BEHANDLUNG DURCH DEN AUFBAU DES, MITHILFE DER MUSKELSPIRALEN STABILISIERTEN,

MUSKELKORSETTS

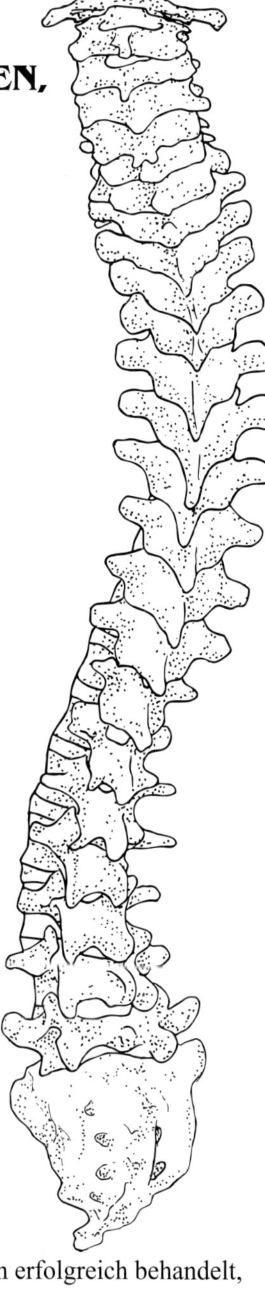

Manuelle Therapie als Vorbereitung auf die Bewegungstherapie

Behandlung der Skoliose ohne Korsett und ohne Operation

www.spiralstabilization.com
www.scoliosis-therapy.com

Methode
Spiralstabilisation
der Wirbelsäule

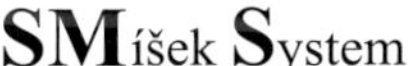

Dr. med. Richard Smíšek
Dr. med. Kateřina Smíšková
Dr. med. Zuzana Smíšková
Dr. med. Alena Böhmerová

Herausgegeben von Dr. med. Richard Smíšek
im Januar 2020

ISBN: 978-80-88267-35-5
2. Ausgabe

SKOLIOSE

Die Ursache der Skoliose liegt in einer asymmetrischen Muskeldysbalance im Bereich des Schulter- und Beckengürtels und des Rumpfes. Die Skoliose verursacht eine Störung der zentralen motorischen Steuerung.

Um die Skoliose behandeln zu können, müssen wir zuerst die Abschwächung und Verkürzung der Muskel beseitigen und ein zentral fixiertes Bewegungsmuster vor allem für die Koordination des Gangs bilden.

Dies kann nicht durch das Tragen eines Kunststoffkorsetts, oder durch einen operativen Eingriff zur Stabilisierung, erreicht werden!!!

Wir müssen mit Hilfe der Übungen ein Muskelkorsett aufbauen, die verkürzten Muskeln dehnen und die richtige Koordination der Bewegung und des Gangs dem Gehirn beibringen.

Die Übungen müssen stets im Stehen und in vertikaler Körperachse durchgeführt werden.

Die Durchführung der Übungen in schräger oder horizontaler Achse verursacht eine Verschlechterung der Skoliose.

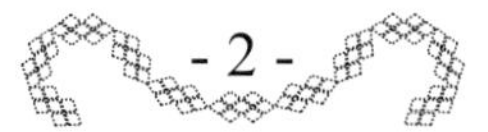

Inhalt:

Autor von Präparate der menschlichen Körper - SILICONE SPECIMENS ist
H. Prof. Dr. Hong-Jin Sui
CEO of Dalian Hoffen Bio-technique Co. Ltd,
No. 36, Guangyuan Str., Lushun
Economic Developing Zone,
Dalian, 116052, China
Wir bedanken uns herzlich für die freundliche Erlaubnis, die Bilder veröffentlichen zu dürfen.

Die Präparate können auf folgenden Ausstellungen besichtigt werden
BODY THE EXHIBITION
REAL BODIES THE EXHIBITION
www.hoffen.com.cn
sales@hoffen.com.cn
T:(+86-411)39361999-6315

oder im MYSTERY OF LIFE MUSEU in Dalianu
Culture Exhibition Square, Jinshitan, Dalian, LN P. R. CHINA Postcode: 116650
www.shengmingaomi.com

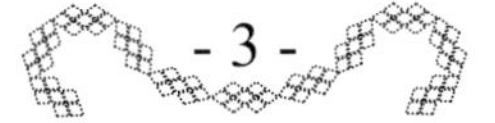

SPIRALE MUSKELKETTEN
STABILISATION DER BEWEGUNG

SA - serratus anterior
PM - pectoralis major

TR - trapezius
LD - latisimus dorsi

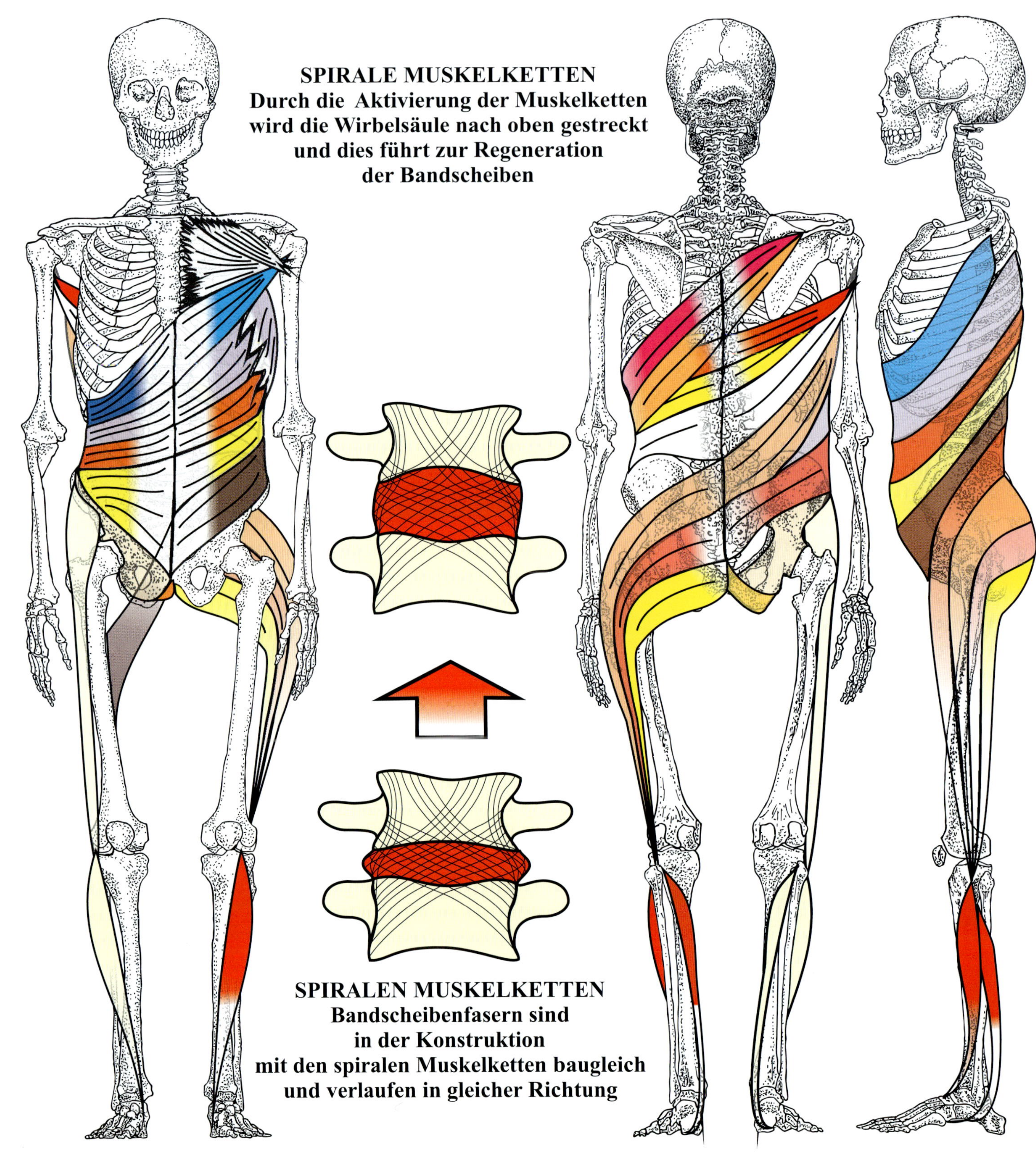

VERTIKALE MUSKELKETTEN
STABILISATION DER RUHEPOSITION

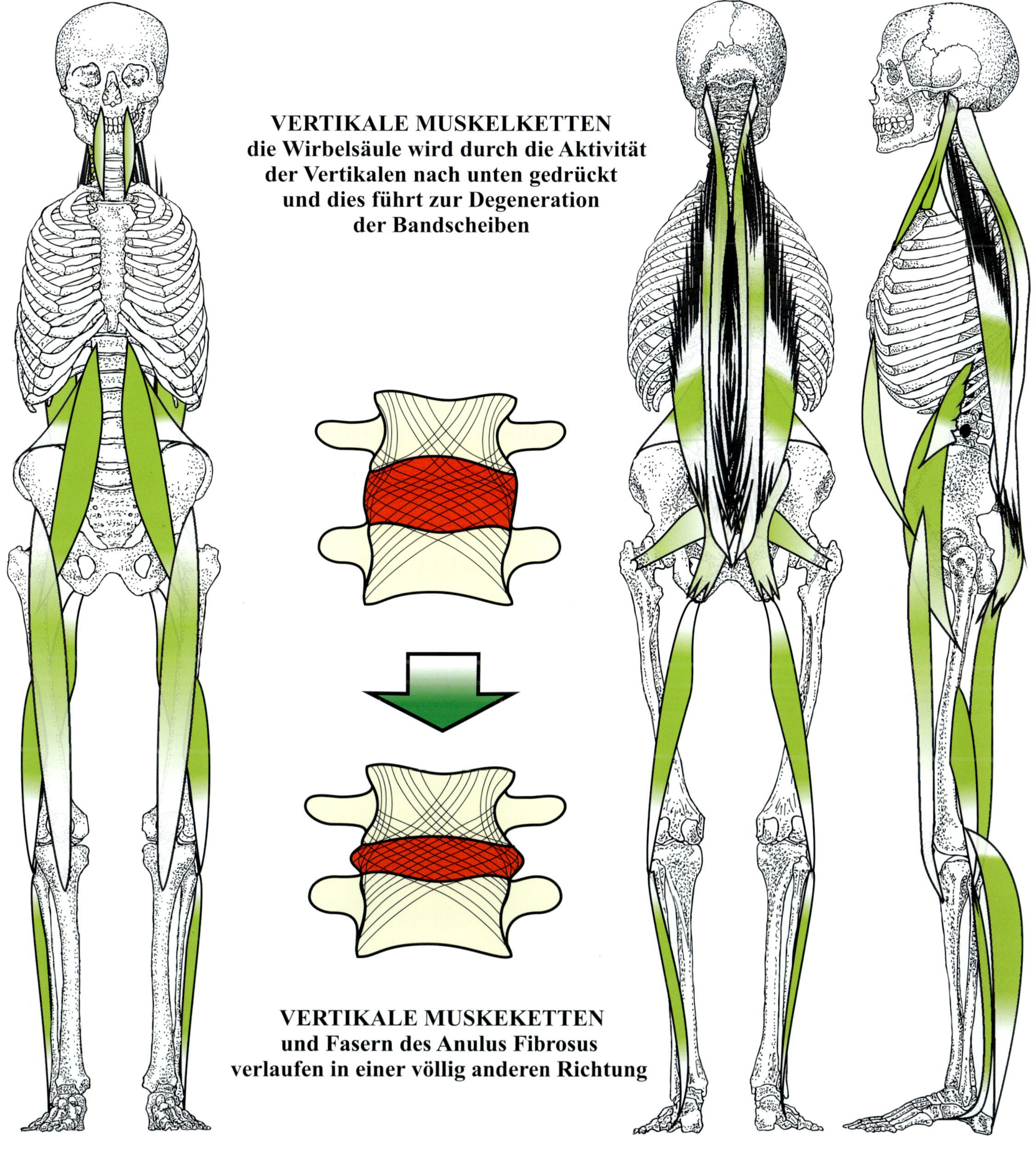

VERTIKALE MUSKELKETTEN
die Wirbelsäule wird durch die Aktivität der Vertikalen nach unten gedrückt und dies führt zur Degeneration der Bandscheiben

VERTIKALE MUSKEKETTEN
und Fasern des Anulus Fibrosus verlaufen in einer völlig anderen Richtung

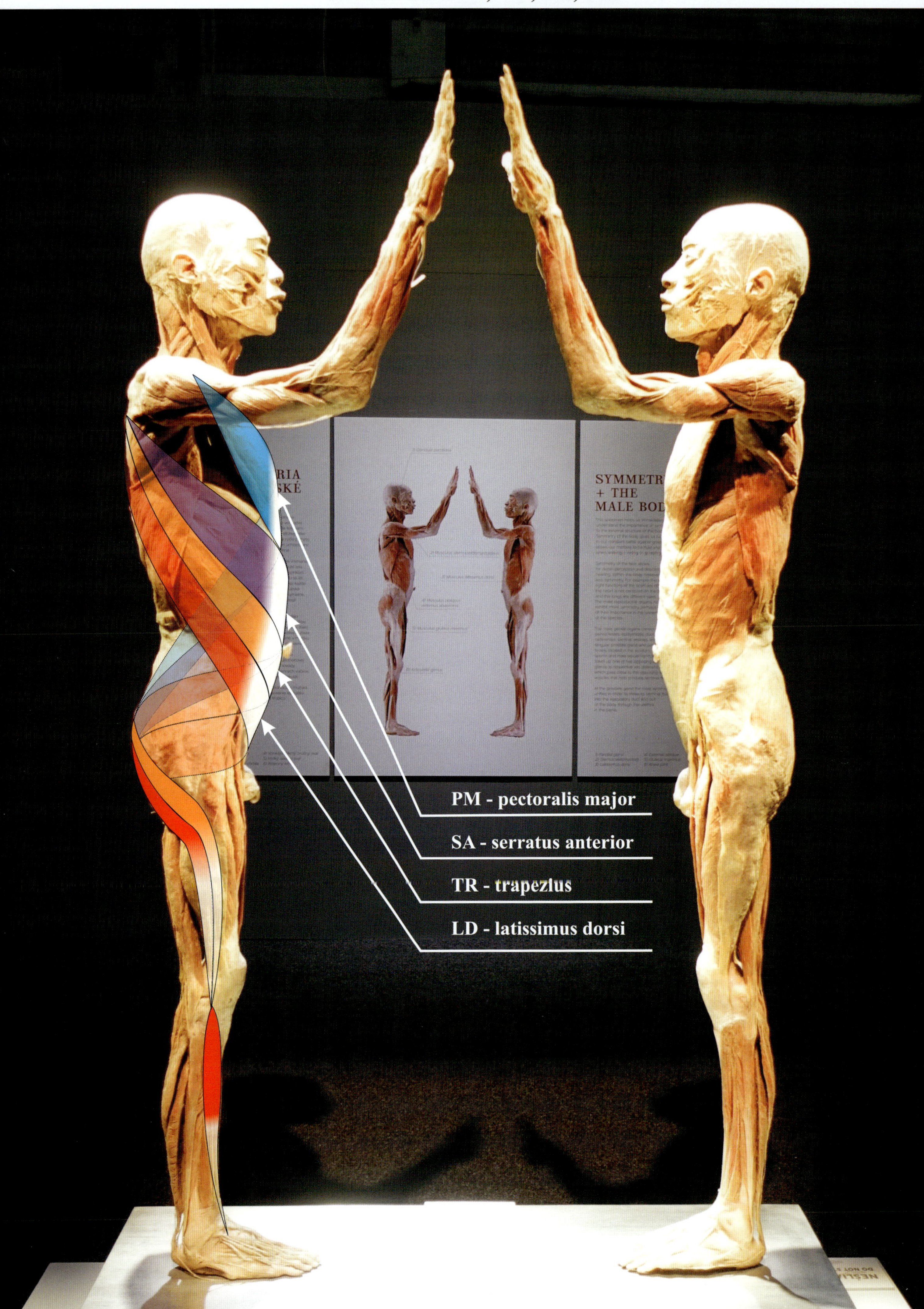
PM - pectoralis major
SA - serratus anterior
TR - trapezius
LD - latissimus dorsi

VERTIKALEN ES, QL, RA, IP

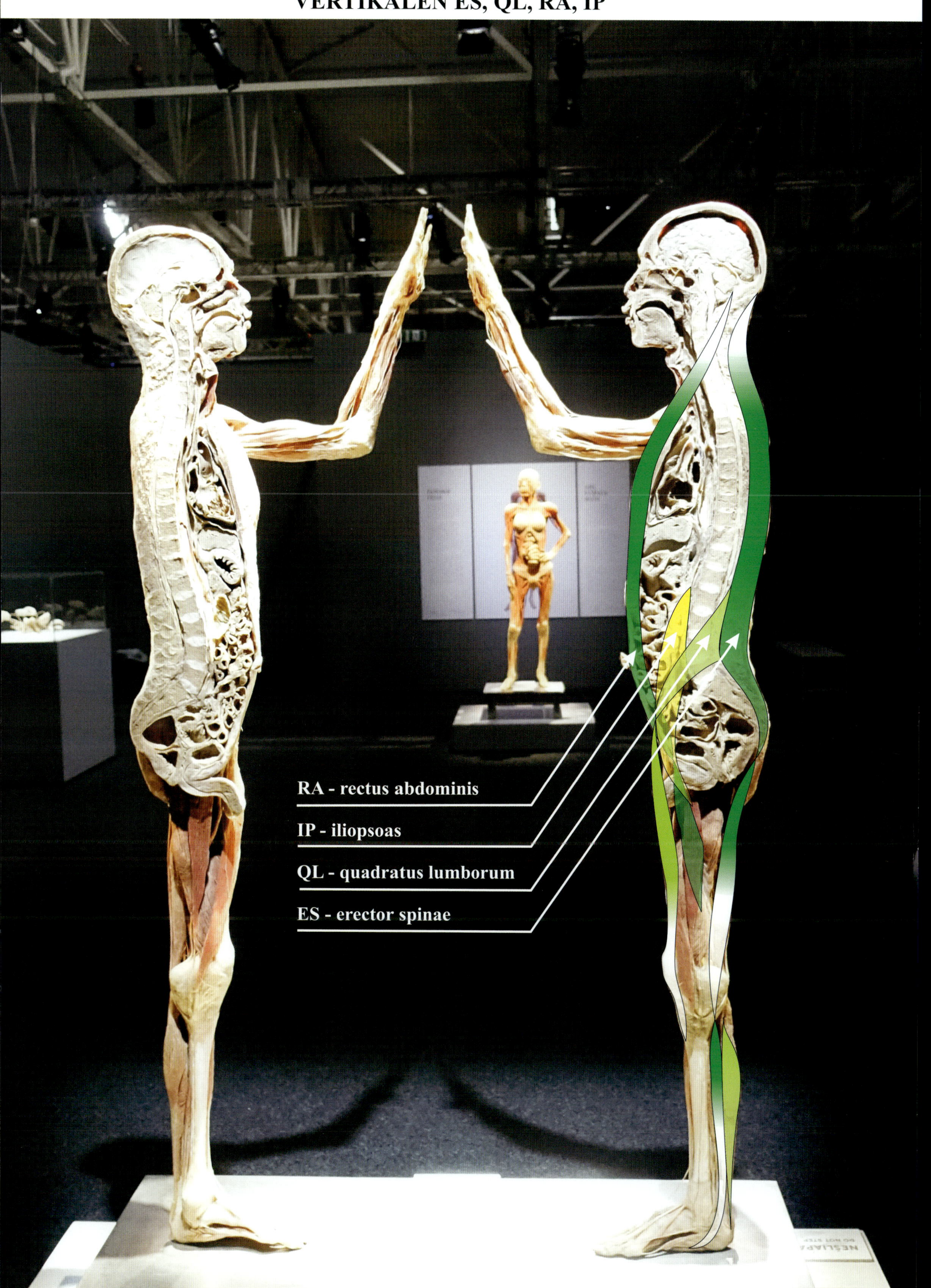

TR - TRAPEZIUS

WWW.
SPIRALSTABILIZATION.
COM

DISC HERNIATION
SCOLIOSIS
SPORT
THERAPY

TR-A
TR-B
TR-C
TR-D
TR-E
TR-F
TR-G
TR-H
TR-I
TR-J

BODY
the
EXHIBITION

spiral stabilization

TR - TRAPEZIUS

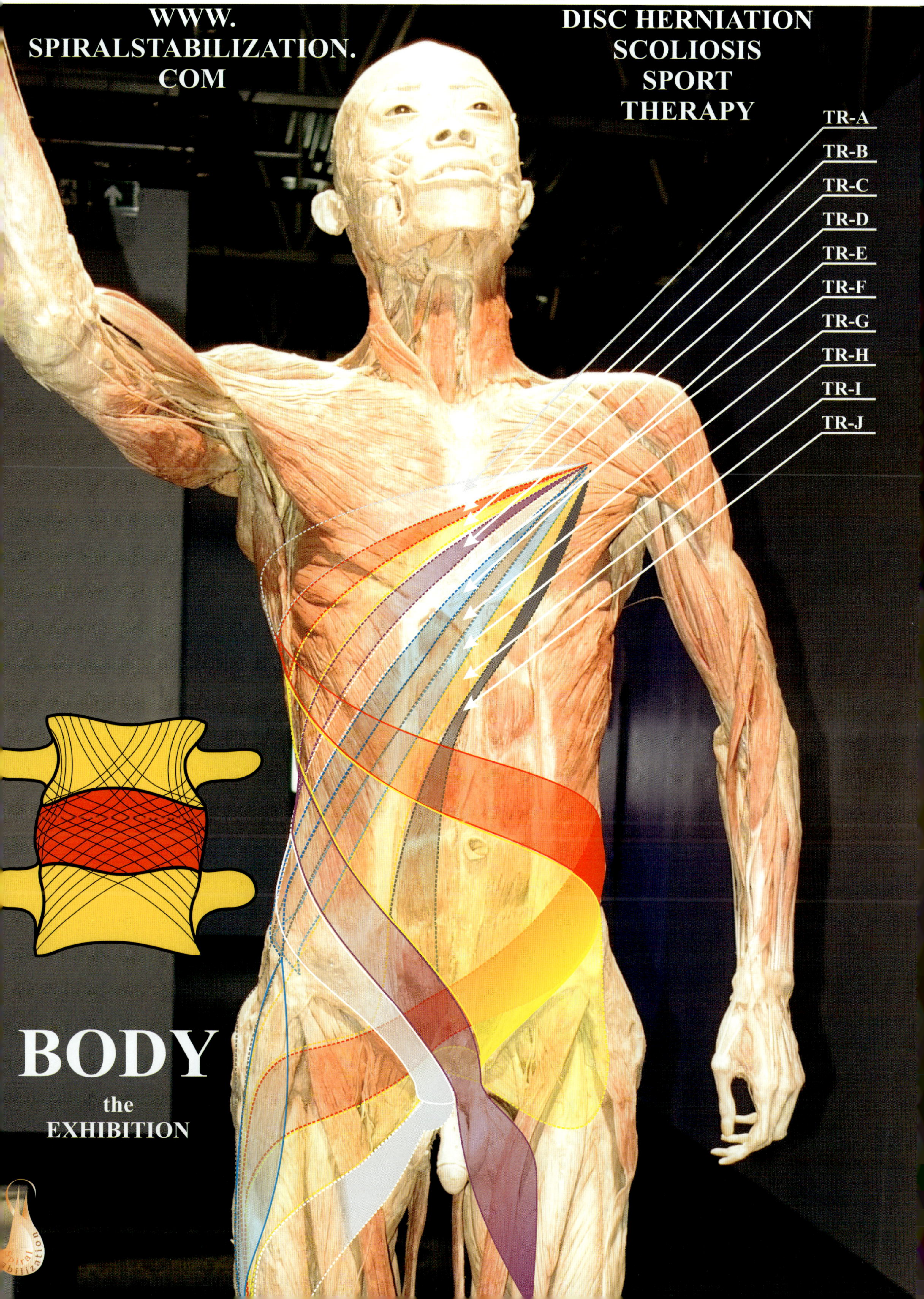

WWW.
SPIRALSTABILIZATION.
COM

DISC HERNIATION
SCOLIOSIS
SPORT
THERAPY

TR-A
TR-B
TR-C
TR-D
TR-E
TR-F
TR-G
TR-H
TR-I
TR-J

BODY
the
EXHIBITION

Spiral stabilization

LD - LATISSIMUS DORSI

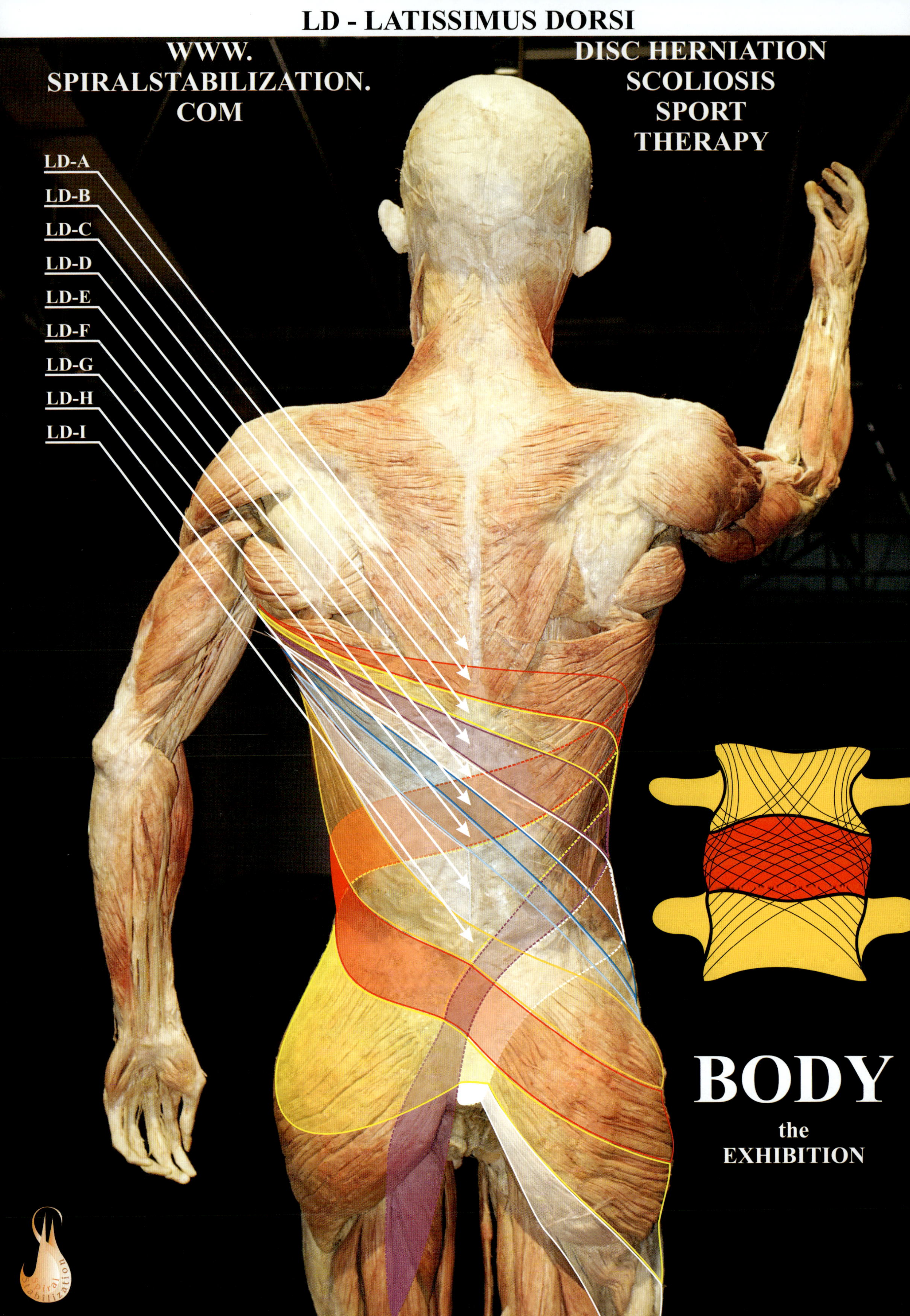

LD - LATISSIMUS DORSI

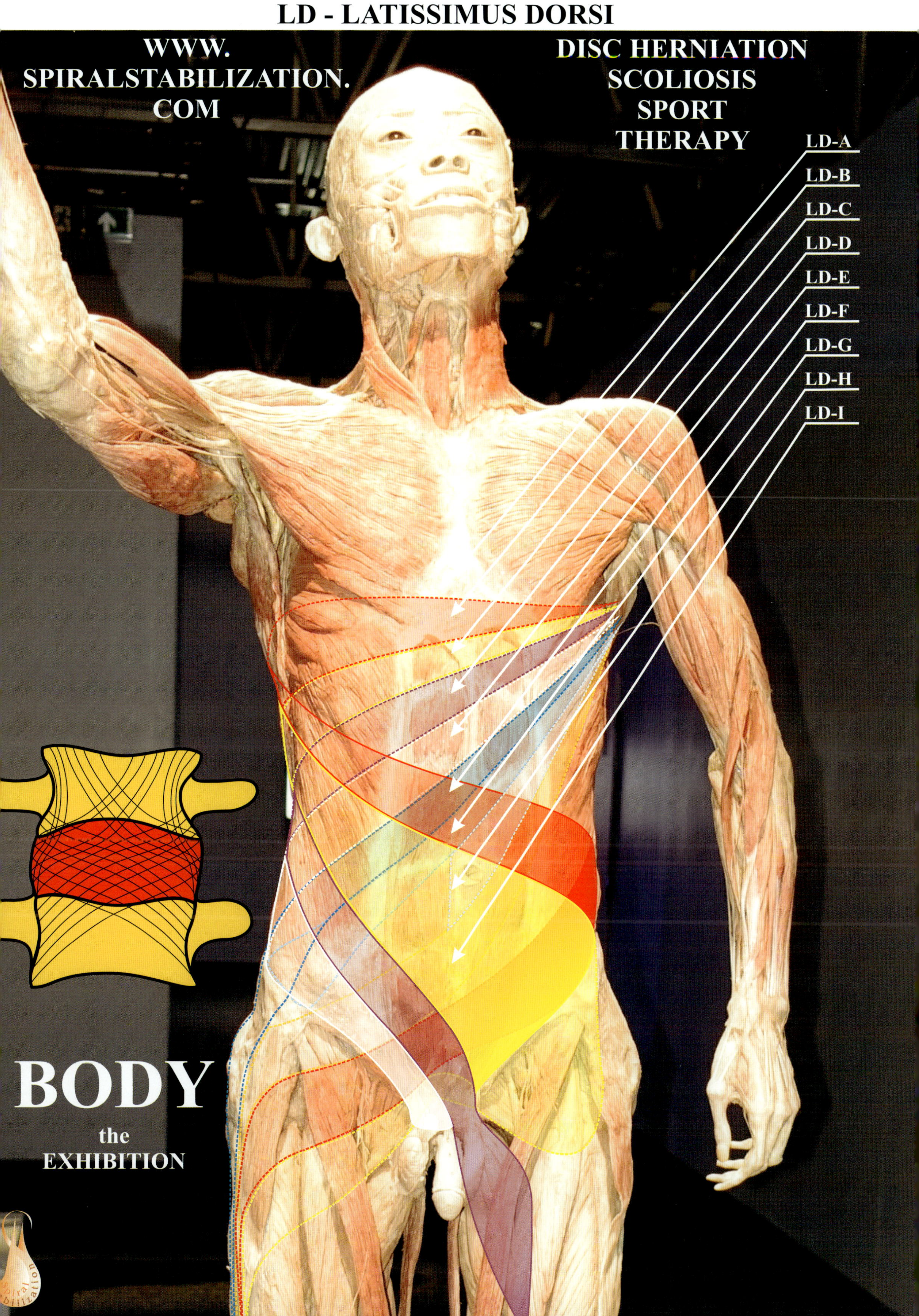

SA - SERRATUS ANTERIOR

WWW.
SPIRALSTABILIZATION.
COM

DISC HERNIATION
SCOLIOSIS
SPORT
THERAPY

SA-A
SA-B
SA-C
SA-D
SA-E

BODY
the
EXHIBITION

Spiral Stabilization

SA - SERRATUS ANTERIOR

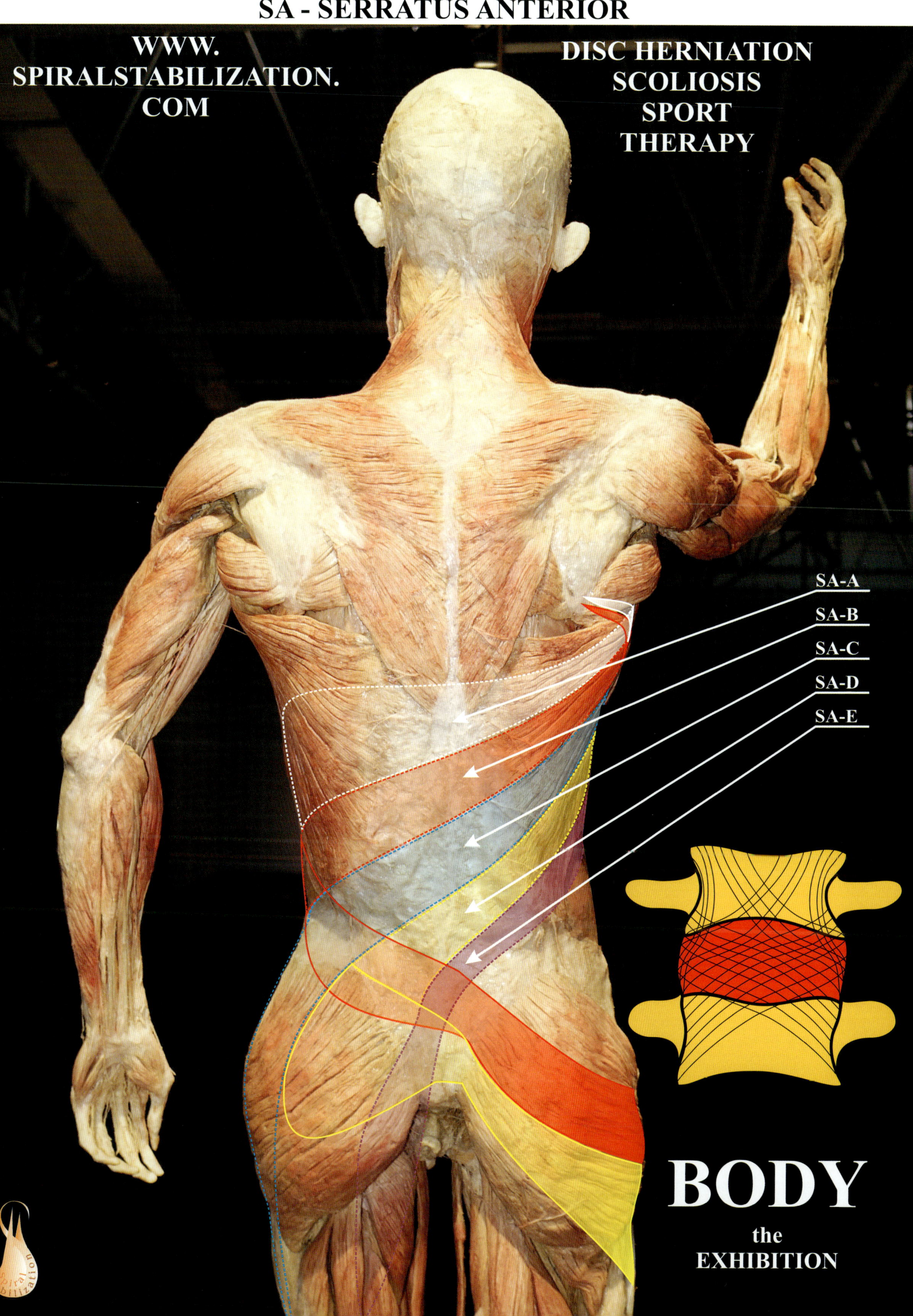

PM - PECTORALIS MAJOR

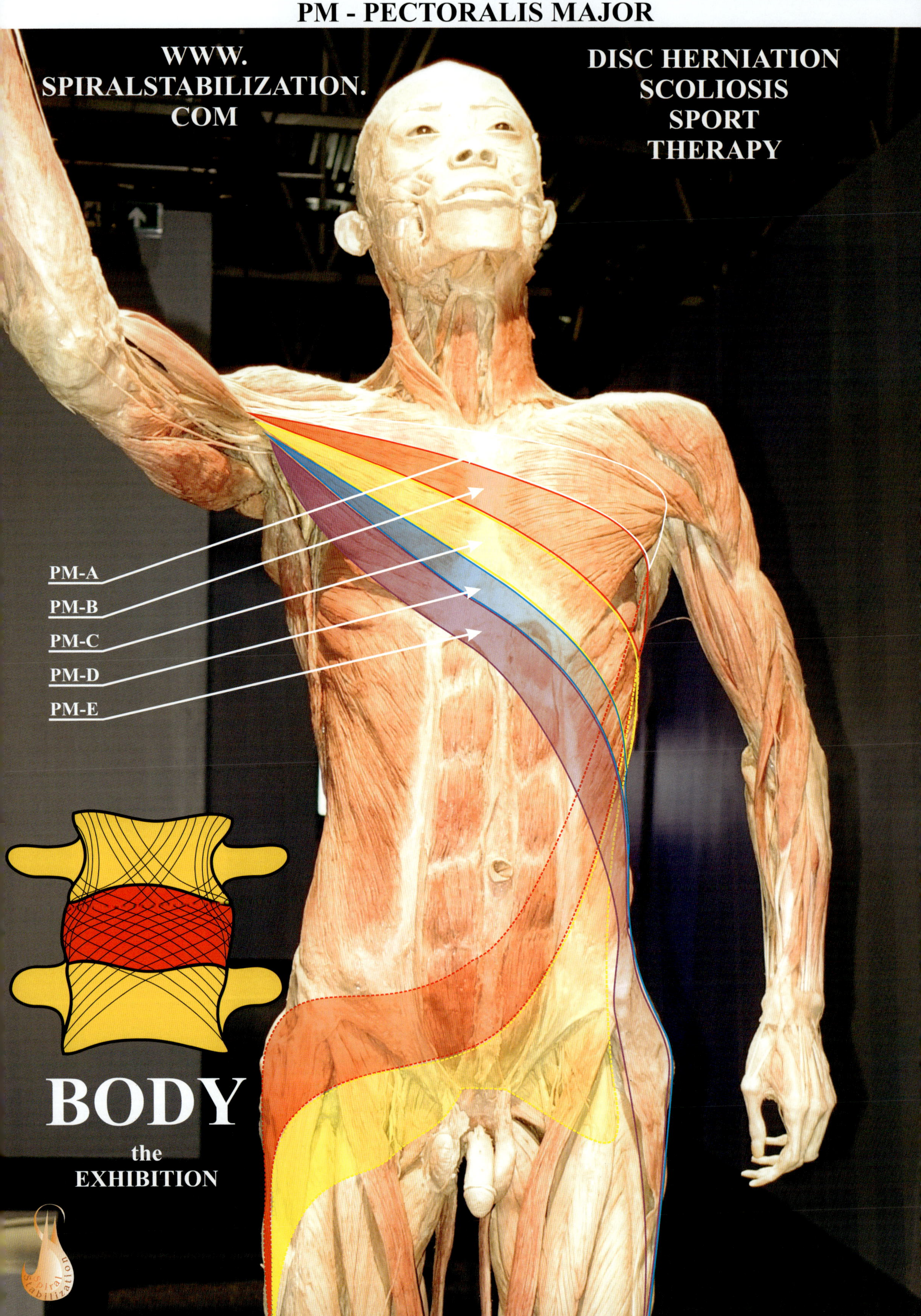

PM - PECTORALIS MAJOR

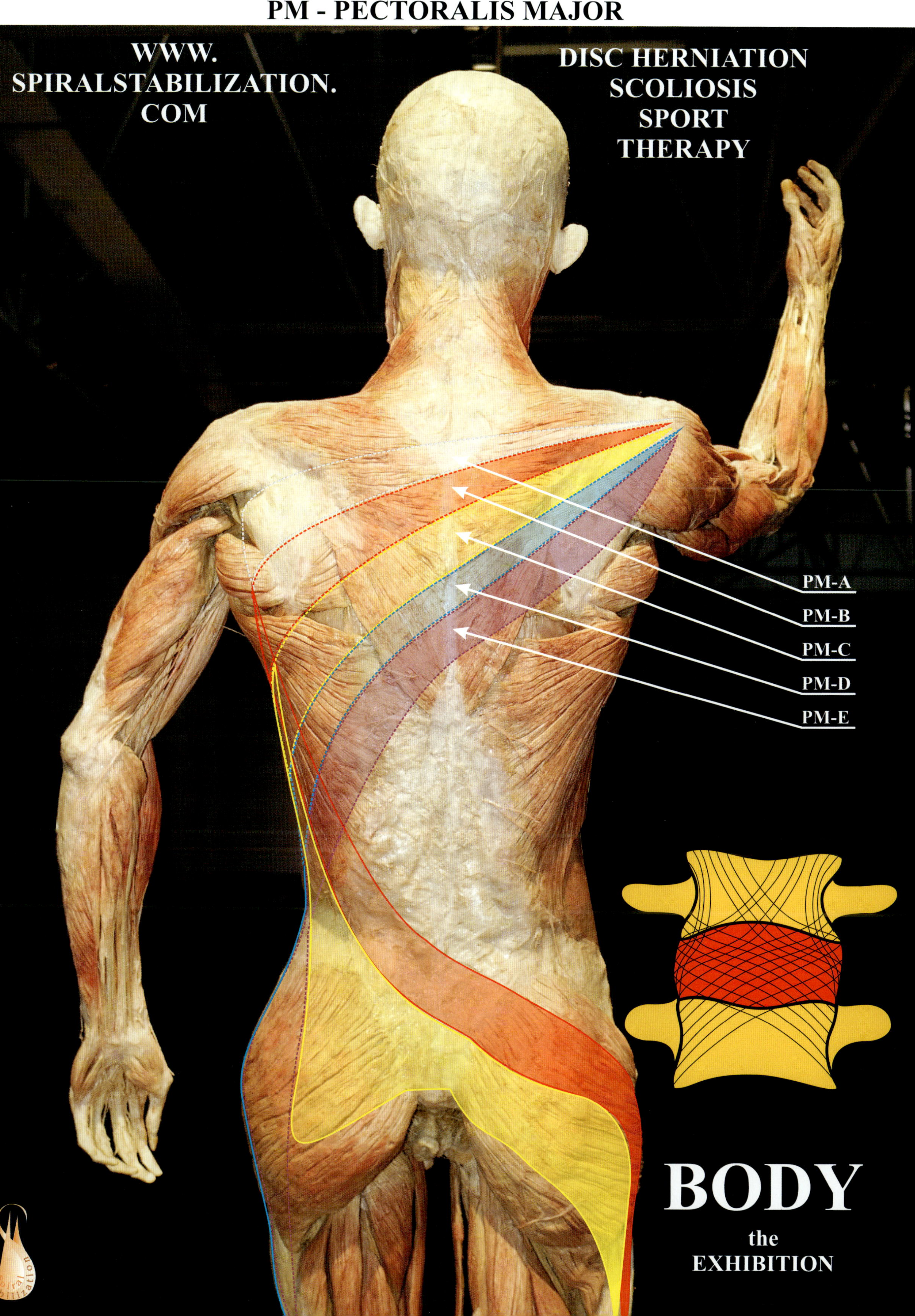

ES - ERECTOR SPINAE

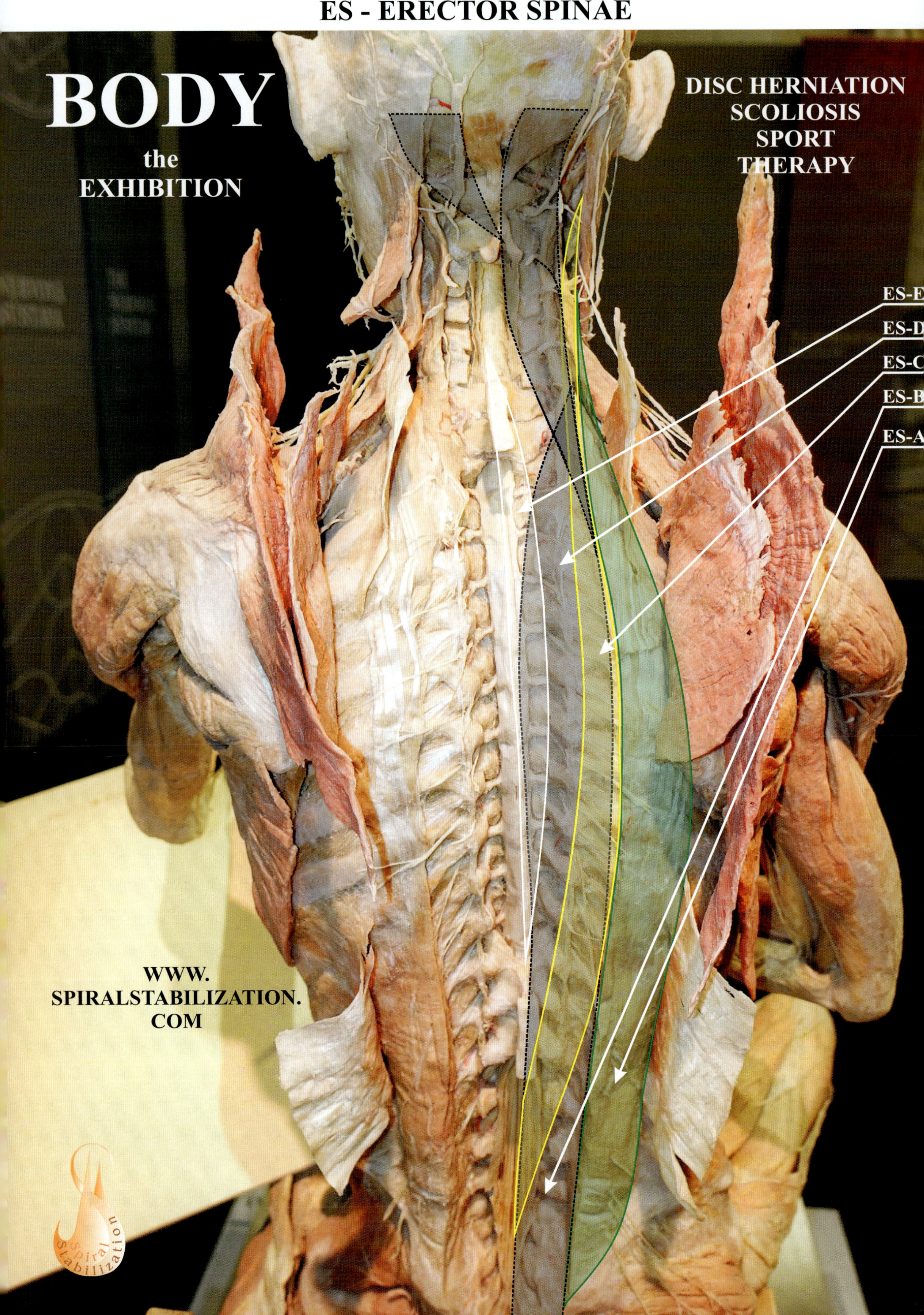

QL - QUADRATUS LUMBORUM

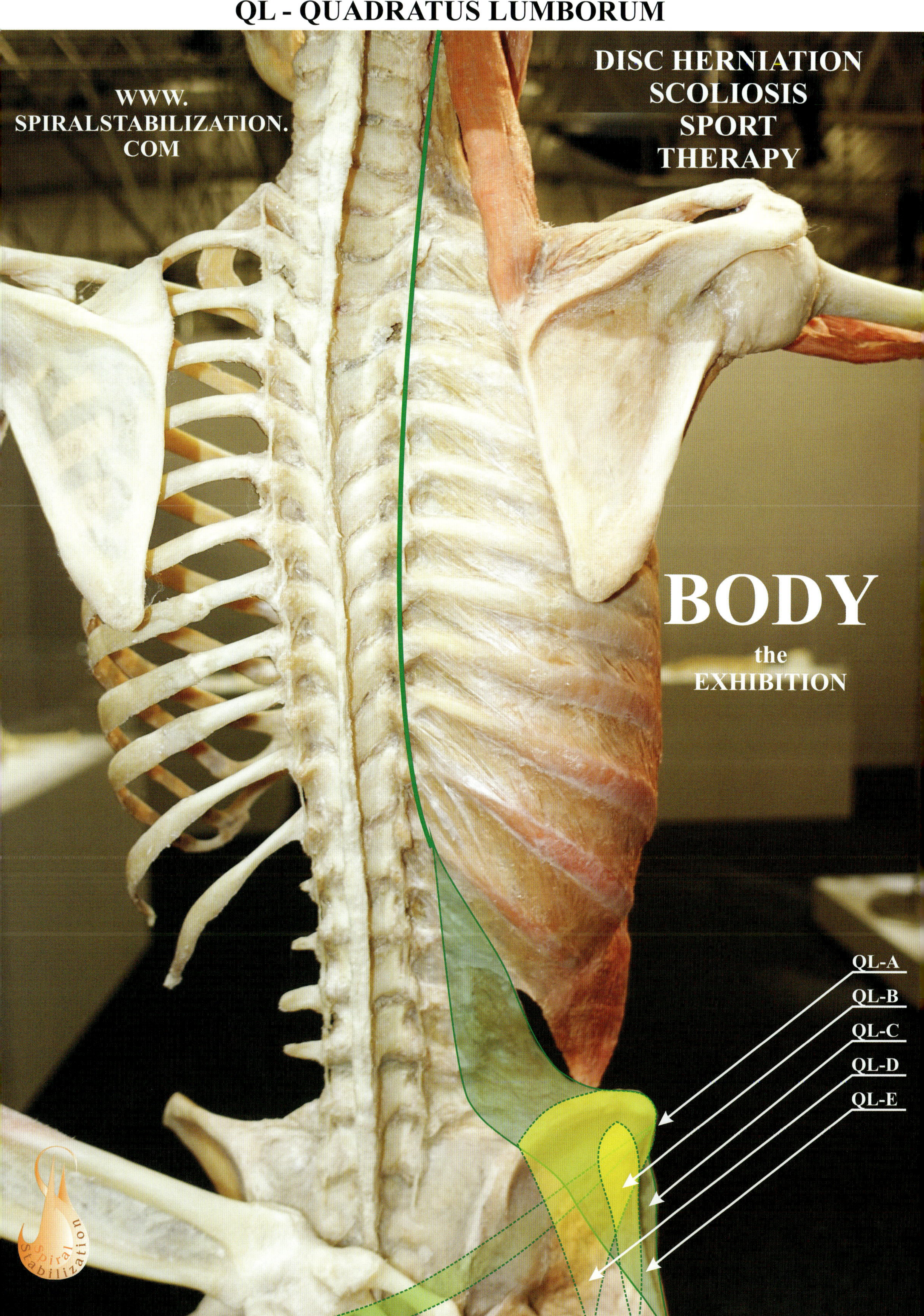

RA - RECTUS ABDOMINIS

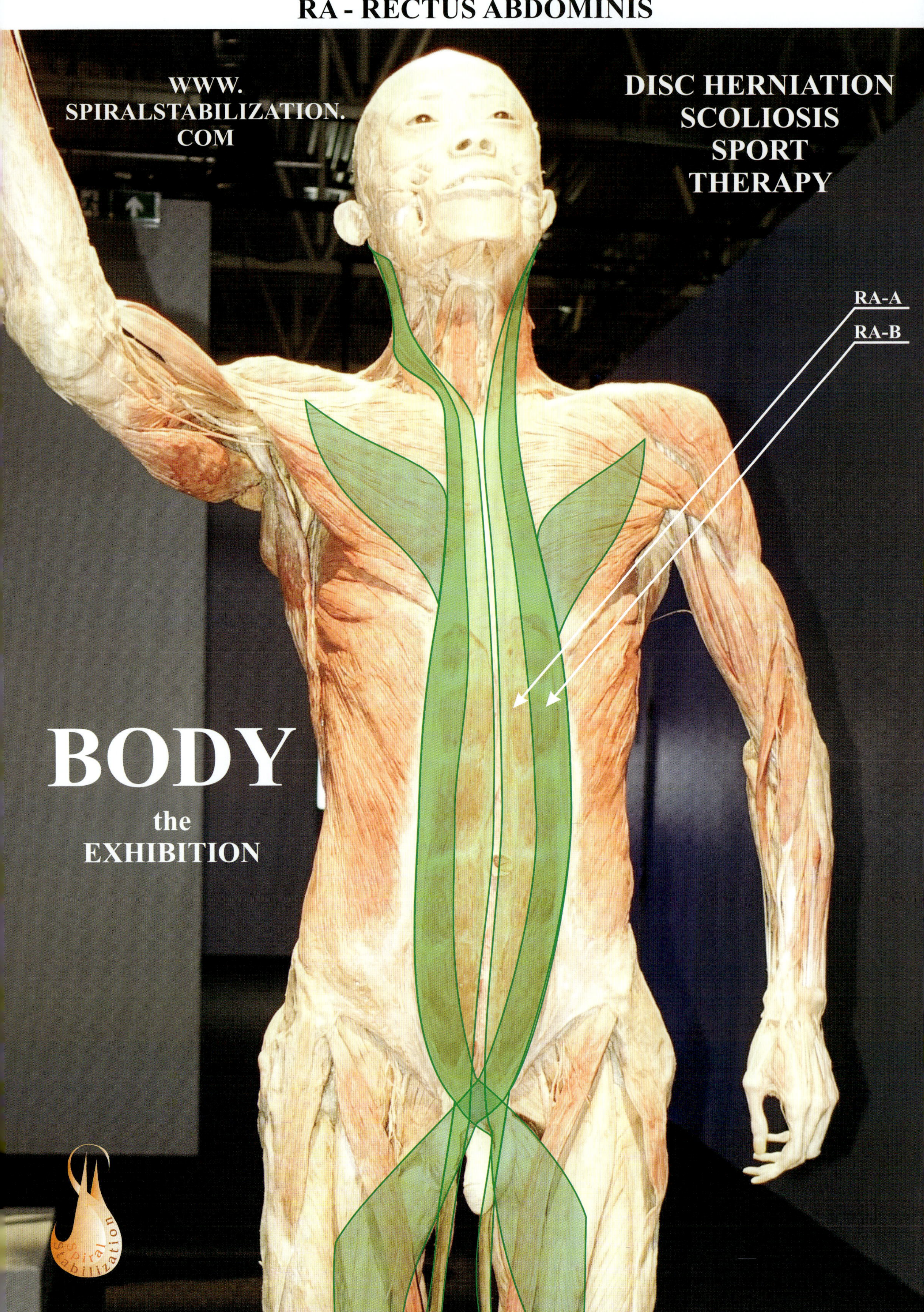

IP - ILIOPSOAS

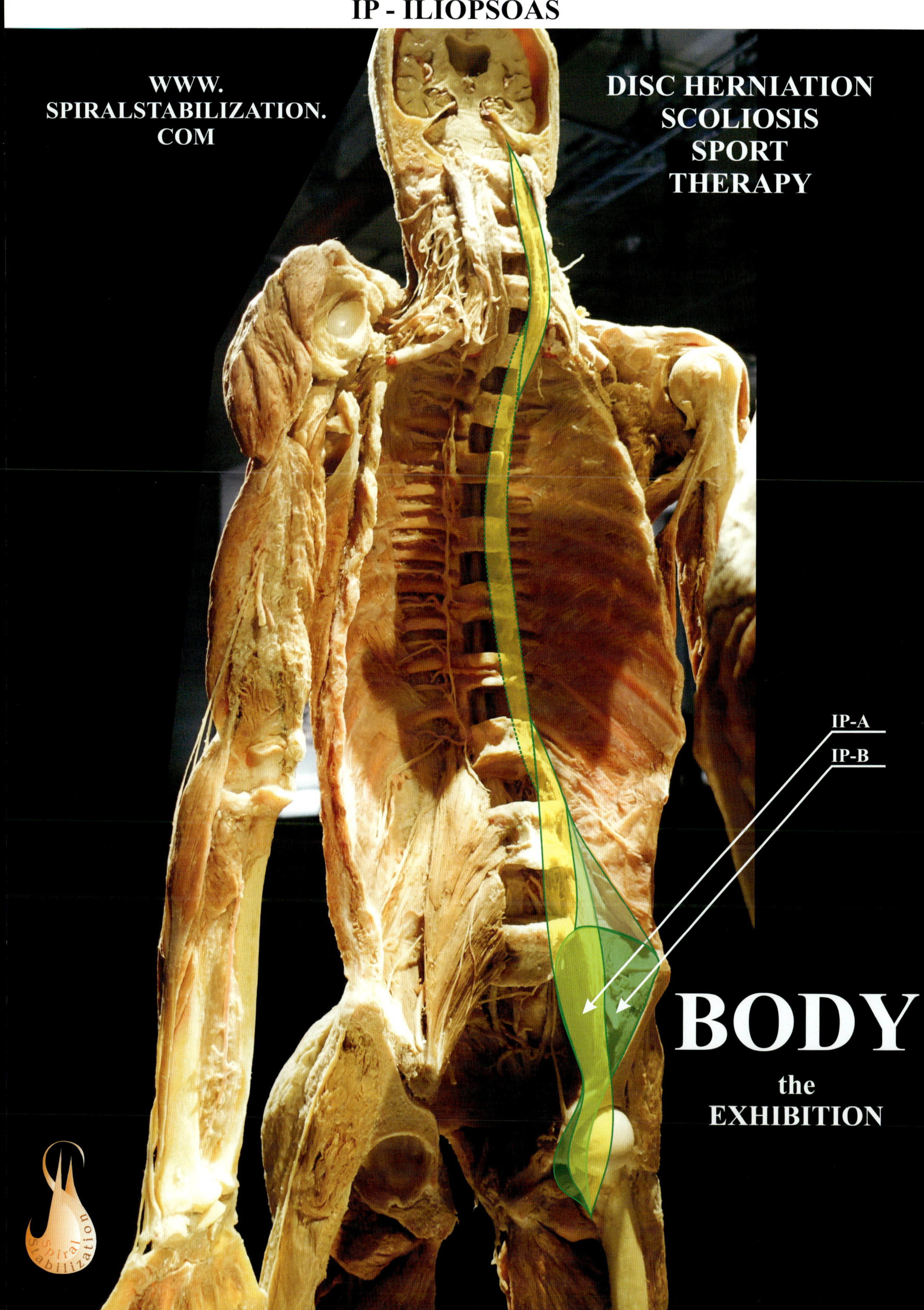

DAS MUSKELKORSETT STABILISIERT DIE WIRBELSÄULE

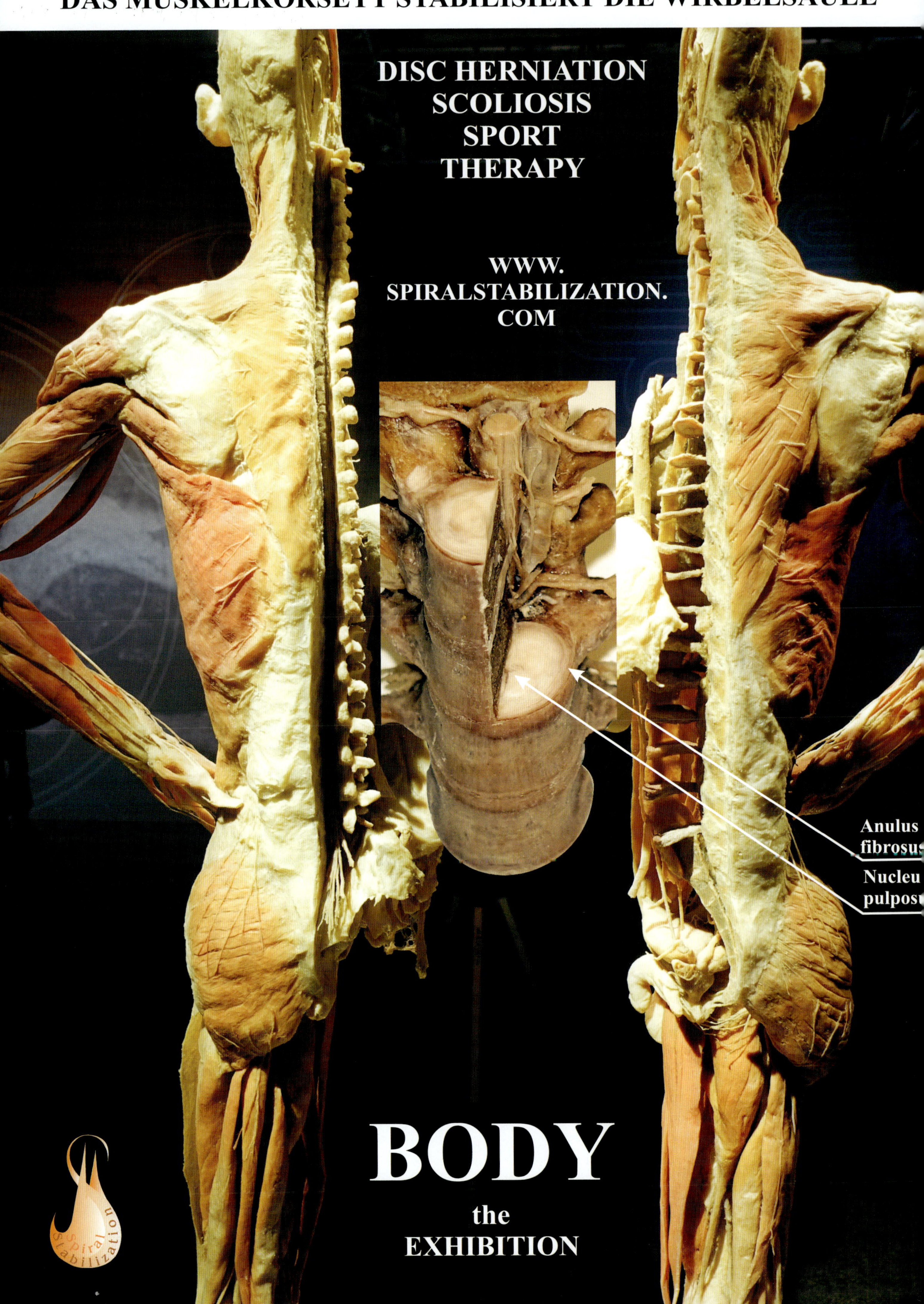

SCHRÄGE BAUCHMUSKELN UND FASERN DES ANULUS FIBROSUS SIND BAUGLEICH UND VERLAUFEN IN GLEICHER RICHTUNG

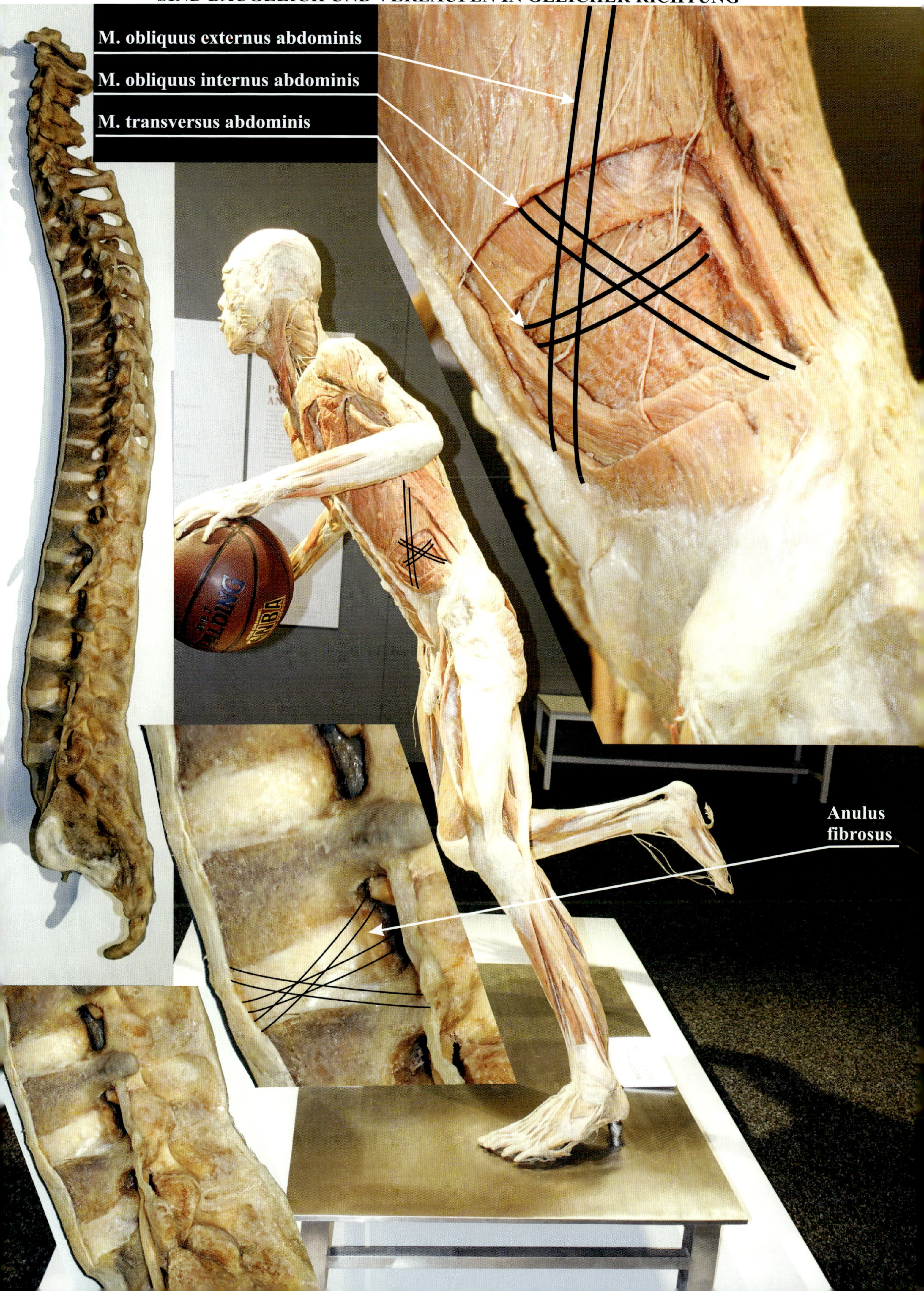

M. obliquus externus abdominis

M. obliquus internus abdominis

M. transversus abdominis

Anulus fibrosus

SKOLIOSE
Behandlungsorganisation

SKOLIOSE
BEHANDLUNG DURCH DEN AUFBAU EINES STABILISIERENDEN MUSKELKORSETTS
BEHANDLUNGSORGANISATION

DIAGNOSEÜBERMITTLUNG MITHILFE VON RÖNTGENUNTERSUCHUNG

Wir fangen immer mit einer Röntgenaufnahme an. Die Behandlungsergebnisse werden später durch eine Kontrollröntgenaufnahme bewertet.

KLINISCHE UND FUNKTIONELLE DIAGNOSE

Hauptleiden bei der Skoliose:

Erkrankung der Bewegungssteuerung aus den Gehirnnervenstrukturen - ZNS - zentrales Nervensystem
- zentrale motorische Dysfunktion, die sich durch fehlerhafte Bewegungskoordination, insbesondere beim Gehen, manifestiert

Erkrankung des Muskelapparates
- periphere asymmetrische Muskeldysbalance im Bereich des Schulter- und Beckengürtels und des Rumpfs
- kürzeres Bein, Entwicklungsanomalien der Wirbel, des Beckens usw.

Reaktion der Wirbelsäule
- die Entstehung von Verkrümmungen ist eine völlig richtige Reaktion der Wirbelsäule auf die Störunge des Muskelapparates und des Skeletts
- ohne Aufbau eines ausgewogenen Muskelapparates kann die Skoliose nicht behandelt werden

BEHANDLUNG

Behandlung:
die Behandlung der Skoliose durch den Aufbau eines Muskelkorsetts mit Hilfe der spiralen Muskelketten basiert auf der RTG Diagnostik, Muskelanalyse, Körperhaltungsanalyse und der Bewegungsanalyse.

Wiederherstellung der peripheren Komponente:
- Beseitigung der peripheren Muskeldysbalance im Bereich des Schulter- und Beckengürtels und des Rumpfs durch die Übungen.
- Aufbau des Muskelkorsetts mit Hilfe der Übungen.
- die richtige Gangkoordination einüben und den aufrechten, gesunden Gang täglich trainieren.
- Ausgleichen der Wirbelsäule zur mittleren Ebene durch das Muskelkorsett und Mobilisationsübungen für die Verbesserung der Beweglichkeit der Wirbelsäule und ihrer natürlichen doppel-S- förmigen Kurve

Wiederherstellung der zentralen Komponente:
- Bildung der richtigen Bewegungsmuster und deren zentralen Fixierung.

Hauptprinzipien des richtigen Übens:
- Achsestellung des Rumpfs - beim Üben muss immer auf die gerade Körperachse geachtet werden, Muskelballance, Bewegungsumfang, Spiralstabilisation
- Wiederherstellung der Muskelbalance im Bereich des Schulter- und Beckengürtels und des Rumpfs
- erreichen eines ausreichenden Bewegungsumfangs im Bereich des Schulter- und Beckengürtels und des Rumpfs, insbesondere nach hinten
- Einübung der richtigen Koordination und Stabilisation des Gangs

Manuelle Techniken im Schlingentisch ermöglichen und beschleunigen erheblich die Behandlung
Skoliose-Patienten müssen von einem Arzt dispensiert und kontrolliert werden:
- 4 x im Jahr bei Kindern in der Wachstumsphase
- 1x alle zwei Jahre bei Erwachsenen

das einzige Kriterium zur Beurteilung der Verbesserung oder Verschlechterung der skoliotischen Verkrümmung ist das Röntgenbild mit der Cobb-Winkelmessung und Auswertung der Verkrümmungsform

Die medizinische Rehabilitation wird immer wichtiger und deshalb ist es notwendig, ein neues physiotherapeutisches Fachgebiet im Bereich der Wirbelsäulerehabilitation zu gründen
- die Ärzte sollten in den folgenden Bereichen weitergebildet werden:
- Rehabilitation, Orthopädie, Neurologie, Rheumatologie, sportmedizinische Betreuung, Allgemeinmedizin, Pädiatrie
- wir empfehlen eine Zusammenarbeit im Bereich der Prävention, Früherkennung, Diagnose und Therapie
- der Schwerpunkt liegt auf den guten Kenntnissen von RTG, CT, MR und der Verwendung von Strukturdiagnosen zur Erstellung eines Rehabilitationsplans.

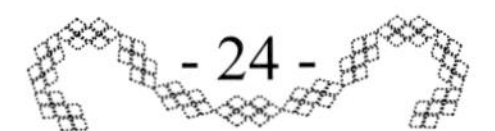

SKOLIOSE
BEHANDLUNG DURCH DEN AUFBAU EINES STABILISIERENDEN MUSKELKORSETTS
BEHANDLUNGSORGANISATION

Anatomie und Funktion der Muskelketten.

Die spirale Muskelketten stabilisieren auf natürliche Weise die Bewegung von gesunden Menschen. Die Aktivität der spiralen Muskelketten funktioniert bei jedem gesunden Kind richtig und durch den gesunden Lebensstil kann auch im Erwachsenenalter lebenslang erhalten bleiben. Aufgrund der einseitigen Lebensweise degenerieren bestimmte Muskelgruppen und die spiralen Muskelketten werden in ihrer Funktion gestört. Die richtige Aktivität der spiralen Muskelketten kann durch das Spiralmuskeltraining wiederhergestellt werden.

Die größten Störungen in der Funktion der spiralen Muskelketten treten meisten während der Schulzeit auf. Die sitzende Lebensweise der Schüler in den 3-5 Jahren führt sogar zur Störung der Koordination und Stabilisation des Gangs.
Die Schüler und Studenten sollten mindestens 1Std. täglich das Bewegungsapparat mit Hilfe vom Spiralmuskeltraining regenerieren.

Dies gilt auch für Sportschulen, da die meisten Sportarten, Muskeldysbalancen verursachen,verstärken und direkt zur skoliotischen Fehlhaltung führen, (Golf, Tennis, Schwimmen, Hockey, Floorball etc.)

Um die Grundanatomie der spiralen Muskelketten gut zu verstehen, sind grundsätzliche Kenntnisse über die Anatomie von 30 Muskeln hilfreich. Über das Thema wird in der Grundschule im Schulfach Humanbiologie unterrichtet. Hier müssen die Studenten grundlegende Informationen über die Gesundheit der Wirbelsäule und des Bewegungsapparates erhalten. Für die vollständige Ausbildung im Bereich der Anatomie und Funktion der Muskelketten benötigen wir Kenntnisse über die Funktion und den Aufbau von mehr als 600 Muskeln die sich im menschlichen Körper befinden

Um die Entstehung einer Skoliose vorzubeugen, sie rechtzeitig zu erkennen und behandeln brauchen wir die Kooperation zwischen:

- Kinder
- Eltern
- Schule, vor allem der Sportlehrer und Trainers der gesunden Körpererziehung
- Masseure
- Physiotherapeuten (Reha-Arbeiter)
- Ärzte
- Beteiligung von staatliche Organisationen, Gemeinden, Bezirken und Landkreise
- Zusammenarbeit mit Ministerium für Gesundheitswesen, Schulwesen, Ministerium für Soziales und Familie

Aufgabe des Arztes:

- differentielle Diagnose
- strukturelle Diagnose
- Muskelanalyse
- Erstellung eines kurzfristigen oder langfristigen Rehabilitationsplanes

Physiotherapeut:

- sorgt für eine detaillierte Analyse des Muskelapparates
- wird dem Patienten das Üben beibringen, mit dem Ziel folgendes zu erreichen: Achsestellung des Körpers, Muskelbalance, ein ausreichender Bewegungsumfang im Bereich des Schulter- und Beckengürtels, insbesondere nach hinten und eine gute Beweglichkeit der Wirbelsäule
- sorgt für die Durchführung der Manuellen Techniken im Schlingentisch, die das Üben ermöglichen und unterstützen
- erklärt den Eltern oder dem Partner wie man die Übungen korrigiert, damit der Patient auch zu Hause unter Kontrolle eines Familienmitgliedes richtig üben kann
- führt das Ausbildungsprogramm Rückenschule (10 Unterrichtsstunden)

Zur Behandlung von Skoliose eignet sich nur ein Therapeut, der die SPS Ausbildungskurse 1-6 absolviert hat.
Der Kurs beinhaltet sowohl theoretische als auch praktische Kenntnisse über die Übungen auf neurophysiologischer Basis (mindestens 160 Unterrichtsstunden)

Schule:

- Präventionsübungen in der Gruppe, die eine falsche Körperhaltung vorbeugen
- gesunde Körpererziehung
- geübt wird im Sportunterricht oder nach der Schule in Sportvereine
- die SPS Methode ist vom Schulministerium für die Weiterbildung von Pädagogen akkreditiert

Die Übungsergebnisse sollten beim Arzt kontrolliert werden:

- Röntgenbilder
- Körperhaltung und Muskelapparat
- richtige Ausführung der Übungen
- Koordination des Gangs

SKOLIOSE

Diagnose mithilfe einer Röntgen-Untersuchung

RÖNTGENAUFNAHME IN ANTERO- POSTERIORE - AP PROJEKTION, UMGEDREHT IN PA PROJEKTION (STRAHLENGANG VON HINTEN NACH VORN IN BEZUG AUF DEN KÖRPER)

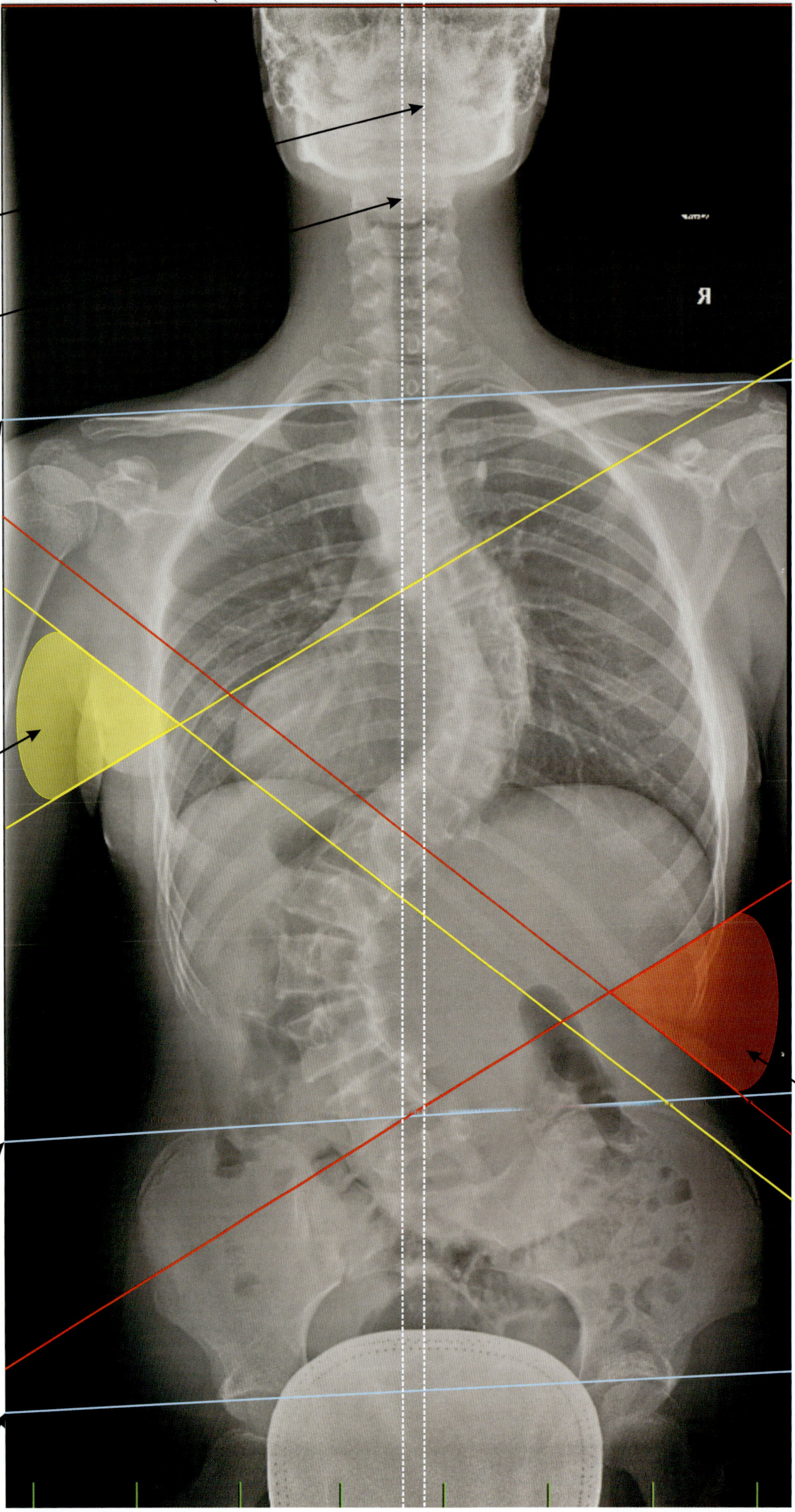

Die vertikale Achse verläuft durch die Mitte des L5 Wirbelknochen

Die vertikale Achse verläuft durch den Dens axis

Röntgenaufnahme der gesamten Wirbelsäule durchgeführt in AP- (anterior- posterior) Projektion, die Aufnahme ist umgedreht - PA (posterior- anterior) sowie wenn der Patient mit dem Rücken zu uns gezeigt hätte

R

Die Position des Schultergürtels

Die Messung der Krümmungswinkel im Bereich der Brustwirbelsäule, Th6-12 beträgt 72° nach Cobb

Die Messung der Krümmungswinkel im Bereich der Lendenwirbelsäule, Th12-L4 beträgt 71° nach Cobb

Position des Beckens

Position der Hüftgelenke

DAS RÖNTGENBILD VOM 15 JÄHRIGEN MÄDCHEN WURDE NUR DANK DEM HINWEIS VON ELTERN ANGEFERTIGT. UM DIE SKOLIOSE IM FRÜHSTADIUM ERKENNEN UND RECHTZEITIG BEHANDELN KÖNNEN, SOLLTEN DIE ELTERN DIE KÖRPERHALTUNG DES KINDES HÄUFIGER KONTROLIEREN.

LATERALE RÖNTGENAUFNAHME - IN SEITLICHER PROJEKTION

Röntgenaufnahme der gesamten Wirbelsäule ausgeführt in seitlicher Projektion - L (lateral)

Die vertikale Achse verläuft durch den äußeren Gehörgang

Aufgerichtete Position der Halswirbelsäule

Die vertikale Achse verläuft durch das Hüftgelenk

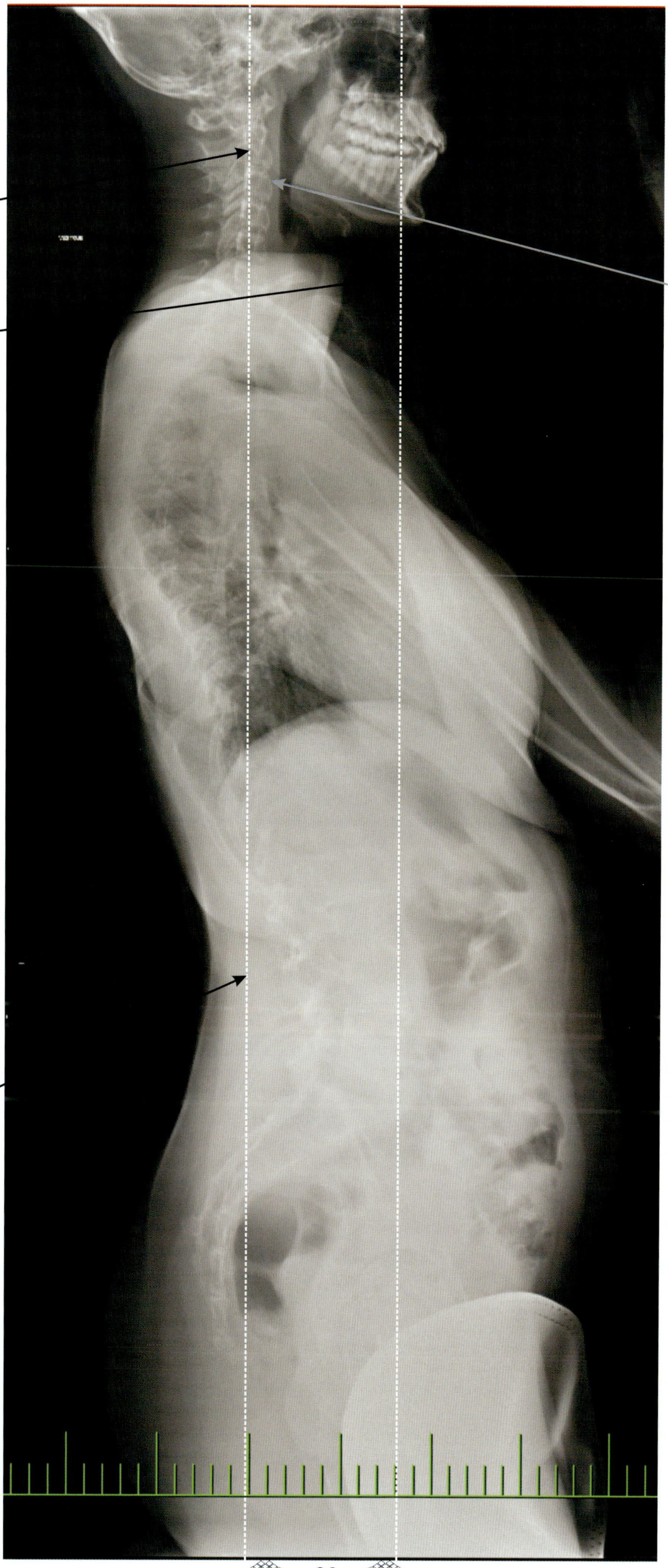

Hyperlordose eine übermäßig ausgeprägte Vorwärtskrümmung der Wirbelsäule im Lendenbereich

UM DEN VERDACHT DER SKOLIOSE ZU BESTÄTIGEN, WIRD EINE RÖNTGENAUFNAHME IN ANTERO- POSTERIOR- UND SEITLICHEN PROJEKTION IN EINEM LANGEN FORMAT ANGEFERTIGT

Zur Diagnostik der Skoliose gehört ein Röntgenbild (Ganzwirbelsäulenaufnahme), da sonst die Diagnose nicht festgestellt werden kann.
Die Röntgendiagnostik kann nicht durch eine andere Untersuchung ersetzt werden.
Die Röntgenaufnahmen erlauben einen Blick ins Innere des Körpers und liefern Beweise über die Differentialdiagnose von Skoliose - idiopathische Skoliose, oder eine kürzere untere Extremität, Entwicklungsanomalien, Wirbelfraktur, entzündliche Erkrankungen der Wirbelsäule, Tumoren und Metastasen, Infektionskrankheiten der Wirbel, Osteoporose, usw. Weitere klinische und Laboruntersuchungen diagnostizieren neuropathischen, myopathischen Skoliosen, usw.

Bei einem Verdacht auf die Skoliose muss die RTG immer wie folgt durchgeführt werden:
- großformatige Röntgenaufnahme der gesamten Wirbelsäule im Stehen,
(niemals im Liegen !!!)
- großformatige Röntgenaufnahme (kann auch aus mehreren Teilen bestehen)
- antero- posterior und seitlichen Projektion

Wir führen die Röntgenaufnahme ohne Korsett durch (die zweite Aufnahme mit dem Korsett wird nur dann durchgeführt, wenn wir wissen möchten, ob sich die skoliotische Verkrümmung durch das Tragen des Korsetts verbessert oder verschlechtert hat).
Im Fall, dass der Patient auf Grund der kürzeren unteren Extremität dauerhaft eine Schuhunterlage trägt muss diese auch während der Röntgenaufnahme getragen werden.

Auf den Röntgenaufnahmen müssen folgende Strukturen unbedingt sichtbar sein:
- beide Hüftgelenke
- gesamtes Becken
- gesamte Wirbelsäule, d.h. Hals- Brust- und Lendenwirbelsäule
- untere Schädelhälfte
- Schultergürtel

Wir führen die Röntgenaufnahmen bei wachsenden Kindern, die von einer stärkeren Verkrümmung mit einem Cobb-Winkel von 30 ° betroffen sind, 4x pro Jahr und immer in der antero - posterior und seitlichen Projektion. Die leichte stabilisierte Verkrümmungen benötigen eine Röntgenuntersuchung nur 1x pro Jahr. Bei einem Wachstum von 5 cm oder mehr, kontrolieren wir die Röntgenaufnahmen immer jede 3 Monate.
Sobald das Wachstum bei Erwachsenen abgeschlossen ist, führen wir alle 4 Jahre Röntgenaufnahmen durch.
Um eine Bandscheibenschädigung oder Wirbeldeformitäten diagnostizieren zu können, wird eine MRT bzw. CT - Untersuchung durchgeführt.

Die Aufnahme bewerten wir mit:
- Zentimeter
- Lot
- quadratisches Feld

Wir messen:
- Cobb-Winkel

Wir vergleichen:
- Verkrümmungsform
- Position der Hüftgelenke
- Position des Beckens
- Position der Schultergürtels
- Kopfposition

einige Geräte ermöglichen auch 3D Viewing

Eine Überweisung zur Röntgenuntersuchung sollte wie folgt aussehen:
M 41 Skoliose, großformatige Röntgenaufnahme
- antero- posterior und seitlichen Projektion:
- Aufnahme des gesamten Beckens und der beiden Hüftgelenke
- gesamte Wirbelsäule, d.h. Hals- Brust- und Lendenwirbelsäule
- untere Schädelhälfte
- untere Hälfte des Schädels
Röntgenaufnahme auf eine CD brennen lassen, Cobb-Winkel feststellen und an den Patienten weiter leiten.
Eine Auflistung der empfohlenen Röntgenabteilungen, die immer aktualisiert wird, finden Sie auf unseren Webseiten. Bis jetzt finden Sie solche Abteilungen in Praha, Brno, Havlíčkův Brod, České Budějovice, Olomouc, Ostrava, Ústí nad Labem, Sokolov und Karlovy Vary.

RTG - STRUKTURELLE VERKRÜMMUNG

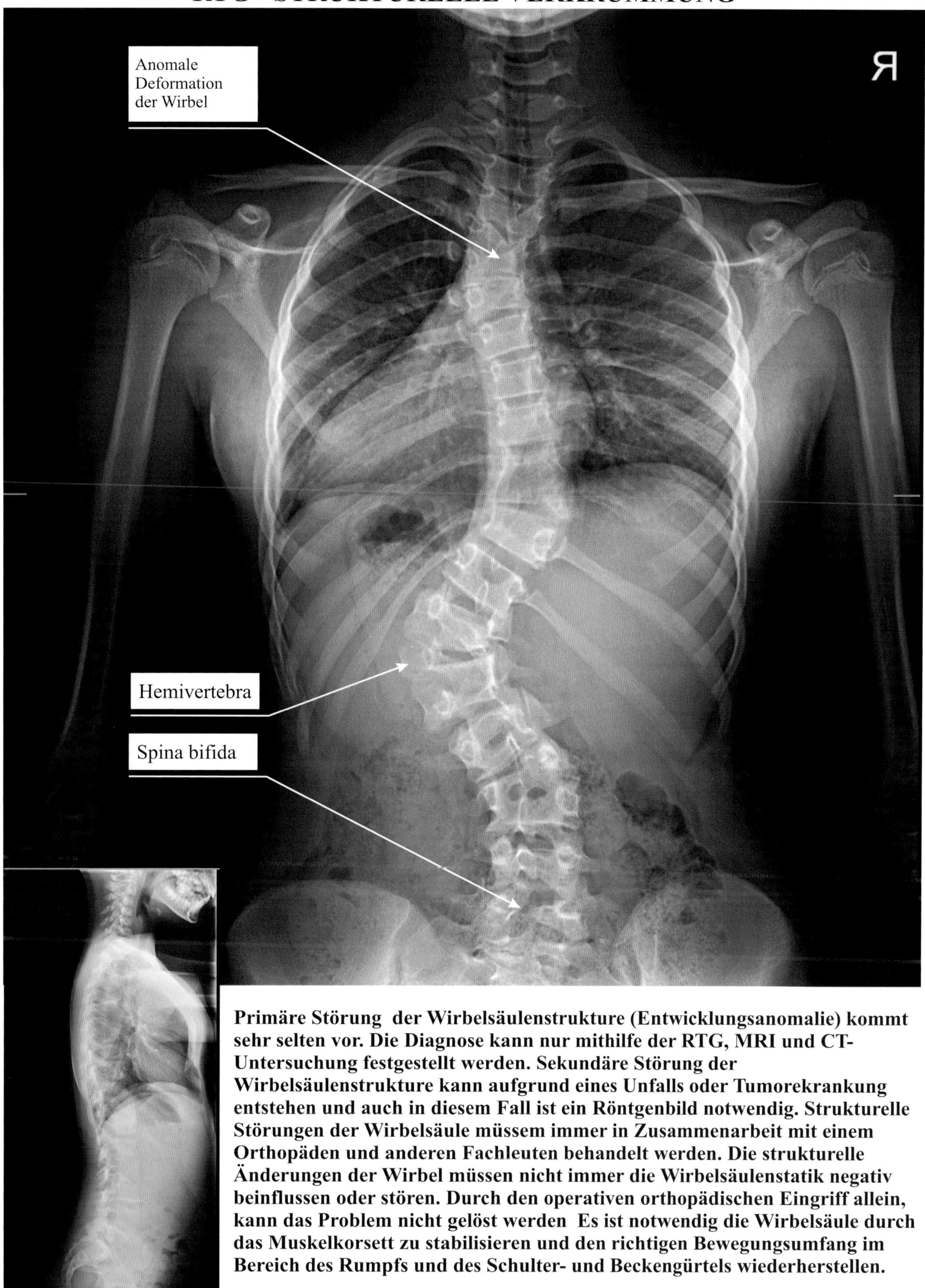

Primäre Störung der Wirbelsäulenstrukture (Entwicklungsanomalie) kommt sehr selten vor. Die Diagnose kann nur mithilfe der RTG, MRI und CT-Untersuchung festgestellt werden. Sekundäre Störung der Wirbelsäulenstrukture kann aufgrund eines Unfalls oder Tumorekrankung entstehen und auch in diesem Fall ist ein Röntgenbild notwendig. Strukturelle Störungen der Wirbelsäule müssem immer in Zusammenarbeit mit einem Orthopäden und anderen Fachleuten behandelt werden. Die strukturelle Änderungen der Wirbel müssen nicht immer die Wirbelsäulenstatik negativ beinflussen oder stören. Durch den operativen orthopädischen Eingriff allein, kann das Problem nicht gelöst werden Es ist notwendig die Wirbelsäule durch das Muskelkorsett zu stabilisieren und den richtigen Bewegungsumfang im Bereich des Rumpfs und des Schulter- und Beckengürtels wiederherstellen.

SKOLIOSE

Beispiele einer erfolgreichen Behandlung

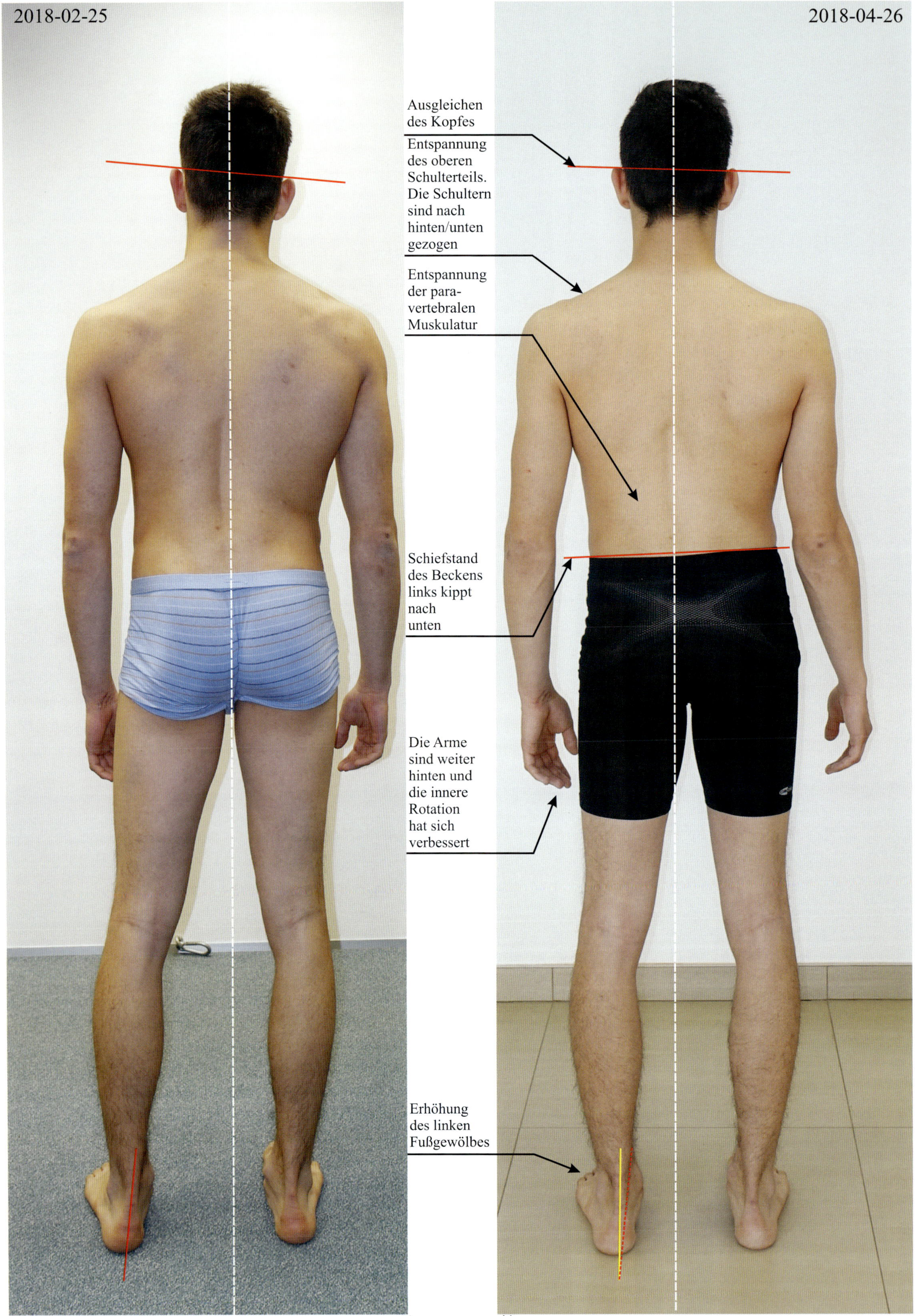

MICHAEL - DAS MUSKELAPPARAT UND DIE KÖRPERHALTUNG HABEN SICH GEÄNDERT

2018-02-25

2018-04-26

Ausgleichen des Kopfes

Entspannung des oberen Schulterteils. Die Schultern sind nach hinten/unten gezogen

Entspannung der para-vertebralen Muskulatur

Schiefstand des Beckens links kippt nach unten

Die Arme sind weiter hinten und die innere Rotation hat sich verbessert

Erhöhung des linken Fußgewölbes

MICHAEL - COBBWINKEL

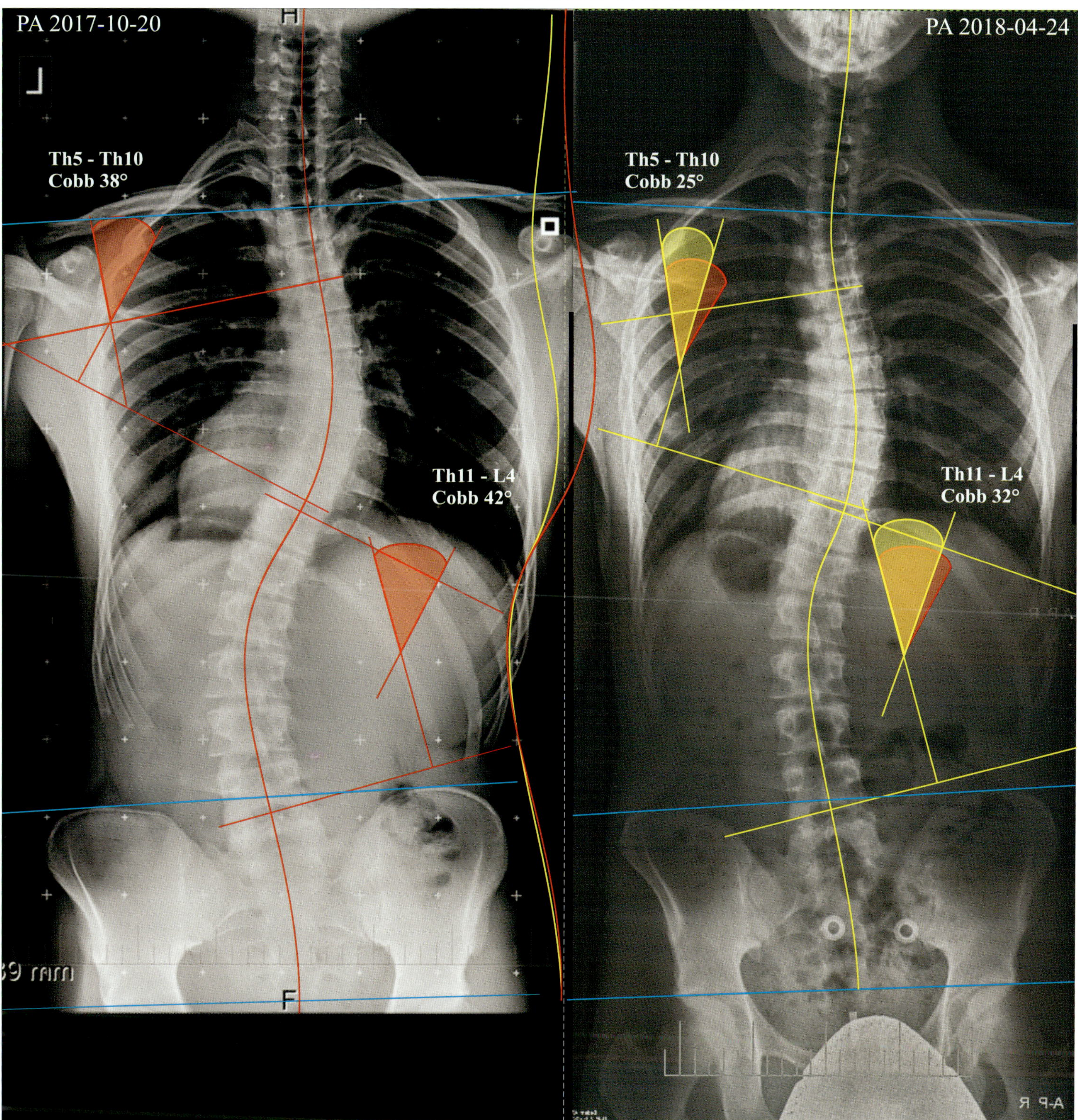

Das Wachstum ist bei dem achtzehnjährigen in der Slowakei lebenden Gymnasist bereits abgeschlossen. Hier werden mehrere Aspekte des Muskelapparates unter Beobachtung gestellt: es wurde eine muskuläre Hypertonie und zunehmende Einschränkung des Bewegungsumfangs diagnostiziert. Der behandelte Arzt hat ihm eine OP. zur Stabilisierung der Wirbelsäule empfohlen, aber unser Patient hat sich für eine konservative Therapie nach SPS Methode entschieden. Die Schulleitung ist ihm entgegen gekommen und er konnte nach einem individuell erstellten Studienplan weiter studieren.

Im Februar 2018 hat in unserem Hause ein viertägiger Kurs über die Funktion von Muskelketten stattgefunden. Während des Kurses hatten wir auch jeden Tag für eine Std. die Manuelle Therapie im Schlingentisch durchgeführt. Unser Patient hat an diesem Kurs teilgenommen, er hat die Übungen gelernt und übte weiter zu Hause sechsmal täglich 30 Minuten lang. Die Bewegungstherapie konnte nicht durch Manuelle Therapie ergänzt werden.

Der wichtigste Befund am Behandlungsanfang:

Leichte Abschwächung der unteren Schulterblattfixatoren und der Bauch- und Gesäßmuskulatur. Der Beckenschiefstand ist durch eine anatomische Beinlängendifferenz entstanden - das linke Bein ist kürzer. Nach der Dehnung der Hüftflexoren kann durch Schuheinlagen ein Ausgleich der Beinlänge dauerhaft erreicht werden.

Am Therapieanfang war die Hüftextension rechts - 2cm. und links - 4cm. Nach zwei Monaten +5cm auf beiden Seiten, eine Verbesserung von 7cm.

Die skoliotische Verkrümmung verbesserte sich in 2 Monaten im Lendenbereich von 38° nach Cobb auf 25°, d.h. eine Besserung von 13°.

Im Brustbereich von 42° nach Cobb auf 32°, d. h.eine Besserung von 10°. Die Bewegungstherapie muss bis zum vollständigen Ausgleich der Verkrümmung fortgesetzt werden. Zum Üben fügen wir noch das Gehen mit Stöcken und später den Lauf zu.

BESCHLUSS

EINE SKOLIOTISCHE VERKRÜMMUNG VON 40° NACH COBB KANN IN ZWEI MONATEN UM 10° REDUZIERT WERDEN. VORAUSSETZUNG DAFÜR IST DIE TÄGLICHE AUSFÜHRUG DER ÜBUNGEN VON SECHSMAL 30 MINUTEN UND DAS RICHTIG KOORDINIERTE GEHEN MIT STÖCKEN VON 20 MINUTEN. SEHR WICHTIG IST DAS ÜBEN WÄHREND DER SCHULFERIEN, WENN DAS LANGE SITZEN AUF DER SCHULBANK WEGFÄLLT UND AUSSCHLIESSEN VON ALLEN SPORTARTEN, DIE EIN RISIKO FÜR DIE GESUNDHEIT DARSTELLEN.

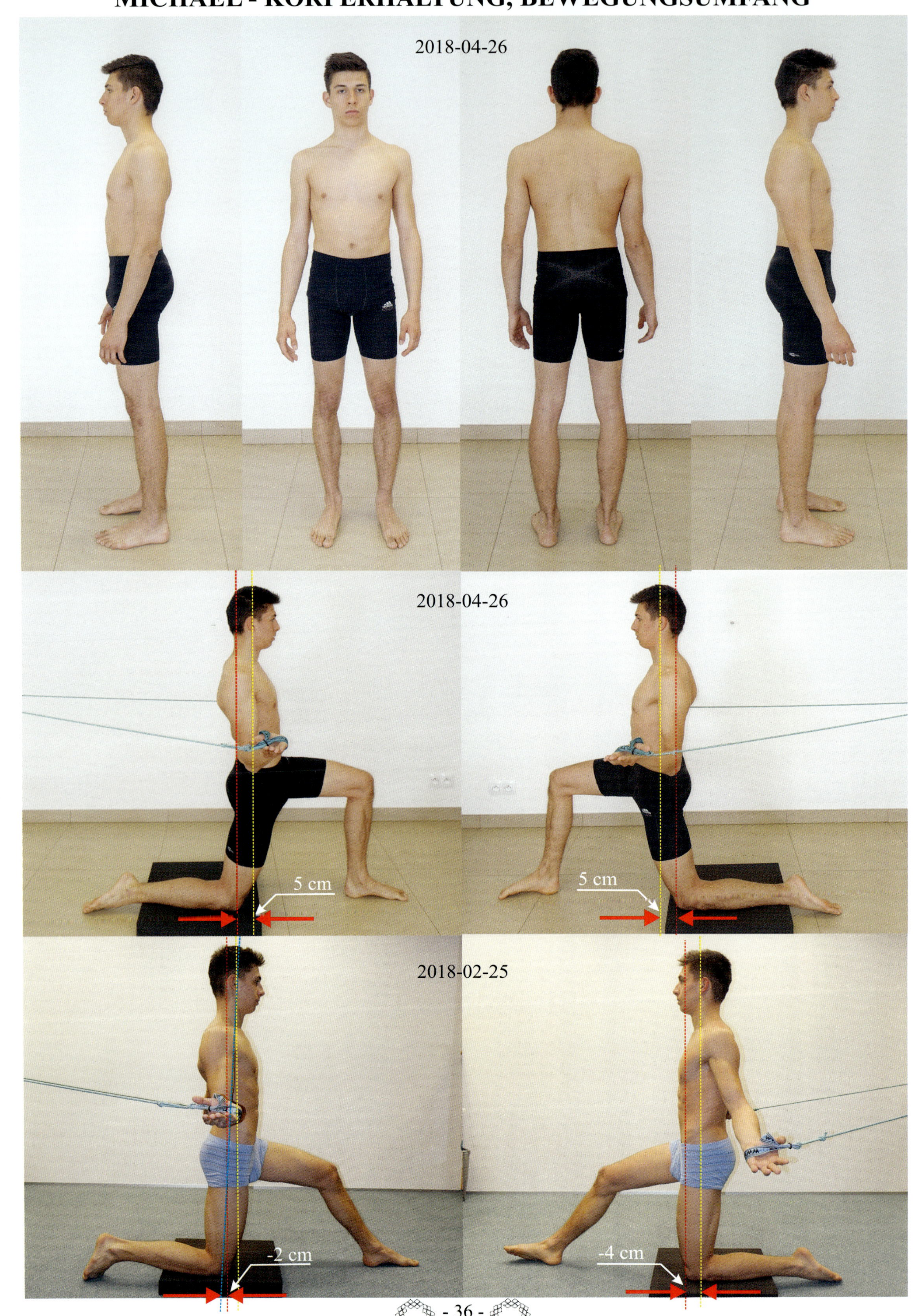
2018-04-26
2018-04-26
5 cm
5 cm
2018-02-25
-2 cm
-4 cm

CAROLINE - RTG COBB

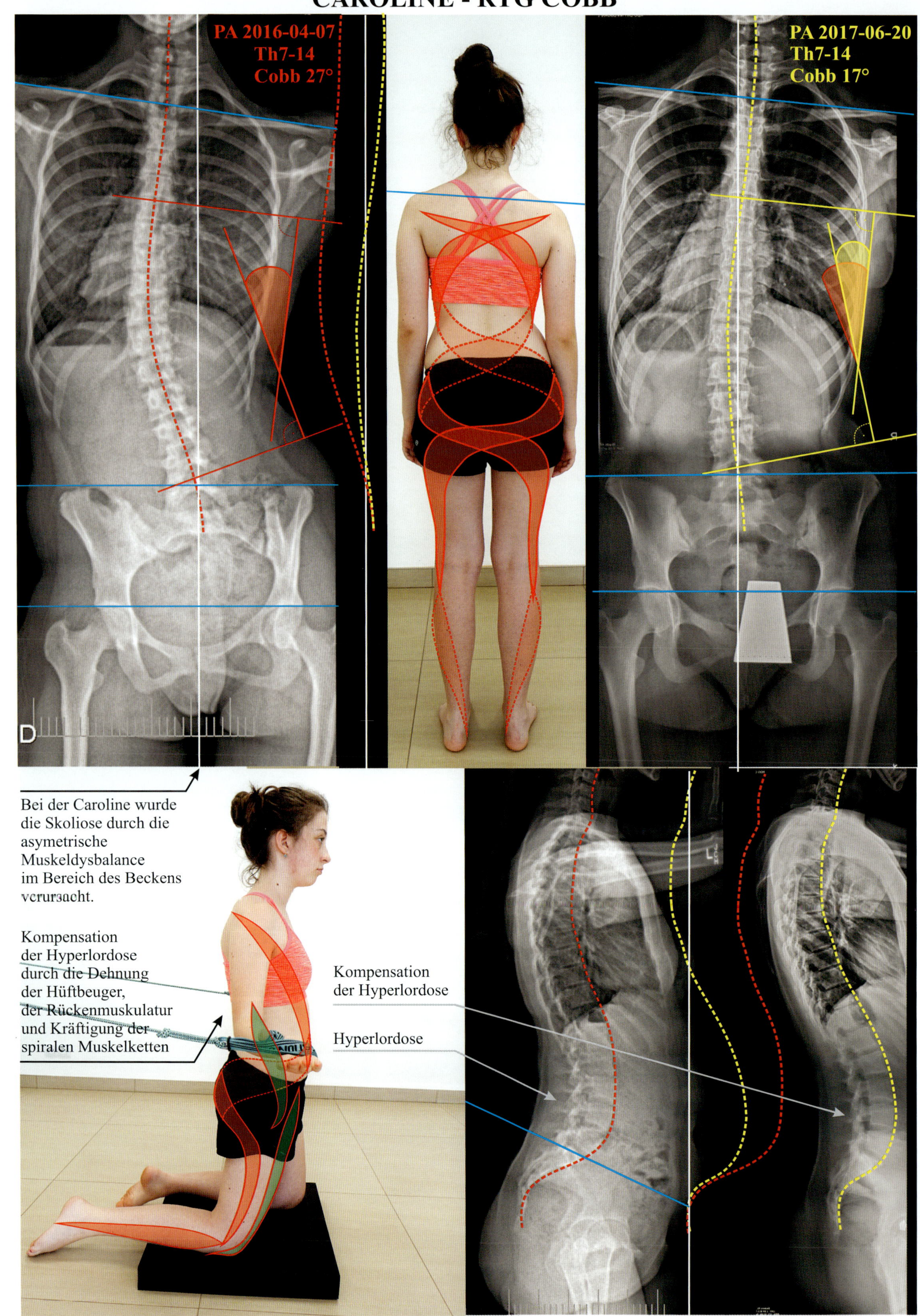

CAROLINE - MUSKELDYSBALANCEN

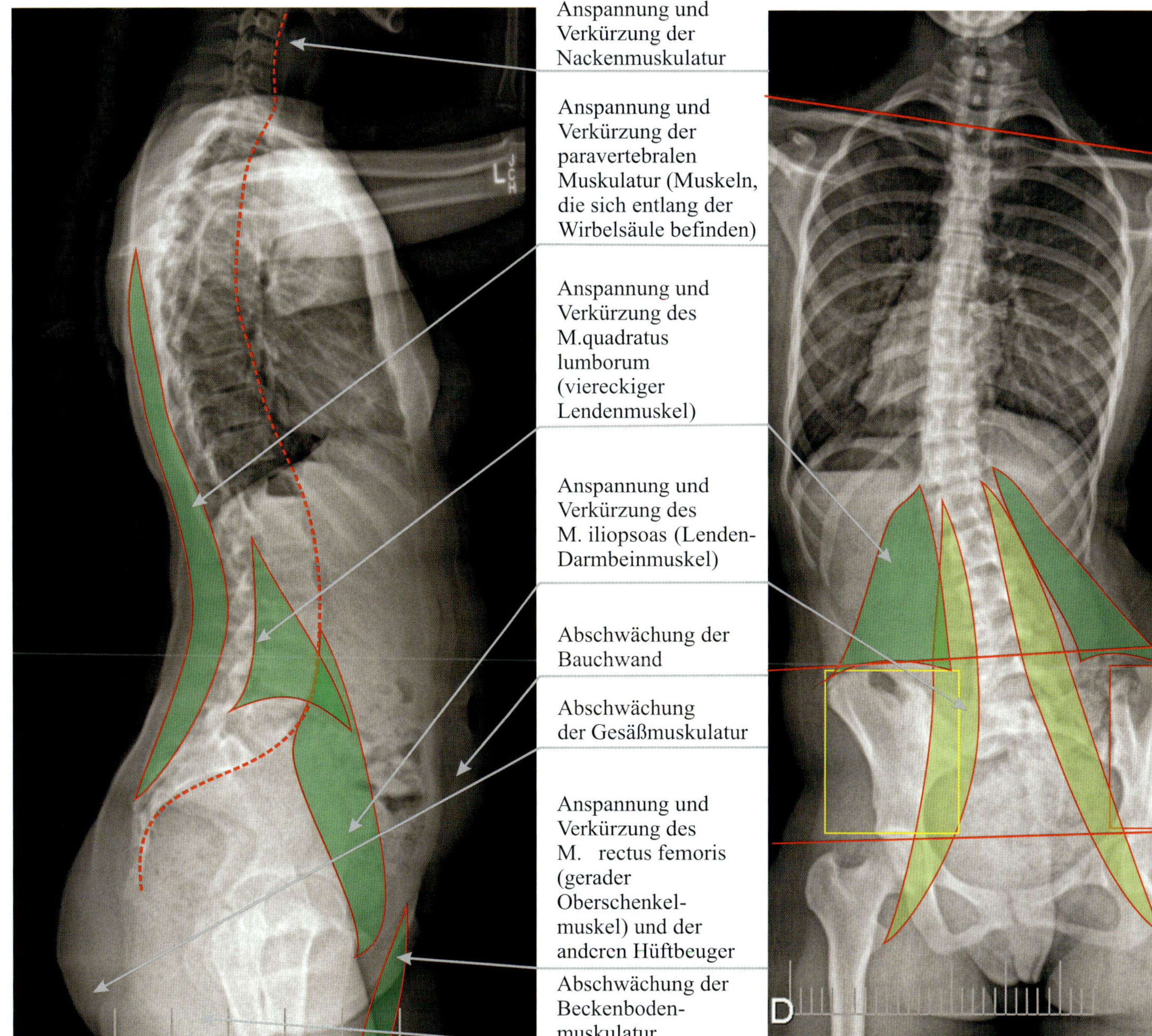

Bei der Caroline wurde die Skoliose durch die asymmetrische Muskeldysbalace im Bereich des Schulter- und Beckengürtels verursacht.

Im Alter von 16 Jahren ist das Wachstum bei ihr beendet. Hier werden mehrere Aspekte des Muskelapparates unter Beobachtung gestellt und es wurde eine muskuläre Hypotonie und Neigung zur Instabilität diagnostiziert. Sie lebt in den USA, Kansas City, wo sie auch erfolglos behandelt wurde. Die Ärzte haben ihr eine OP. zur Stabilisierung der Wirbelsäule empfohlen. Im Jahr 2018 hat sie bei uns einen viertägigen Kurs für die skoliotische Patienten und deren Angehörigen absolviert. Sie ist in Begleitung ihrer Mutter gekommen und blieb weitere 3 Tage um sich individuell behandeln zu lassen. Später hat sie zu Hause ein Jahr lang täglich nach der Schule trainiert. Für 5 Minuten hat ihre Mutter die Übungen korrigiert und weitere 20 Minuten hat sie unter ihrer Aufsicht trainiert.

Bei dem wöchentlichen Kontrollaufenthalt nach einem Jahr wurde folgende Dokumentation erstellt.

Der wichtigste Befund am Behandlungsanfang:

Die Rotation der rechten Beckenhälfte nach vorn, liegt an der Verkürzung der Hüftbeuger, die an der rechten Seite noch kürzer sind. Das Becken ist nach vorn gekippt und die rechte Hüfte ist nach vorn verschoben. Diese Beckenfehlstellung konnten wir mithilfe von Übungen korrigieren. Die hochgezogene linke Schulter wird vorerst nicht behandelt, weil sich die Patientin auf das Ziehen des Schulterblatts nach unten konzentrieren muss. Der gesamte Körper neigt sich nach links und beim Üben muss die Patientin den Körper zuerst hochziehen und dann nach rechts führen. Die seitliche Sicht weisst auf eine tiefe Hyperlordose hin, die wir mithilfe von Übungen kompensiert haben. Die skoliotische Verkrümmung ist von 27° nach Cobb auf die 17° zurückgegangen und das bedeutet eine Besserung von 10°.

Es ist erforderlich die Bewegungstherapie fortzusetzen bis die Verkrümmung vollständig ausgeglichen wird.

BESCHLUSS

EINE SKOLIOSE VON 30° NACH COBB LÄSST SICH IN EINEM JAHR UM 10° VERBESSERN. DIE VORAUSSETZUNG DAFÜR IST, DASS DER PATIENT DIE ÜBUNGE ZUM AUFBAU DES MUSKELKORSETTS UNTER AUSICHT UND EV. KORREKTUR EINES THERAPEUTEN FEHLERFREI DURCHFÜHRT. SEHR WICHTIG IST DAS ÜBEN WÄHREND DER SCHULFERIEN WENN DAS LANGE SITZEN AUF DER SCHUANK WEGFÄLLT UND DAS AUSSCHLIESSEN VON ALLEN SPORTARTEN, DIE EIN RISIKO FÜR DIE GESUNDHEIT DARSTELLEN. MITHILFE DER ÜBUNGEN MÜSSEN ALLE MUSKELDYSBALANCEN KONSEQUENT BESEITIGT WERDEN. DAS TRAGEN EINES KUNSTOFFKORSETTS IST NICHT ZU EMPFEHLEN, WEIL ES DIE BEWEGUNGSTHERAPIE NEGATIV BEEIFLUSST.

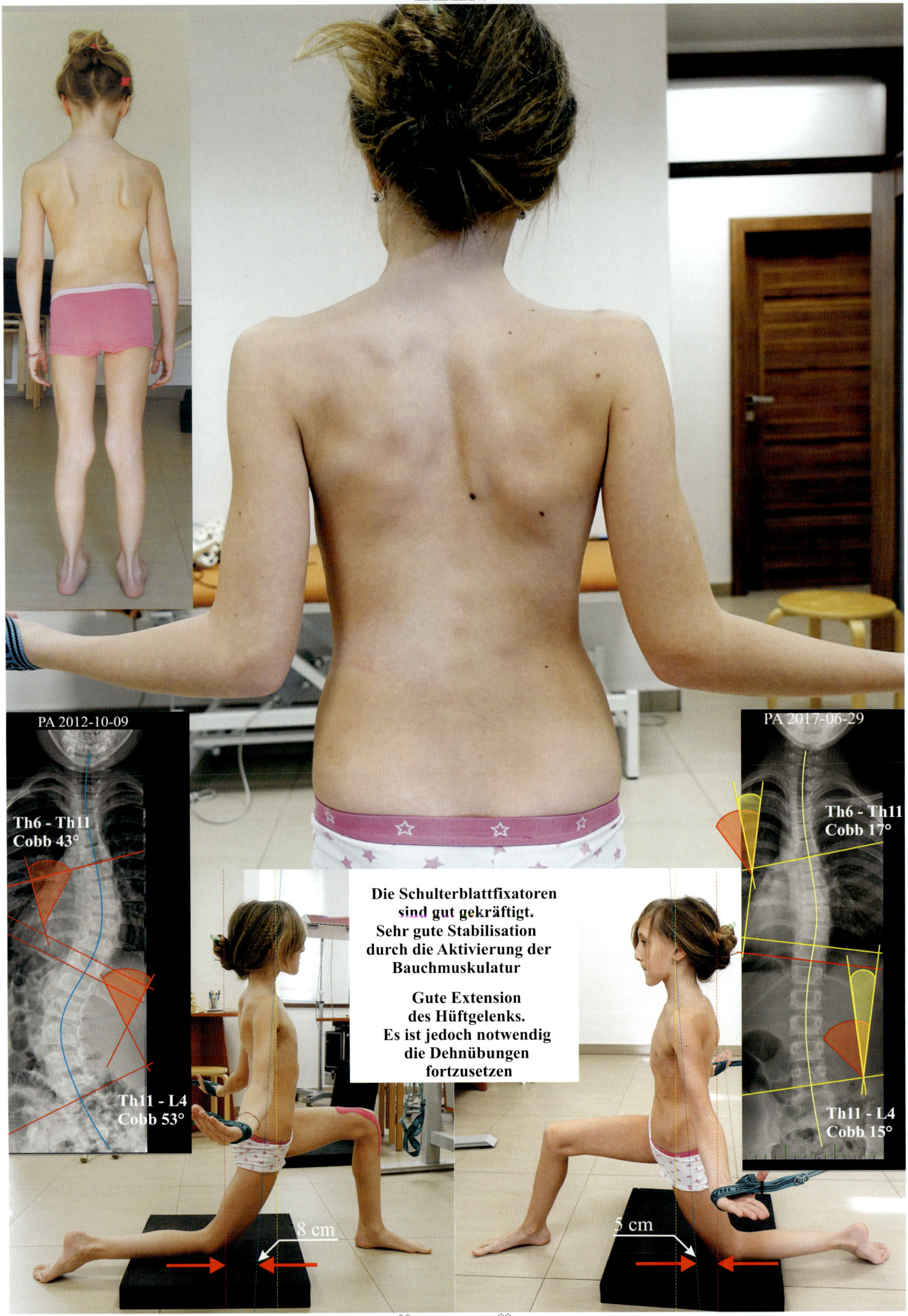

PA 2012-10-09

Th6 - Th11
Cobb 43°

Th11 - L4
Cobb 53°

PA 2017-06-29

Th6 - Th11
Cobb 17°

Th11 - L4
Cobb 15°

Die Schulterblattfixatoren sind gut gekräftigt.
Sehr gute Stabilisation durch die Aktivierung der Bauchmuskulatur

Gute Extension des Hüftgelenks.
Es ist jedoch notwendig die Dehnübungen fortzusetzen

8 cm

5 cm

ELEN

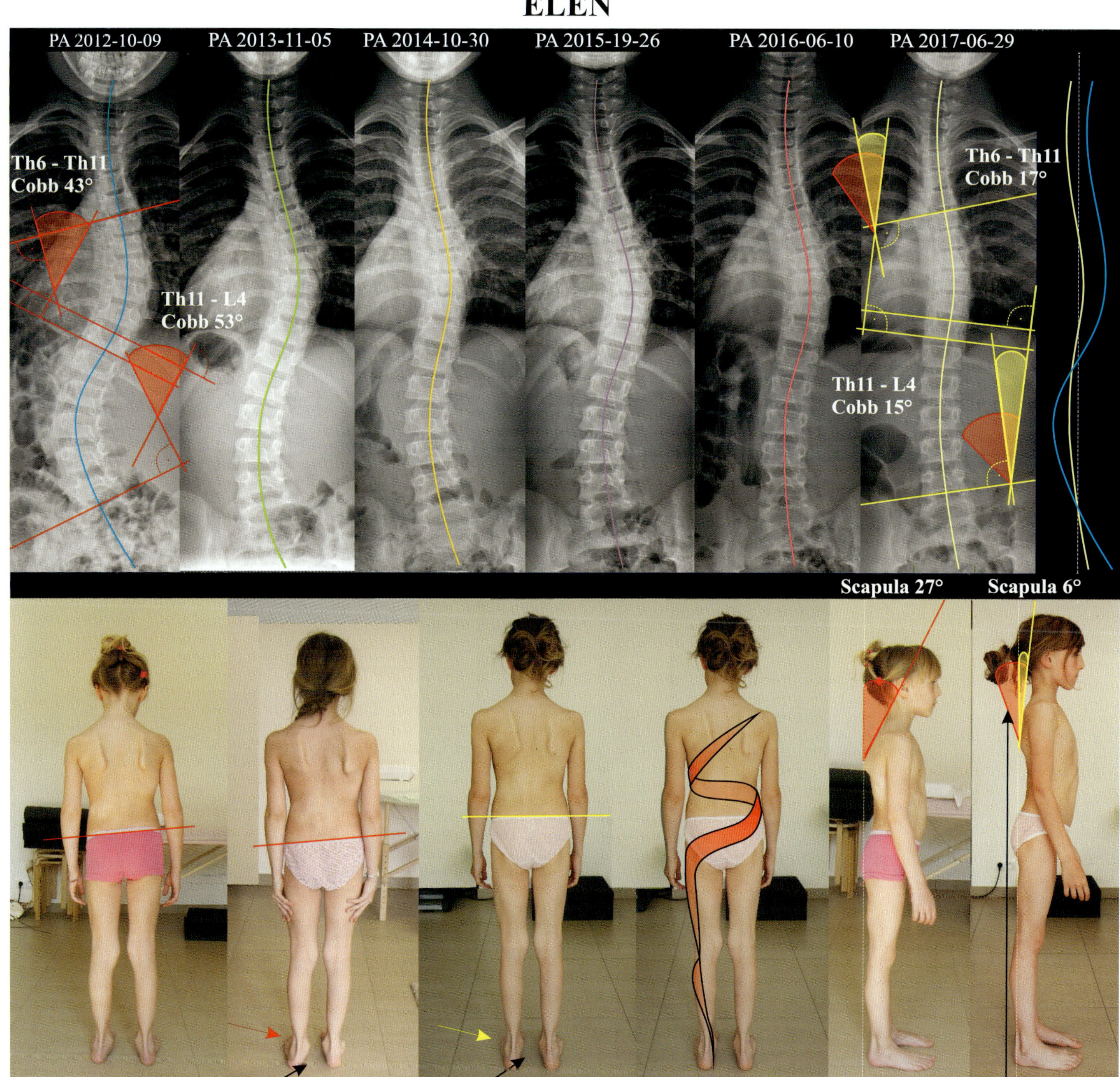

Plattfuß Fußgewölbe Neigung der Scapula (Schulterblatts) von der Vertikale

Im Alter zwischen 4-9 Jahren, während des Wachtums. Hier werden mehrere Aspekte des Muskelapparates unter Beobachtung gestellt und es wurde eine muskuläre Hypotonie und Neigung zur Instabilität diagnostiziert.

Elen lebt in der Tschechischen Republik. Die Ärzte haben schon eine OP. zur Stabilisierung in Erwägung gezogen, aber aufgrund ihres Alters wäre eine solche OP. äußerst ungeeignet.

Am Anfang ein hyperaktives Kind, das nicht in der Lage ist, die Übungen zu lernen und lehnt jede Art von Zusammenarbeit in der Praxis ab. Die Übungen wurden ihrer Mutter beigebracht und sie trainierte mit Elen öfter mal am Tag für ca. 5 Minuten zu Hause.

Jetzt geht die Elen zur Schule. Durch die Übungen hat sie gelernt konzertriert und präzis zu sein und deshalb erreicht sie auch sehr gute Schulergebnisse. Bei der letzten Kontrolle übte sie mit dem Therapeuten über 3 Stunden und hat sehr gut zusammengearbeitet. Eine Physiotherapeutin in ihrer Wohnortnähe kontroliert 2x wöchentlich die Ausführung der Übungen und behandelt sie mit der Manuellen Therapie.

Die Elen übt 3x täglich, morgens, nach der Schule und abends.

Der wichtigste Befund am Behandlungsanfang:

Erhebliche Abschwächung der unteren Schulterblattfixatoren, der Bauch- und Gesäßmuskulatur. Der linke Plattfuß verursacht die Senkung der linken Beckenseite.

Der größte Behandlungsfortschritt ist die Erhöhung des linken Fußgewölbes, erreicht durch die Übungen auf einem Bein.

Die skoliotische Verkrümmung im Lendenbereich hat sich in 5 Jahren von 53° nach Cobb auf 15° gebessert, d.h. eine Besserung von 38° und im Brustbereich von 43° nach Cobb auf 17° gebessert d.h. eine Besserung von 26°.

Die Bewegungstherapie muss mindestens bis zu beenden des Wachstums, aber prinzipiell lebenslang fortgesetzt werden.

BESCHLUSS

EINE SKOLIOSE VON 50° NACH COBB MUSS BEI DEN VORSCHULKINDERN SOFORT BEHANDELT WERDEN. NOTWENDIG IST DIE ZUSAMMENARBEIT ZWISCHEN DER KINDERGARTENLEITUNG SPÄTER SCHULLEITUNG, DER FAMILIE UND PHYSIOTHERAPEUTEN. DIE KINDERN SOLLTEN JEDE STUNDE CA. 5-10 MINUTEM ÜBEN. SEHR WIRKUNGSVOLL IST DAS ÜBEN AUF DER SPROSSENWAND. DIE KINDER BRAUCHEN EINE AUSREICHENDE ABWECHSLUNGSREICHE BEWEGUNG, VORALLEM DER GANG UND LAUF. ES IST WICHTIG, DASS IN DER SCHULE EINE GESUNDE KÖRPERERZIEHUG UND BEWEGUNGSERZIEHUNG VON MINDESTENS 1-3 STUNDEN TÄGLICH ALS EINE SINNVOLLE UND WICHTIGE AUFGABE WAHRGENOMMEN WIRD.

FRAU T. - RÖNTGENAUFNAHME-SICHT VON HINTEN, PA

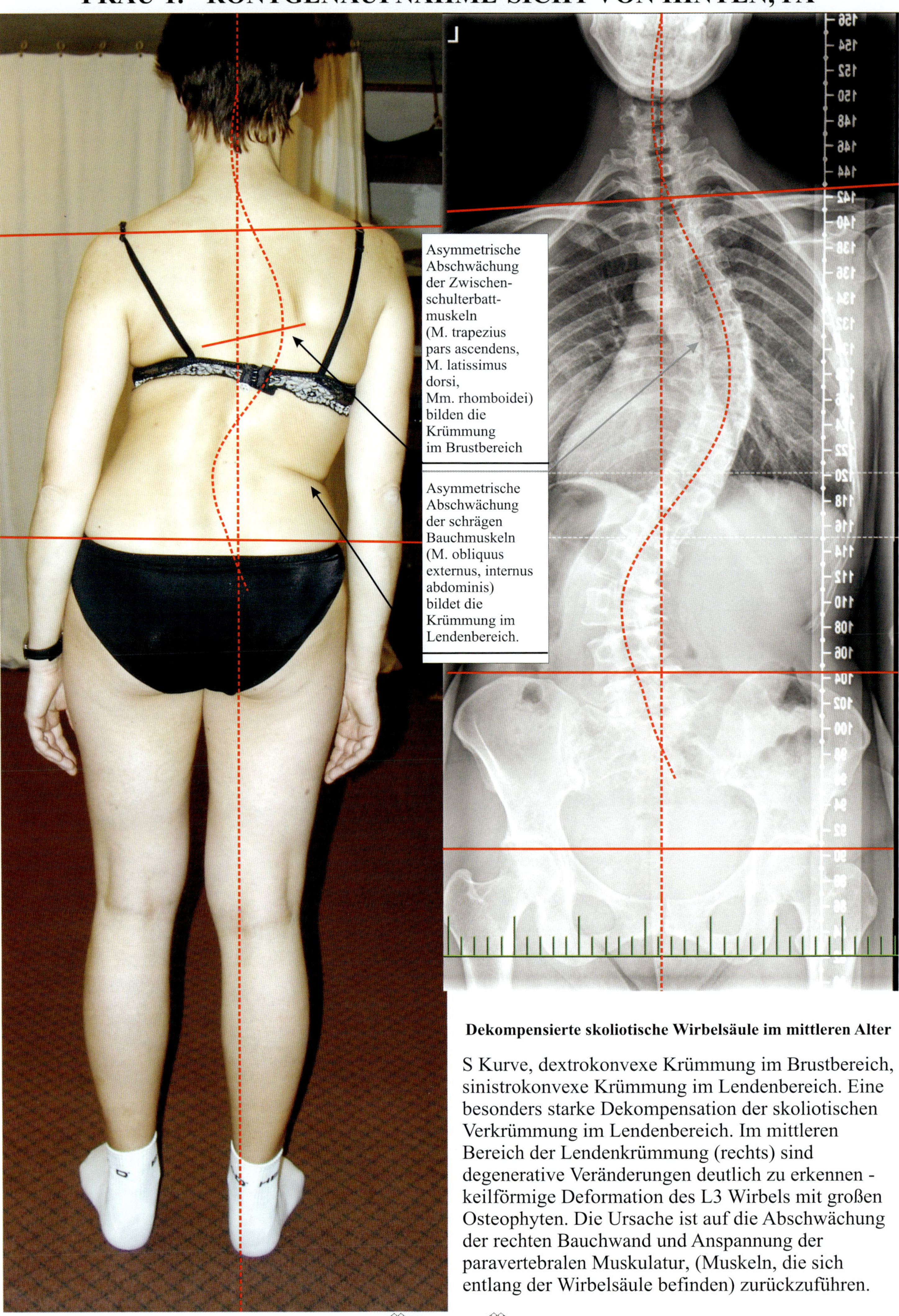

Dekompensierte skoliotische Wirbelsäule im mittleren Alter

S Kurve, dextrokonvexe Krümmung im Brustbereich, sinistrokonvexe Krümmung im Lendenbereich. Eine besonders starke Dekompensation der skoliotischen Verkrümmung im Lendenbereich. Im mittleren Bereich der Lendenkrümmung (rechts) sind degenerative Veränderungen deutlich zu erkennen - keilförmige Deformation des L3 Wirbels mit großen Osteophyten. Die Ursache ist auf die Abschwächung der rechten Bauchwand und Anspannung der paravertebralen Muskulatur, (Muskeln, die sich entlang der Wirbelsäule befinden) zurückzuführen.

FRAU T. - RÖNTGENAUFNAHME- SICHT VON HINTEN, PA

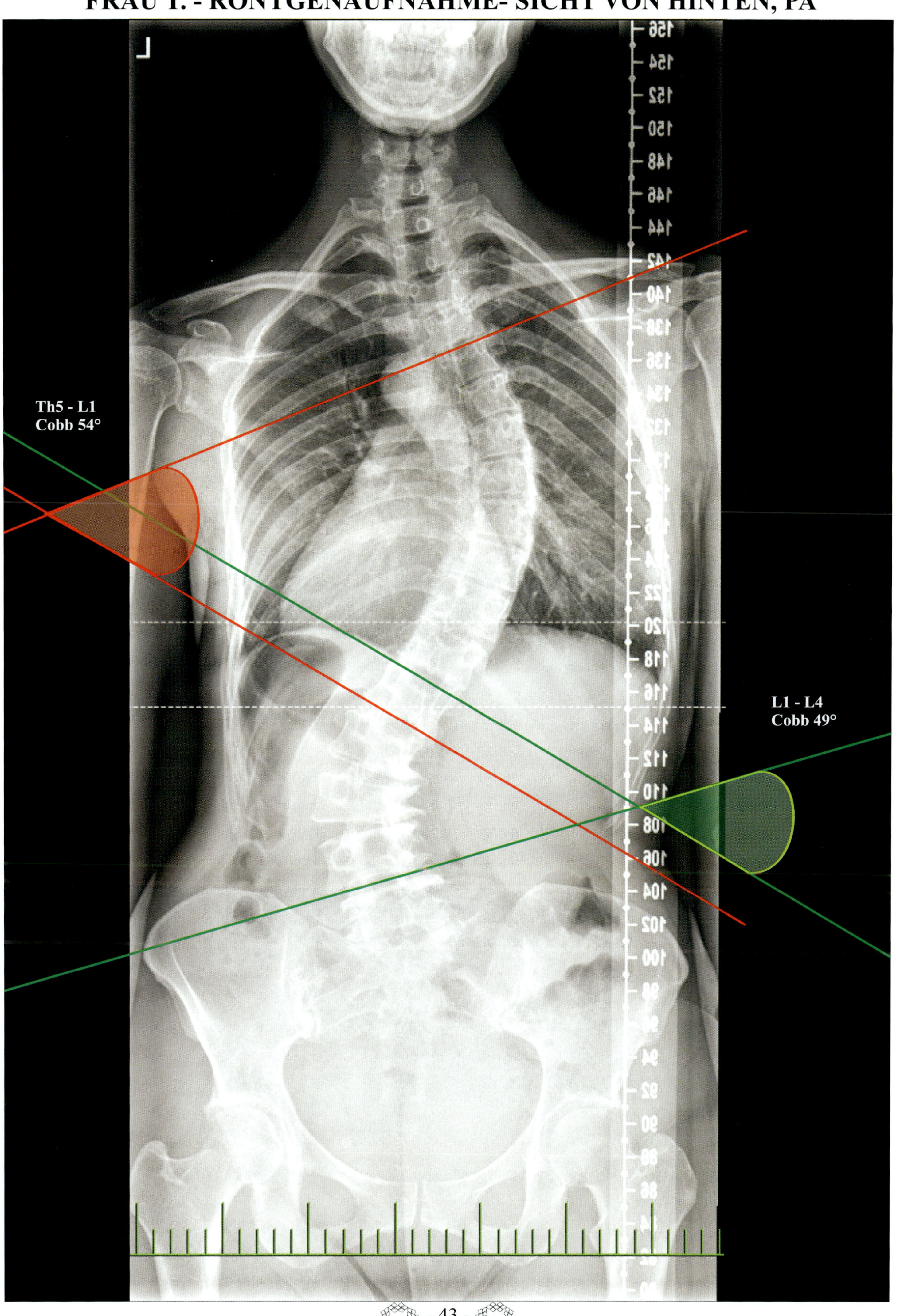

FRAU T. - MUSKELDYSBALANCEN

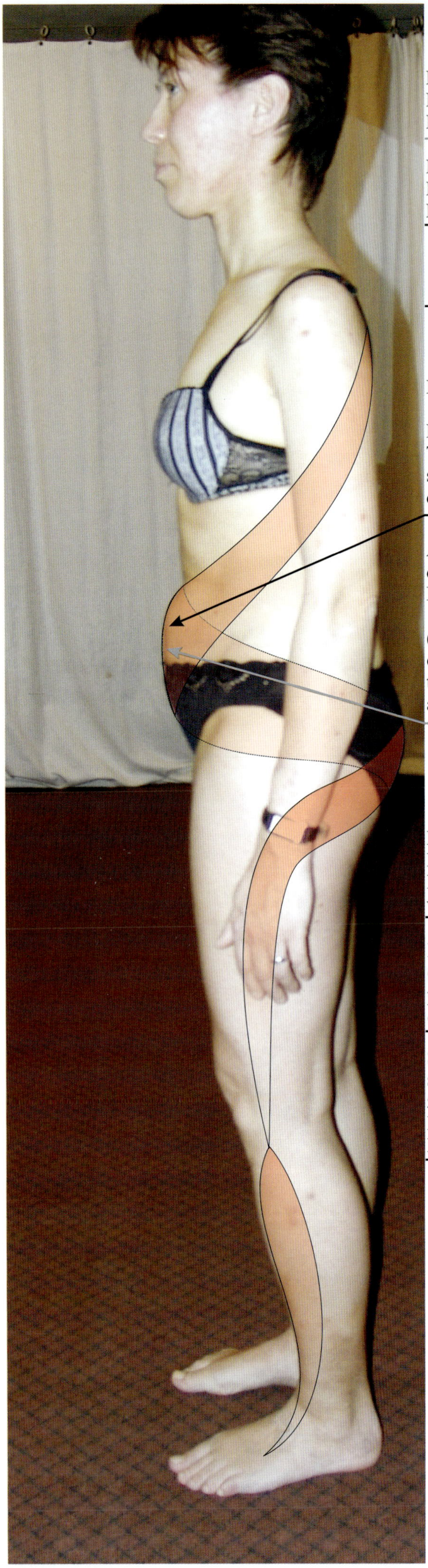

Kyphose im Bereich der Halswirbelsäule

Lordose im Bereich der Brustwirbelsäule

Reha - Plan

Muskelkette TR - trapezius stabilisiert die Bauchwand

Abschwächung des unteren Bauchwandteils

(M. obliquus externus, internus transversus, abdominis)

Kyphose im Bereich der Lenden-wirbelsäule

Kompression (Zusammen-pressen) des L5 Wirbels

Sacrum acutum scharfer Winkel zwischen dem L5 Wirbel und Kreuzbein

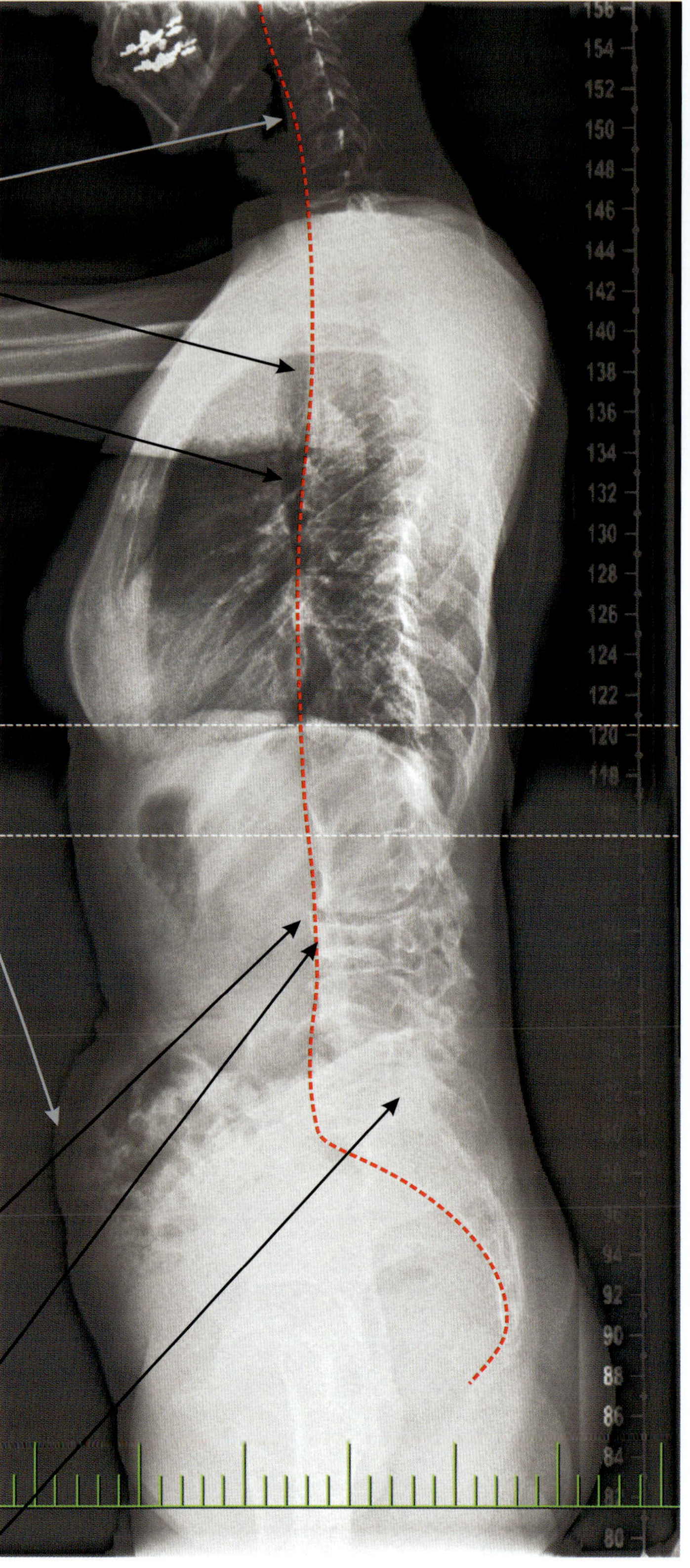

Dekompensierte skoliotische Wirbelsäule im mittleren Alter

Ausgleichen der Hals- und Lendenlordose und der Brustkyphose. Eine Dekompensation der skoliotischen Verkrümmung im Lendenbereich. Im mittleren Bereich der Lendenwirbelsäule sind degenerative Veränderungen deutlich zu erkennen - der L3 Wirbel mit großen Osteophyten ist nach unten abgesunken.
Sacrum acutum (scharfer Winkel zwischen L5 Wirbel und Kreuzbein) verursacht die Degeneration der L5/S1 Bandscheibe. Die Ursache ist auf die Abschwächung des unteren Bauchteils, der rechten Bauchwand und Anspannung der paravertebralen Muskulatur, (Muskeln, die sich entlang der Wirbelsäule befinden) zurückzuführen.

FRAU T. - MUSKELN, DIE DIE WIRBELSÄULE ZUSAMMENDRÜCKEN UND DEFORMIEREN

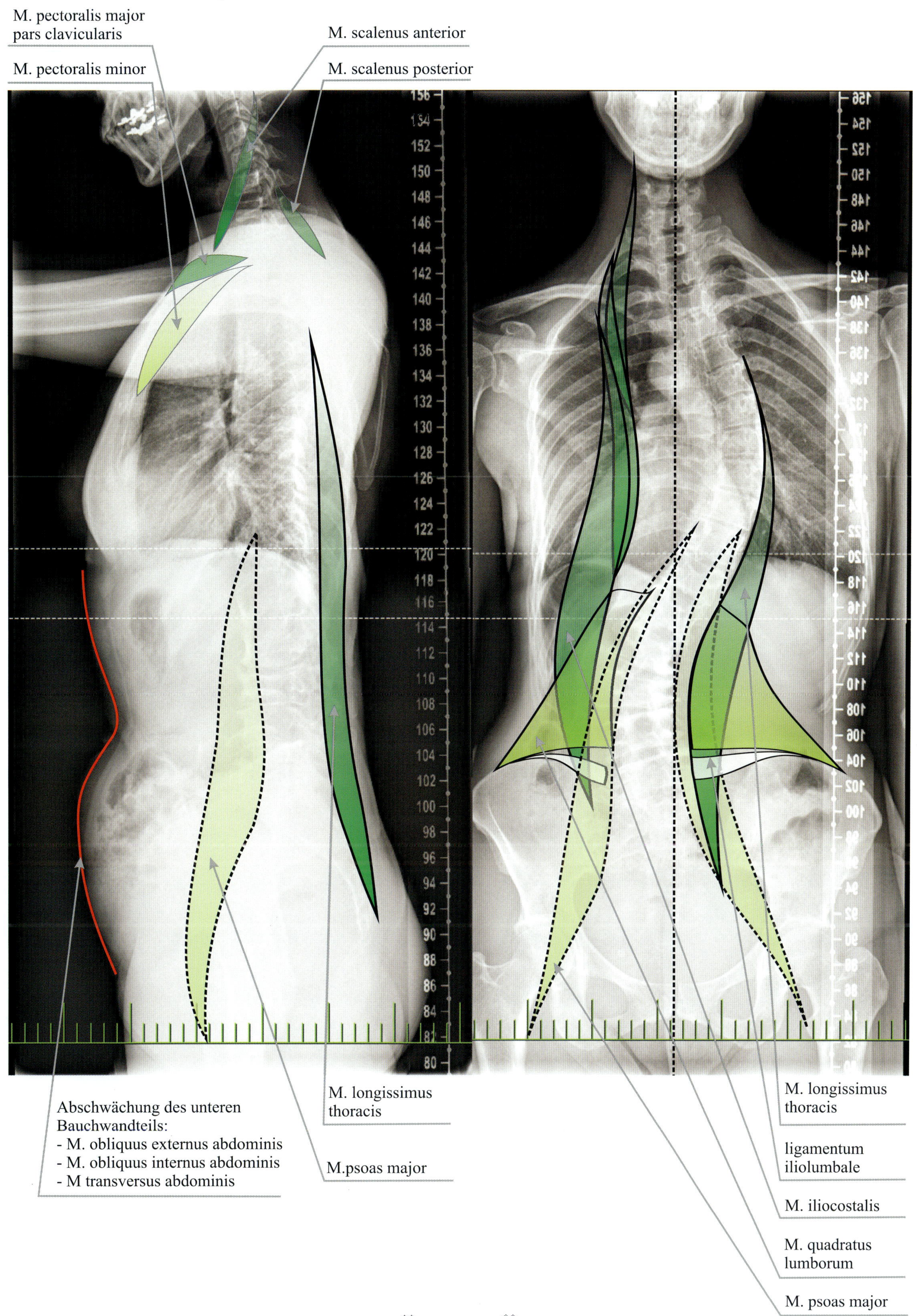

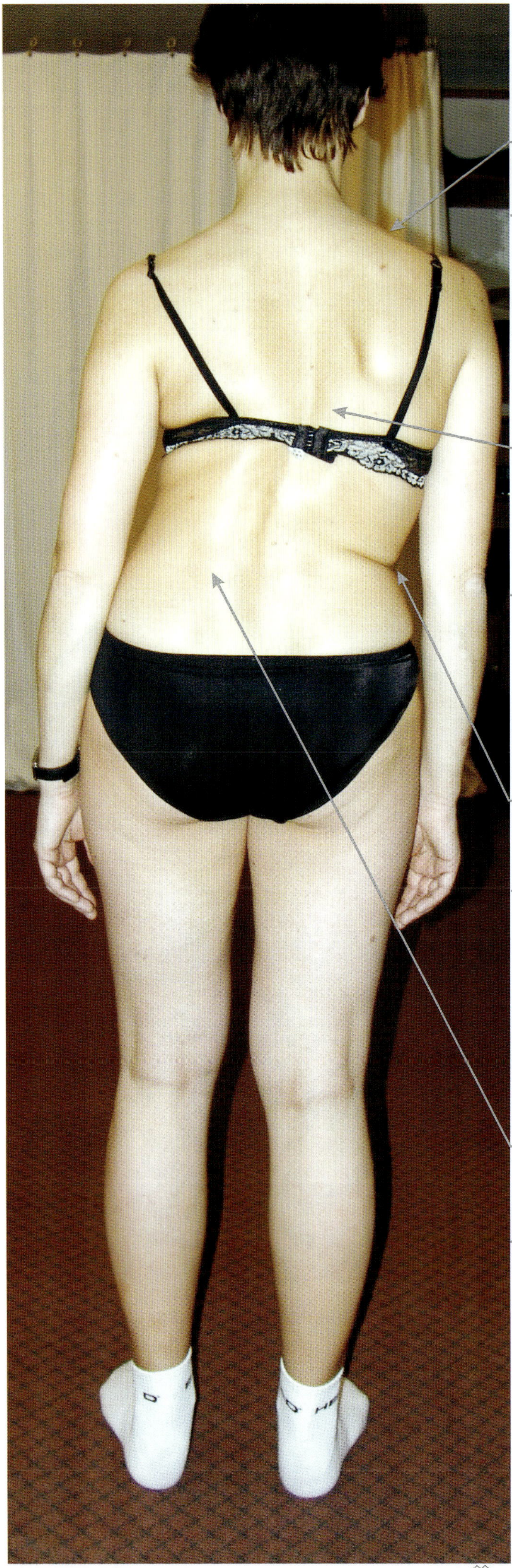

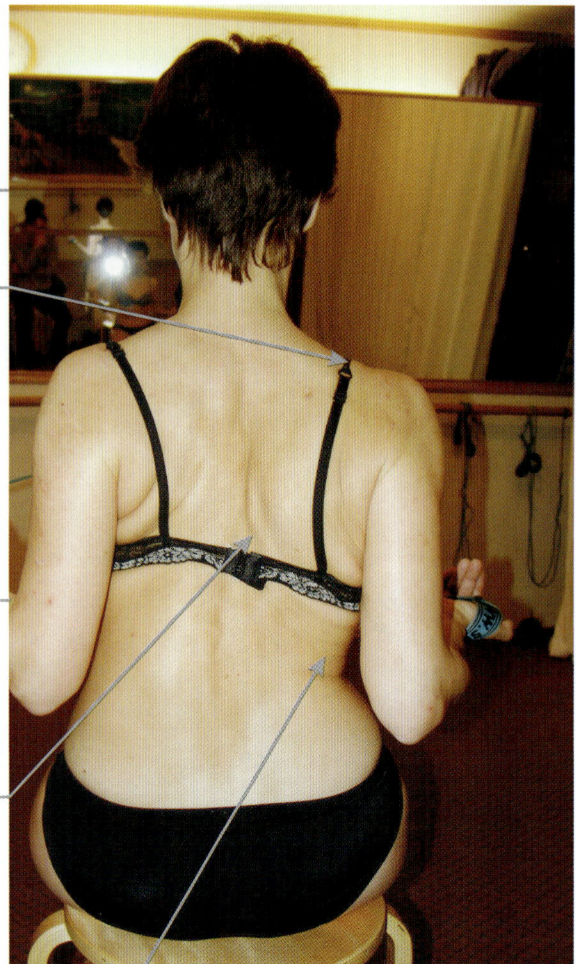

Anspannung der oberen Schultermuskulatur (M. trapezius, m. levator scapulae)

Entspannung der oberen Schultermuskulatur

Abschwächung der Zwischenschulterblattmuskulatur M.trapezius pars ascendens, M. latissimus dorsi, Mm. rhomboidei

Die Schulter nach hinten unten ziehen, Kräftigung der Zwischenschulterblattmuskulatur

Abschwächung der schrägen Bauchmuskulatur (M. obliquus externus, internus abdominis)

Kräftigung der schrägen Bauchmuskulatur

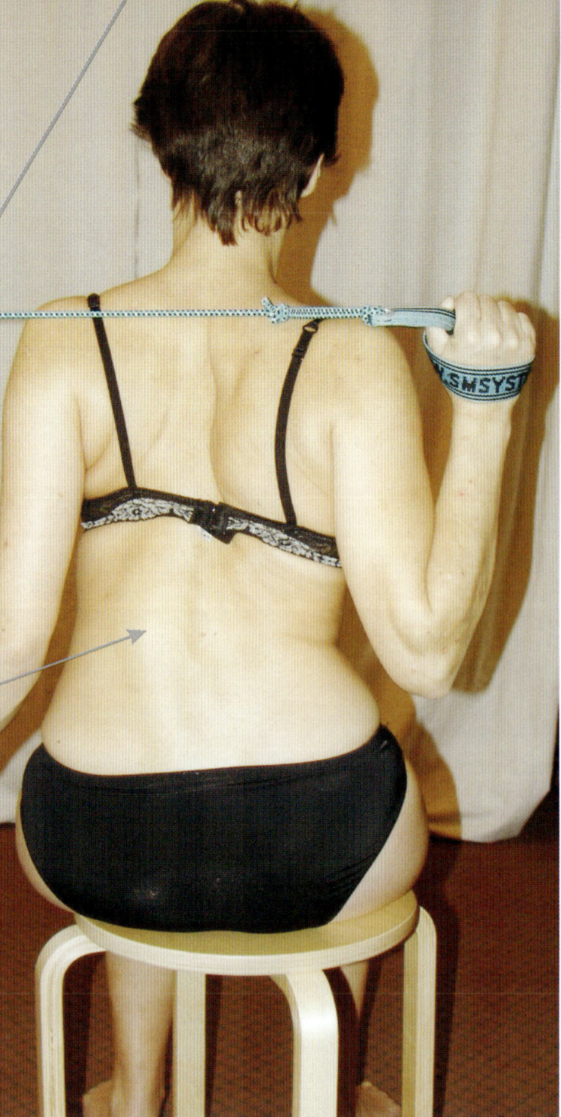

Anspannung der Muskeln, die sich entlang der Wirbelsäule befinden, paravertebrale Muskeln (M. erector spinae)

Entspannung der paravertebralen Muskeln

FRAU T. - MUSKELKETTEN, DIE DIE WIRBELSÄULE STABILISIEREN UND STRECKEN

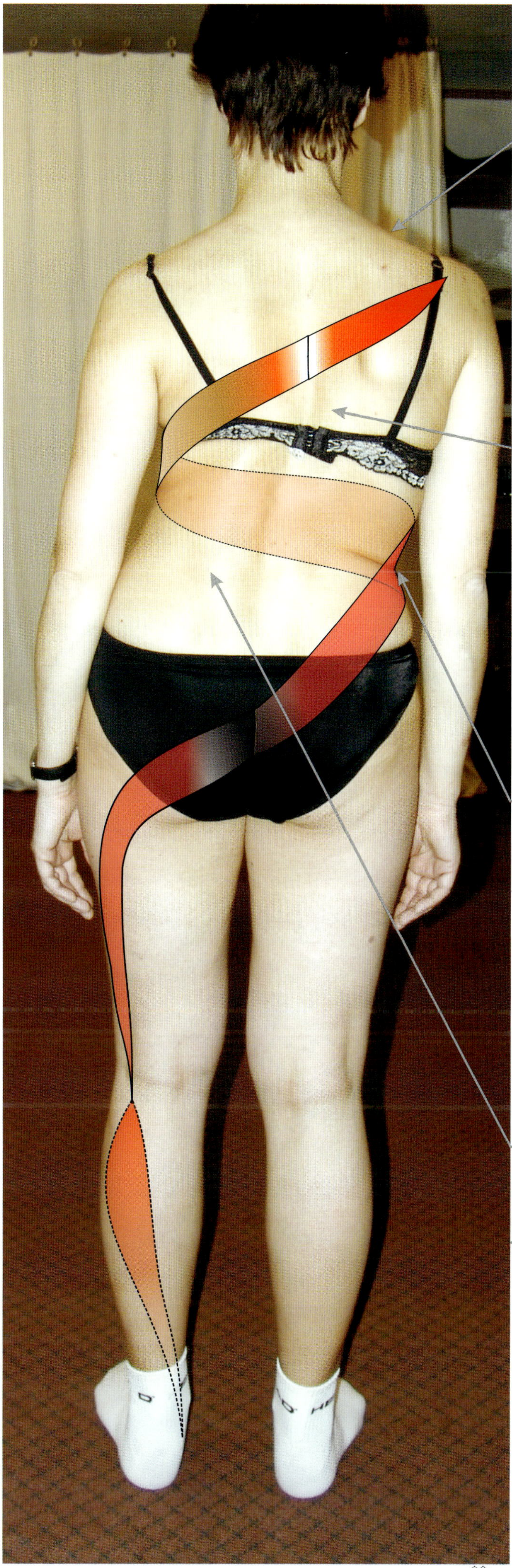

Anspannung der oberen Schultermuskulatur (M. trapezius, M. levator scapulae)

Entspannung der oberen Schultermuskulatur

Abschwächung der Zwischenschulterblattmuskulatur M.trapezius pars ascendens, M. latissimus dorsi, Mm. rhomboidei

Die Schulter nach hinten unten ziehen, Kräftigung der Zwischenschulterblattmuskulatur

Abschwächung der schrägen Bauchmuskulatur (M. obliquus externus, internus abdominis)

Kräftigung der schrägen Bauchmuskulatur

Anspannung der Muskeln, die sich entlang der Wirbelsäule befinden paravertebrale Muskeln (M. erector spinae)

Entspannung der paravertebralen Muskeln

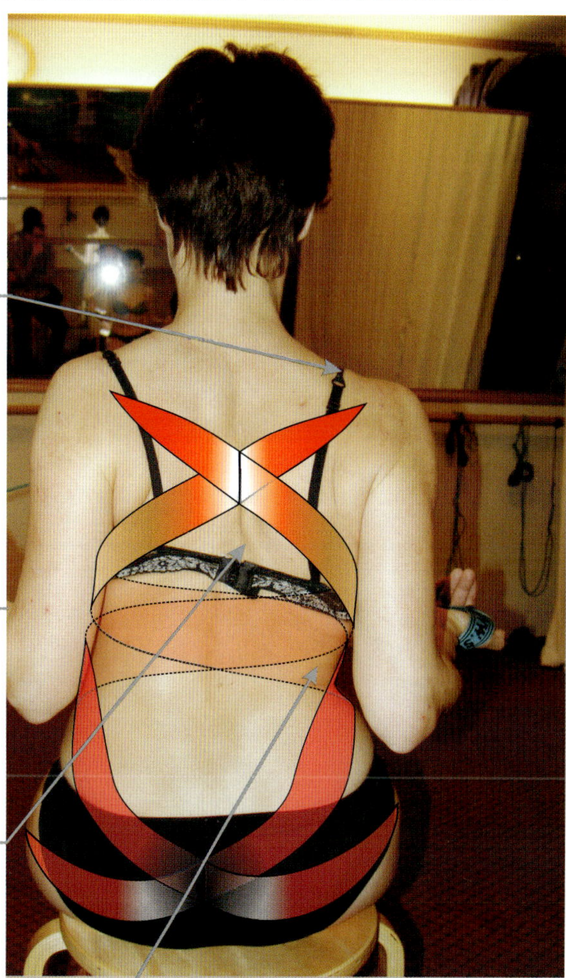

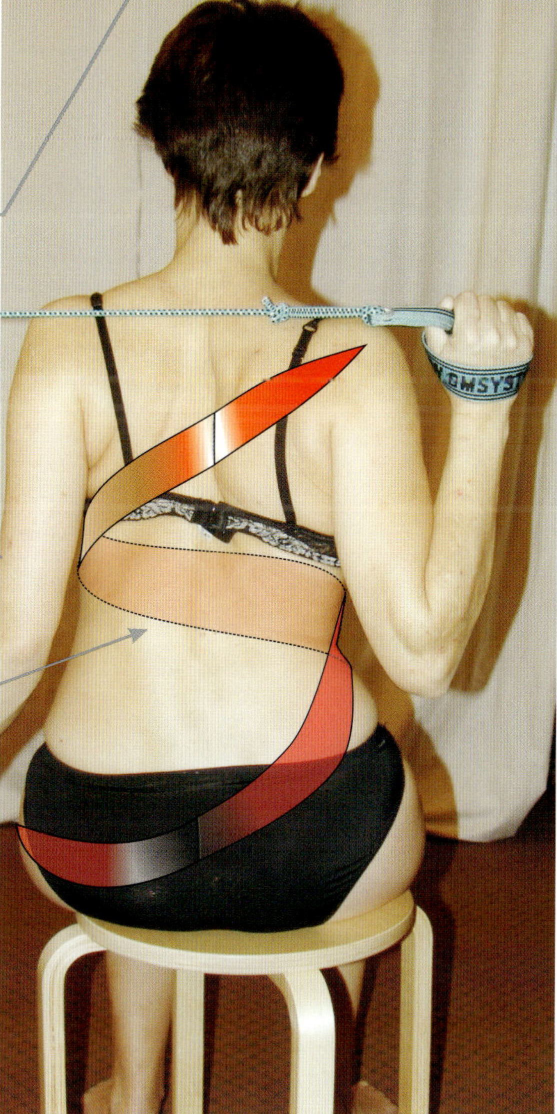

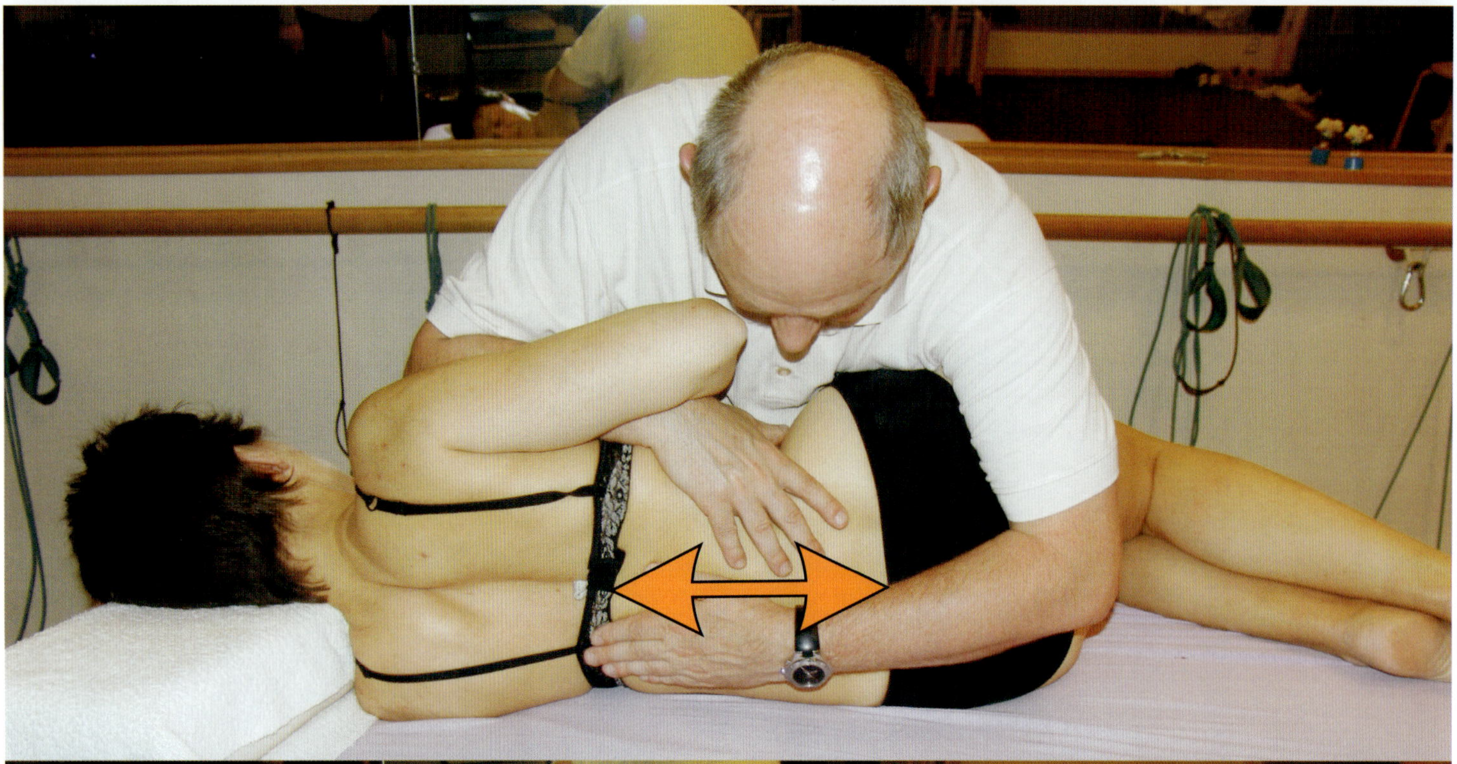

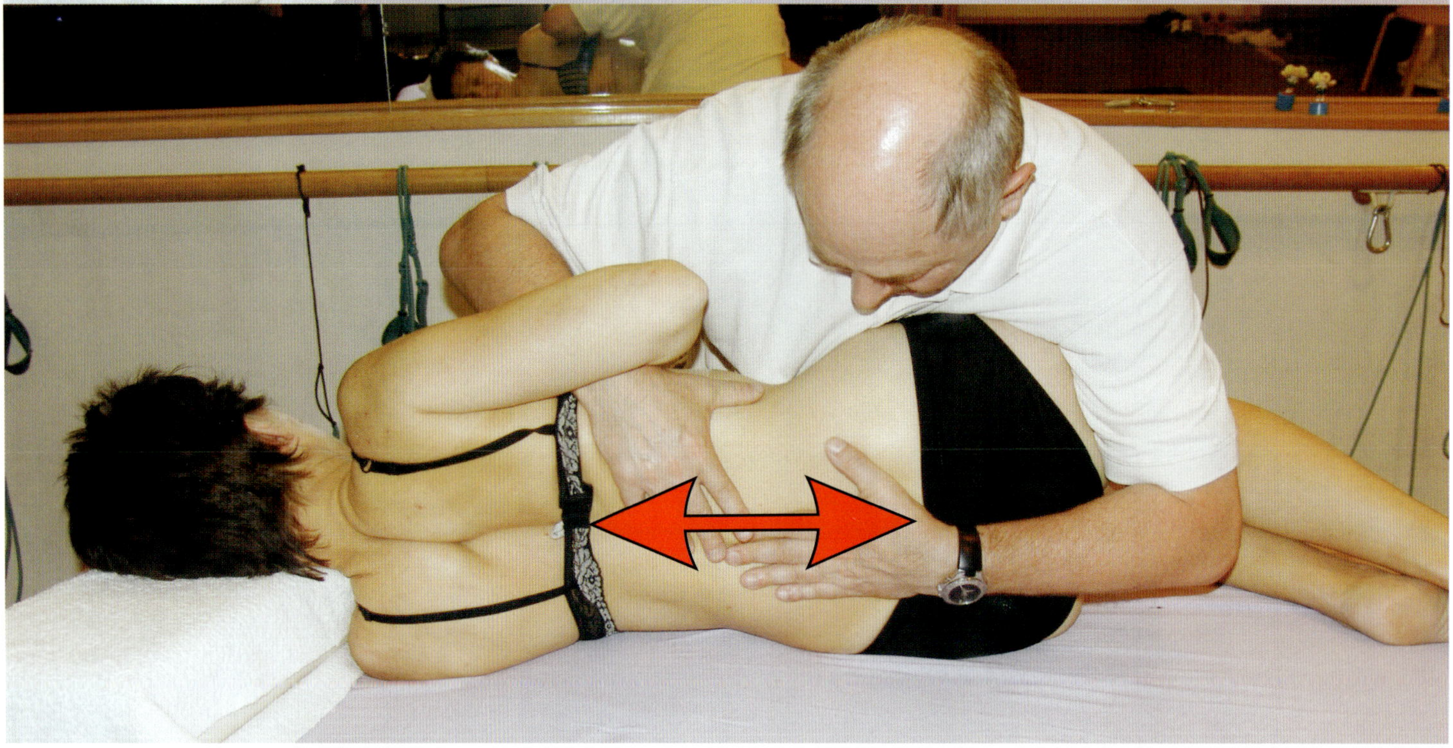

Die Manuelle Techniken nach SPS Methode entspannen und strecken die paravertebrale Muskulatur. Sie führen gleichzeitig zur Streckung der Wirbelsäule und zum Ausgleich von Verkrümmungen. Die positive Wirkung des Übens kann durch die Manuellen Techniken nicht ersetzt werden, aber sie erleichten und beschleunigen wesentlich die Behandlung.

Die Durchführung der Manuellen Techniken im Schlingentisch ist für den Therapeut viel einfacher und für den Patienten viel effektiver.

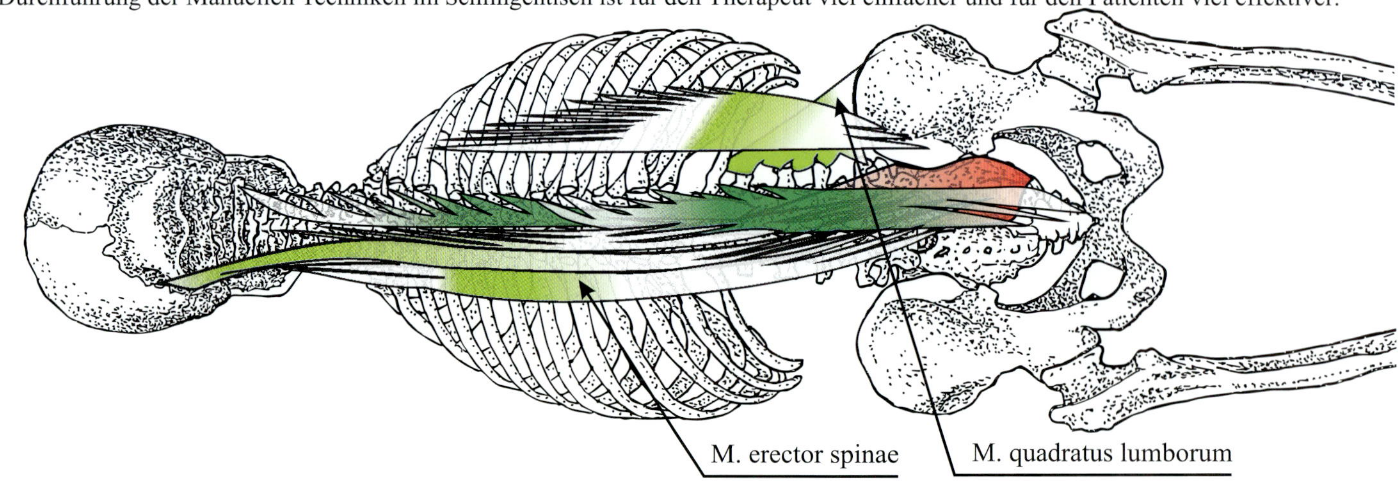

FRAU T. - DEHNUNG DER HÜFTBEUGER

1. Aufenthalt, Therapieanfang | 2. Aufenthalt, nach 3 Monaten | 3. Aufenthalt, nach 6 Monaten

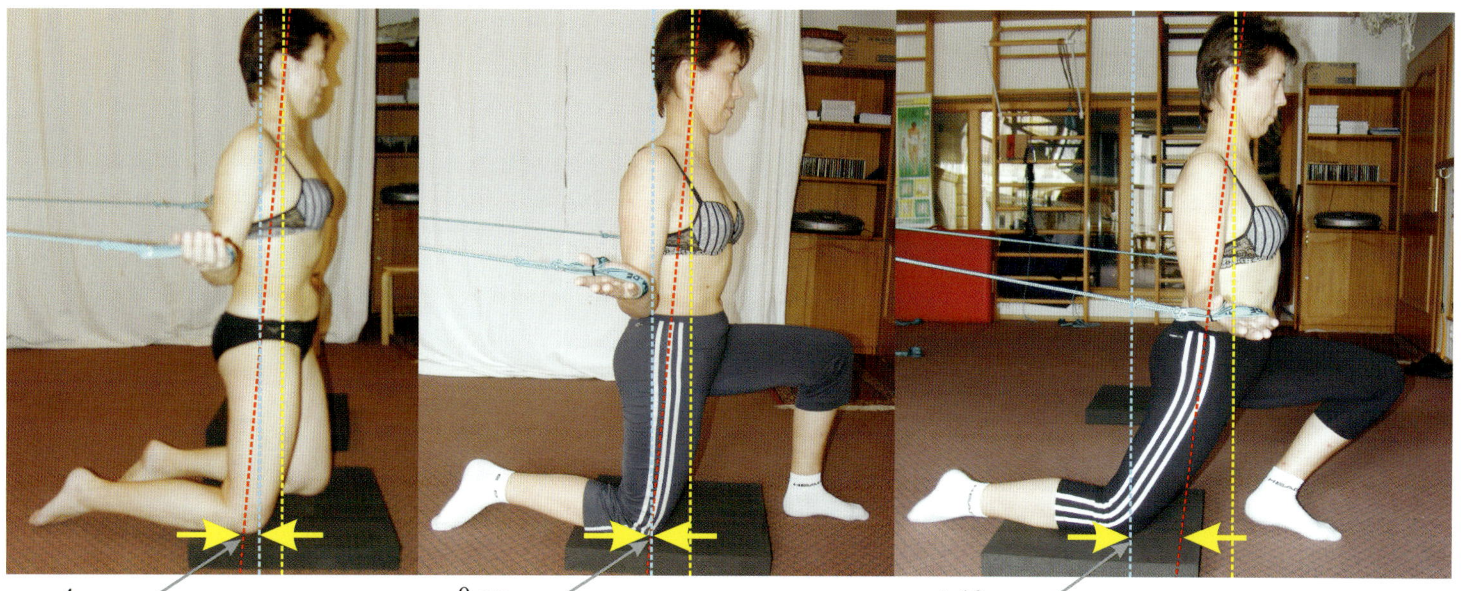

- 4 cm | 0 cm | + 10 cm

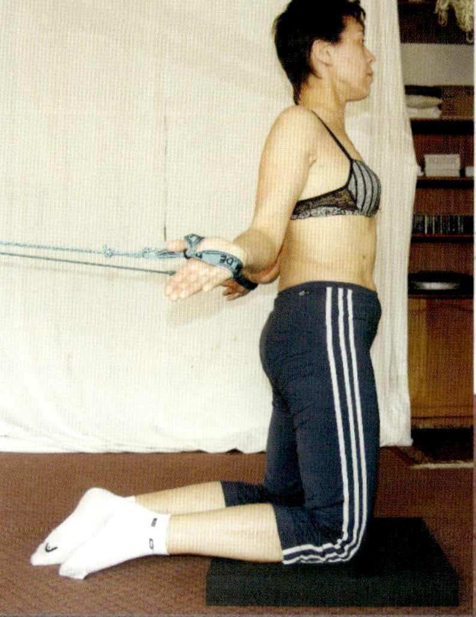

Dehnung der Hüftbeuger in dem, durch die Muskelspiralen stabilisierten Körper.

Die Degeneration und das Zusammendrücken der Lendenwirbelsäule hängt von negativen Faktoren ab. Einer der wichtigsten Faktoren ist die Verkürzung der Hüftbeuger. Nach der Beseitigung dieses Faktors können wir die Verkrümmung der Lendenwirbelsäule kompensieren und den Bandscheibenvorfall behandeln. Die Frau T. hat nach 6 Monaten des Übens eine Dehnung der Hüftbeuger von 14 cm. erreicht. Am Therapieanfang war die Extension -4 cm. Starke Schmerzen im Sitzen im Stehen, bei jedem Schritt und sogar beim Umdrehen im Bett waren während langer Zeit ihr ständiger Begleiter, eine Operation schien unumgänglich. Sie konnte nicht richtig schlafen und ist fast jede halbe Stunde wach geworden. Nach 3 Monaten ist die Extension 0, und die Schmerzen traten nur noch nachdem sie 100 Meter gelaufen ist. Sie konnte schmerzfrei sitzen, stehen und durschlafen. Nach 6 Monaten erreichte die Extension 10 cm. Die Patientin hat keine Schmerzen mehr gehabt, konnte sogar 5 Km. laufen und auf ihre Invalidenrente verzichten. Jetzt arbeitet sie wieder ganztags in ihrem Laden.

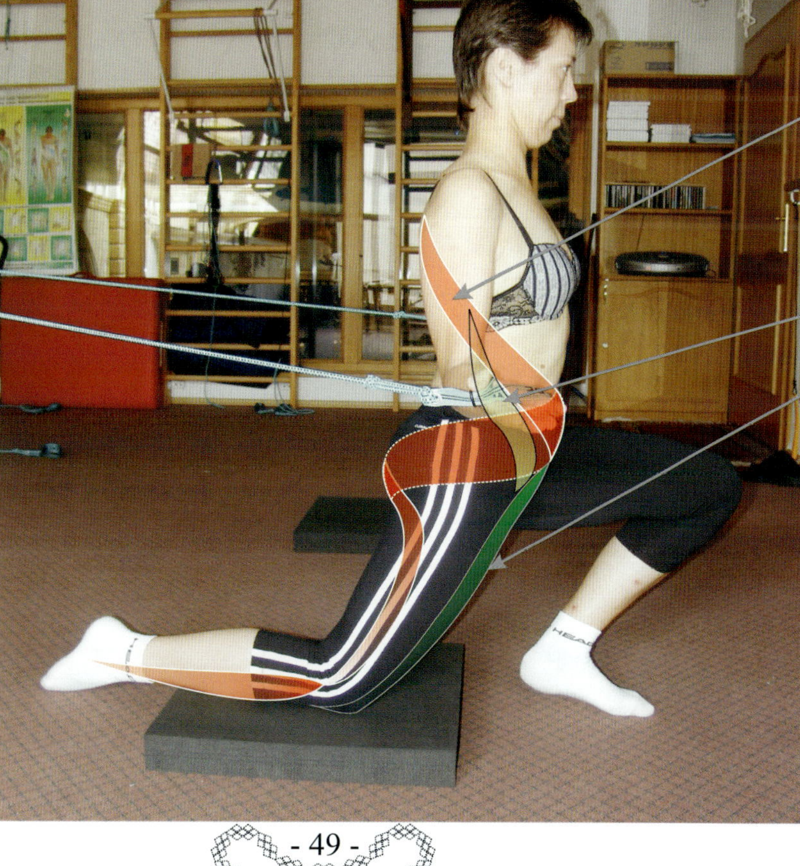

Stabilisation

Stabilisationsspirale
TR - trapezius
LD - latissimus dorsi

Dehnung der Hüftbeuger in dem, durch die Muskelspiralen stabilisierten Körper

M. iliopsoas

M. rectus femosis

FRAU T. - BANDSHEIBENVORFÄLLE

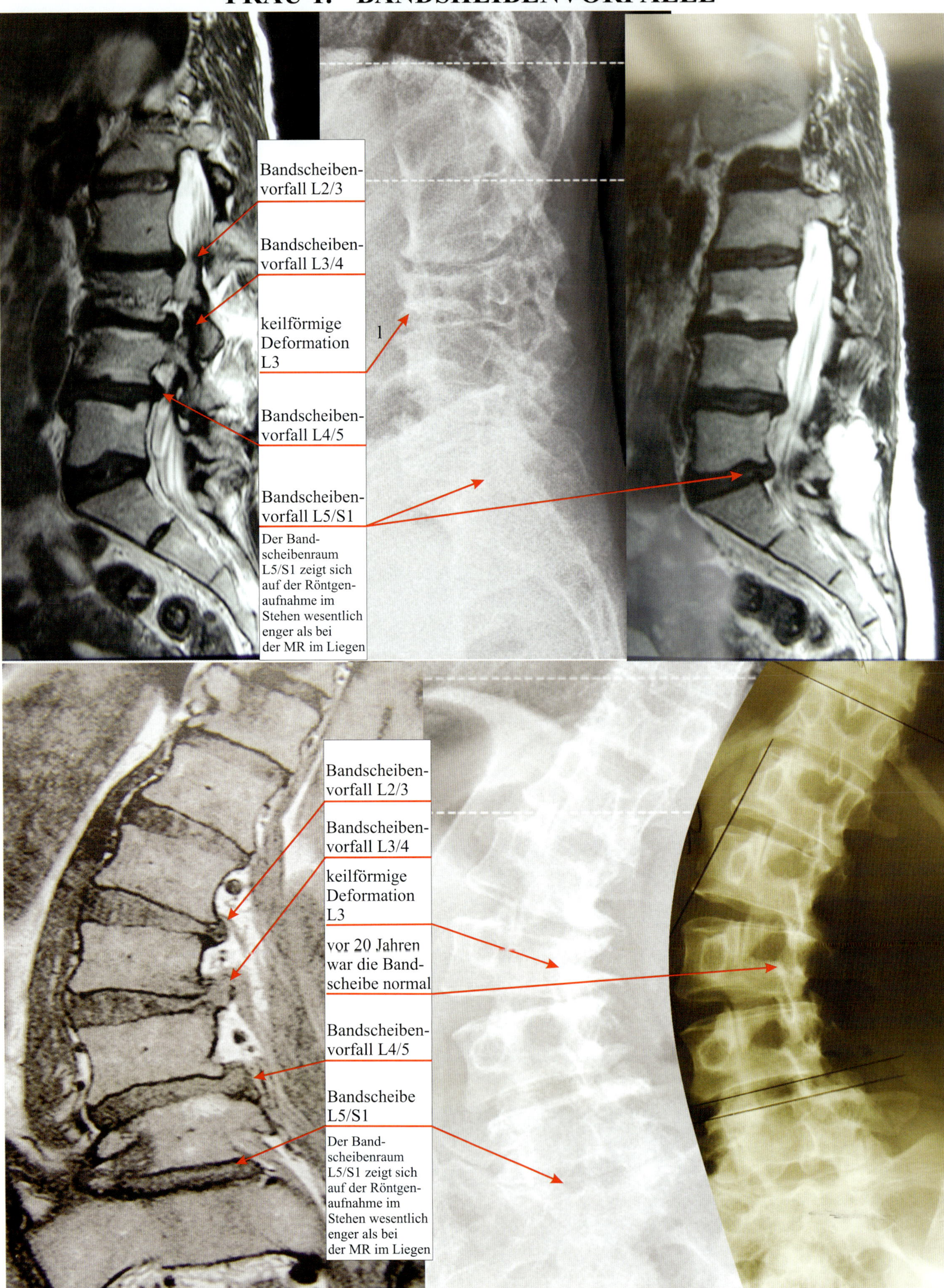

Die Skoliose muss vor der Entstehung der degenerativen Veränderungen behandelt werden, auch dann, wenn beim Patienten noch keine Beschwerden aufgetreten sind.

FRAU T. - DIESE ÜBUNGEN SIND KONTRAINDIZIERT UND VERSCHLECHTERN DIE SKOLIOSE

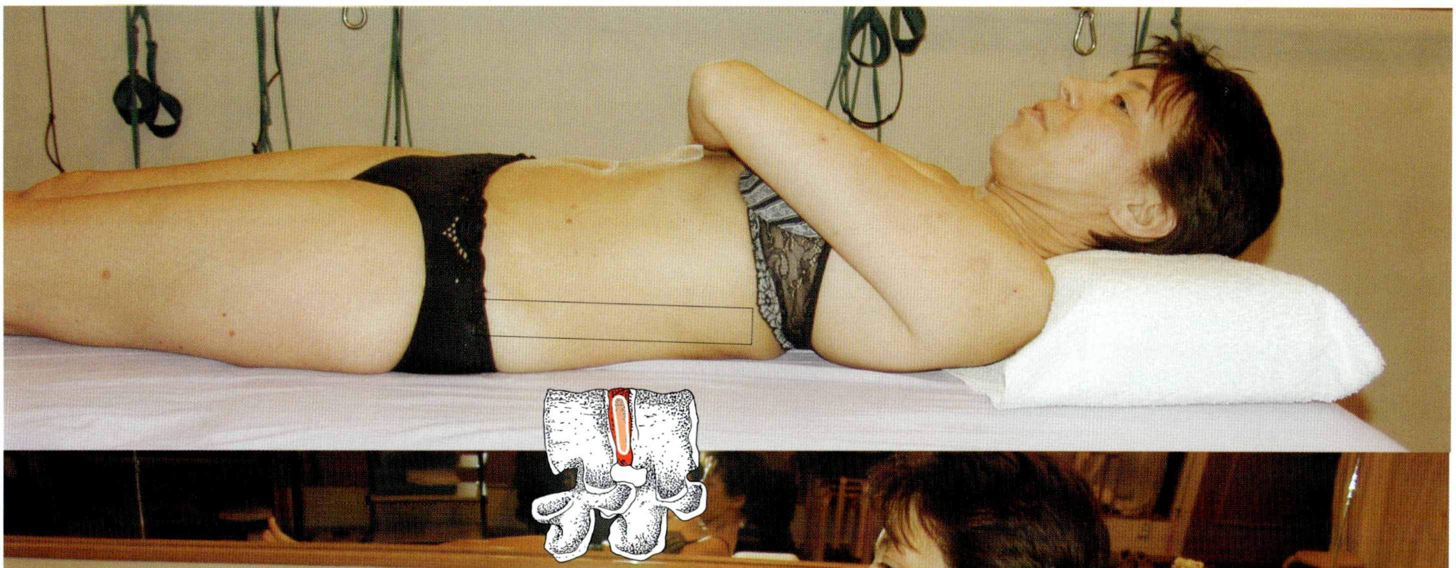

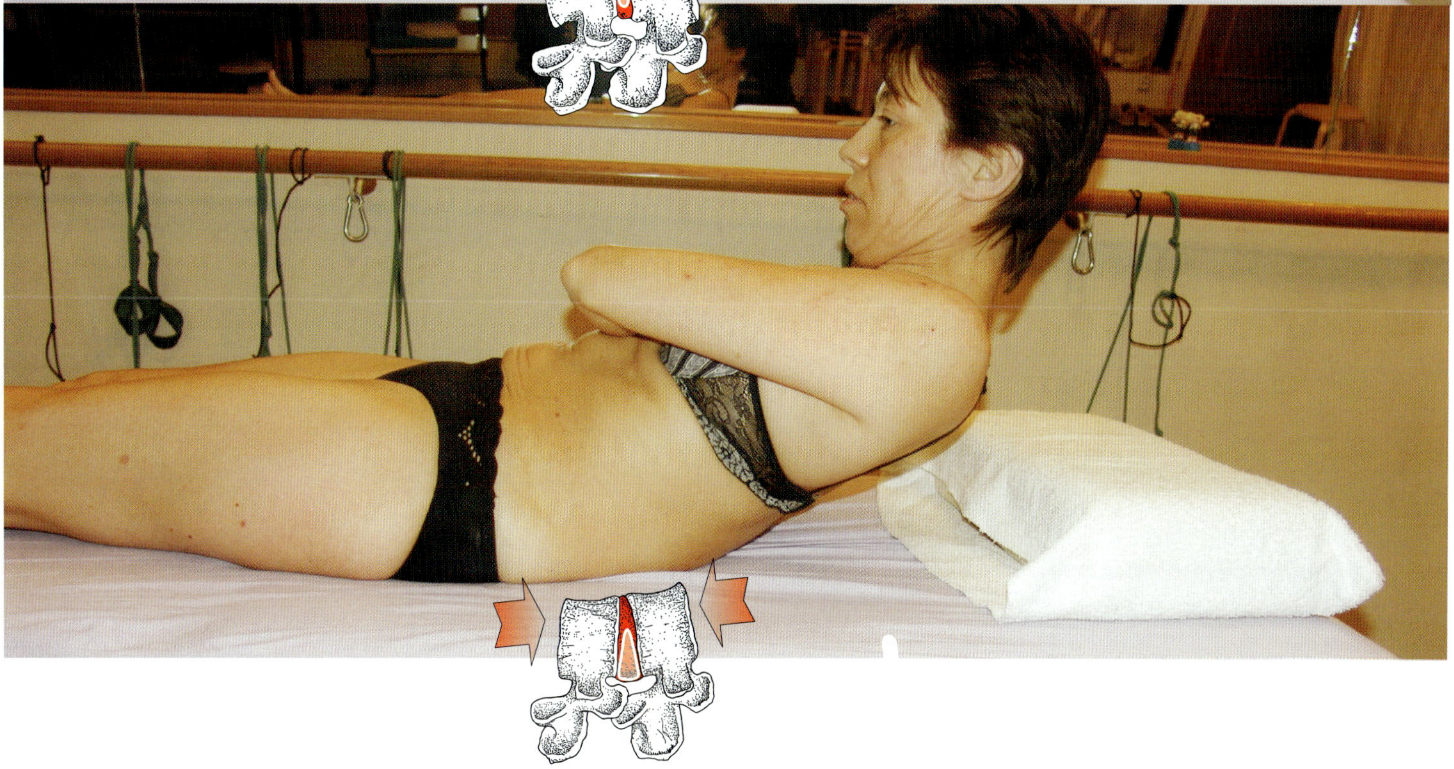

Die Sit-ups Übungen aktivieren Muskelvertikalen und vorallem M. iliopsoas und M. erector spinae. Die vertikale Muskeln drücken die Wirbelsäule zusammen, verschlimmern die Skoliose, vergrössern gleichzeitig den Bauchumfang und können sogar einen Bandscheibenvorfall auszulösen. Daher verbieten wir diese Übungen grundsätzlich bei Skoliosen und bei allen Wirbelsäulenerkrankungen!!!!! Wir zeigen die kontraindizierte Übungen nur aus dem Grund, dass unsere Patientin sie sowohl in einer Reha-Ambulanz als auch in einer Rehaklinik absolviert hat und beim Üben unter Schmerzen gelitten. Die Sit-ups Übungen sind eine von vielen Ursache für die Verschlechterung der Skoliose.

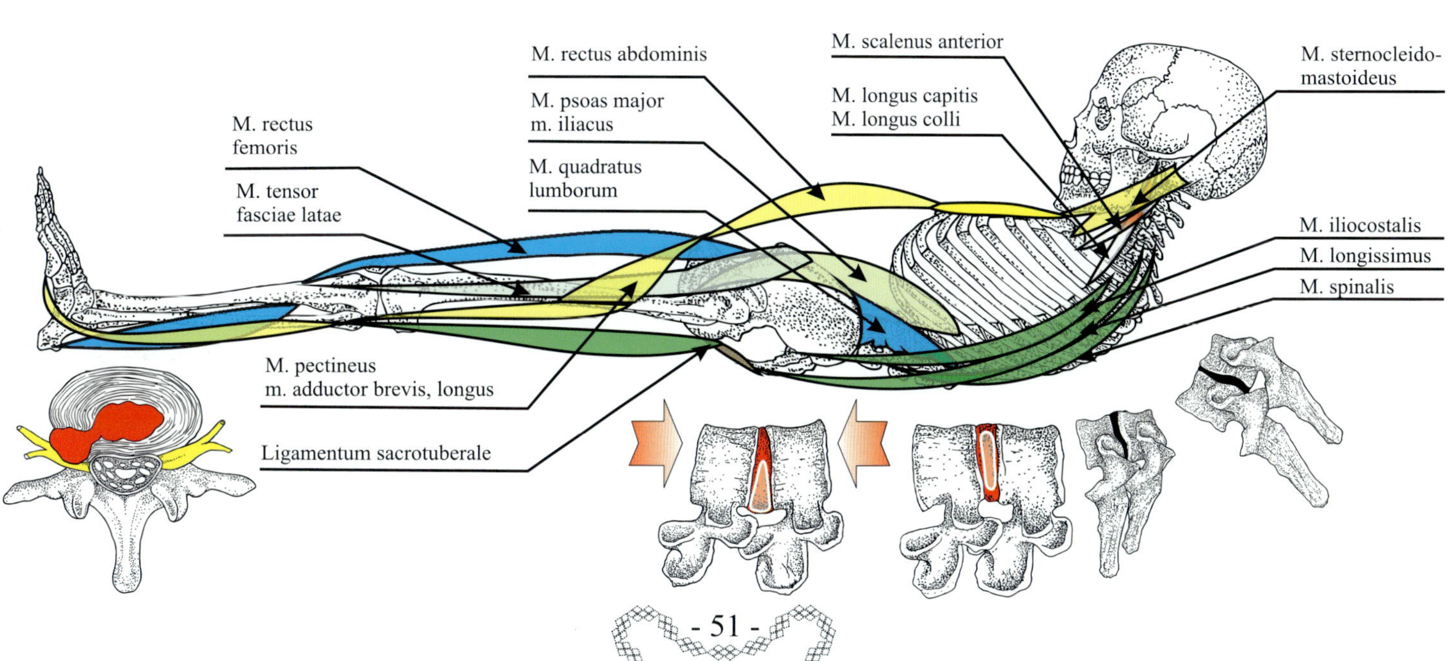

FRAU T. - DIESE ÜBUNGEN SIND KONTRAINDIZIERT UND VERSCHLECHTERN DIE SKOLIOSE

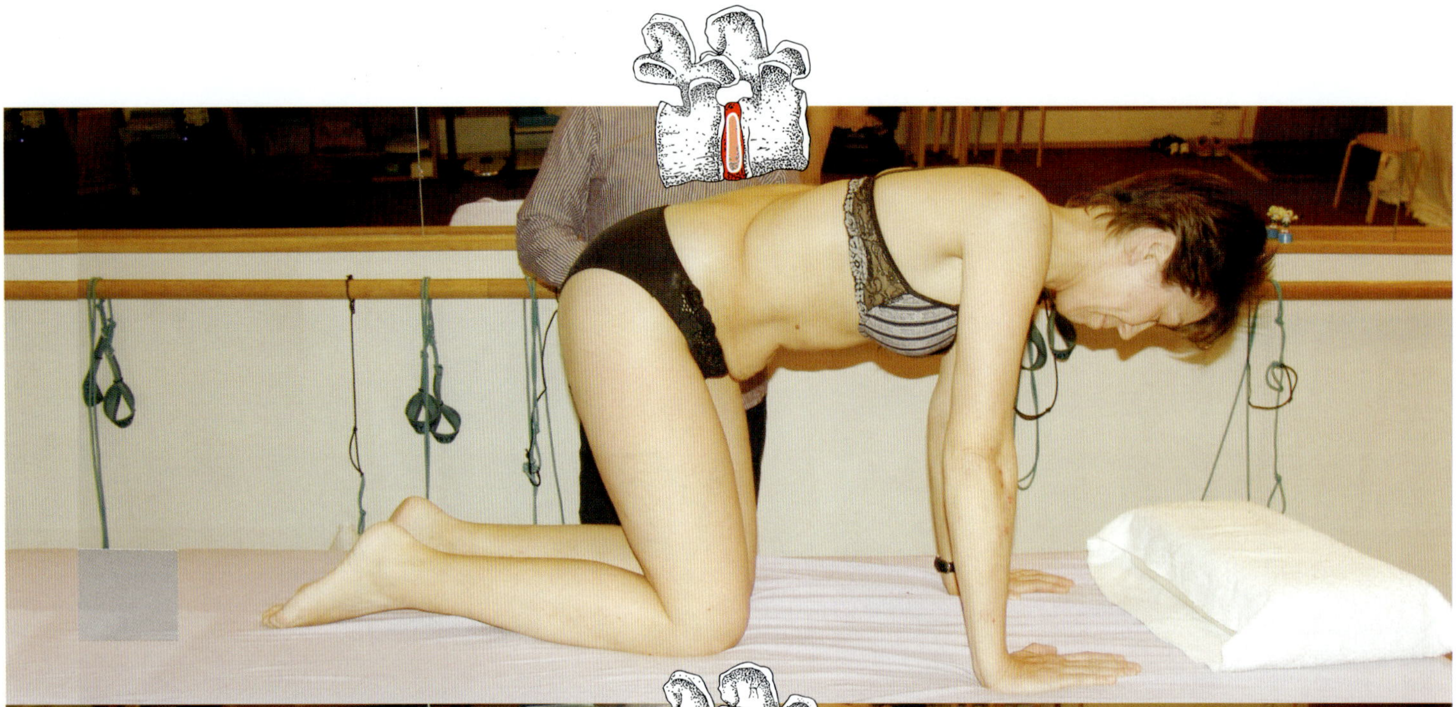

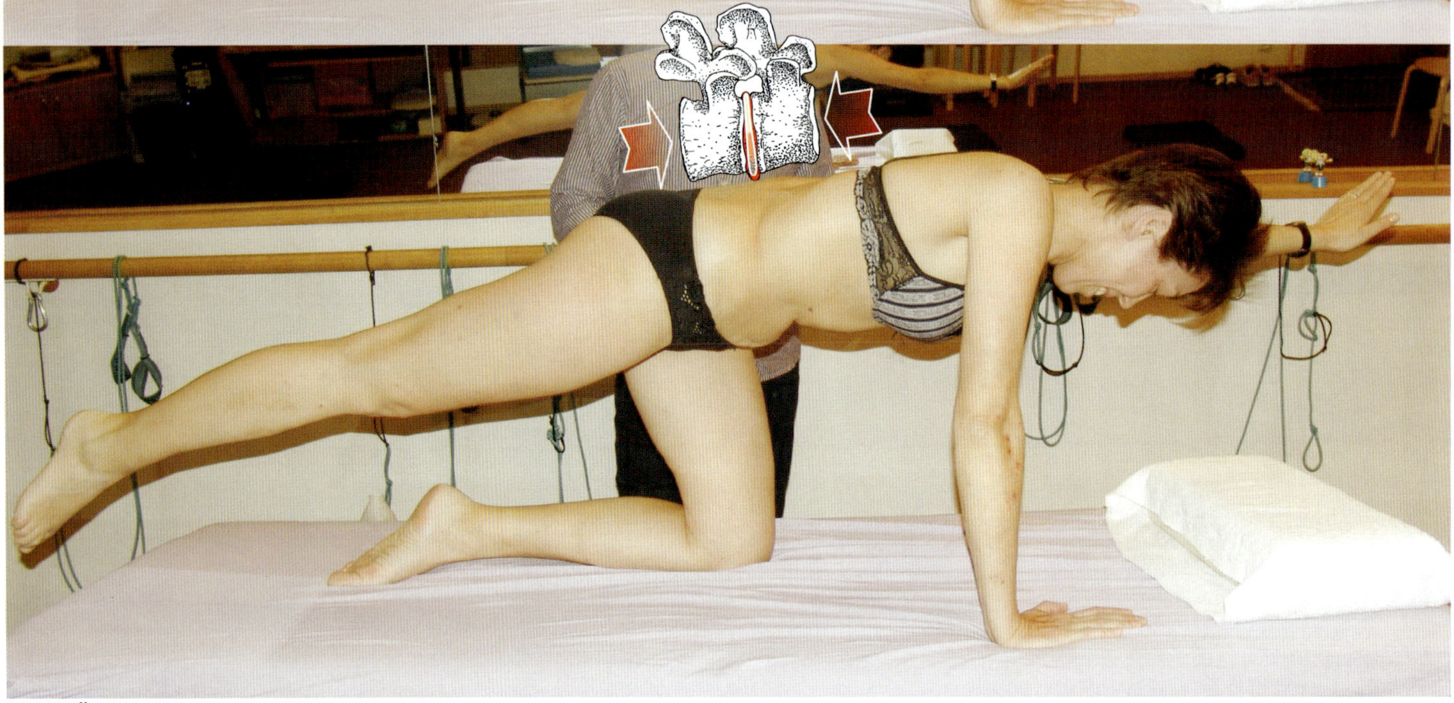

Die Übungen im Kniestand mit gekreuzter Streckung der oberen und unteren Extremitäten, aktivieren die Muskelvertikalen. Insbesondere den M. Erector spinae und die Nackenmuskulatur. Die vertikale Muskeln komprimieren die Wirbelsäule und verschlimmern die Skoliose. Daher sind diese Übungen grundsätzlich bei Skoliosen und bei allen Wirbelsäulenerkrankungen verboten. Diese Übung ist bei Wirbelsäulenerkrankungen absolut kontraindiziert !!! Wir zeigen die kontraindizierte Übungen nur aus dem Grund, dass unsere Patientin sie sowohl in einer Reha-Ambulanz als auch in einer Rehaklinik absolviert hat und beim Üben unter Schmerzen gelitten.

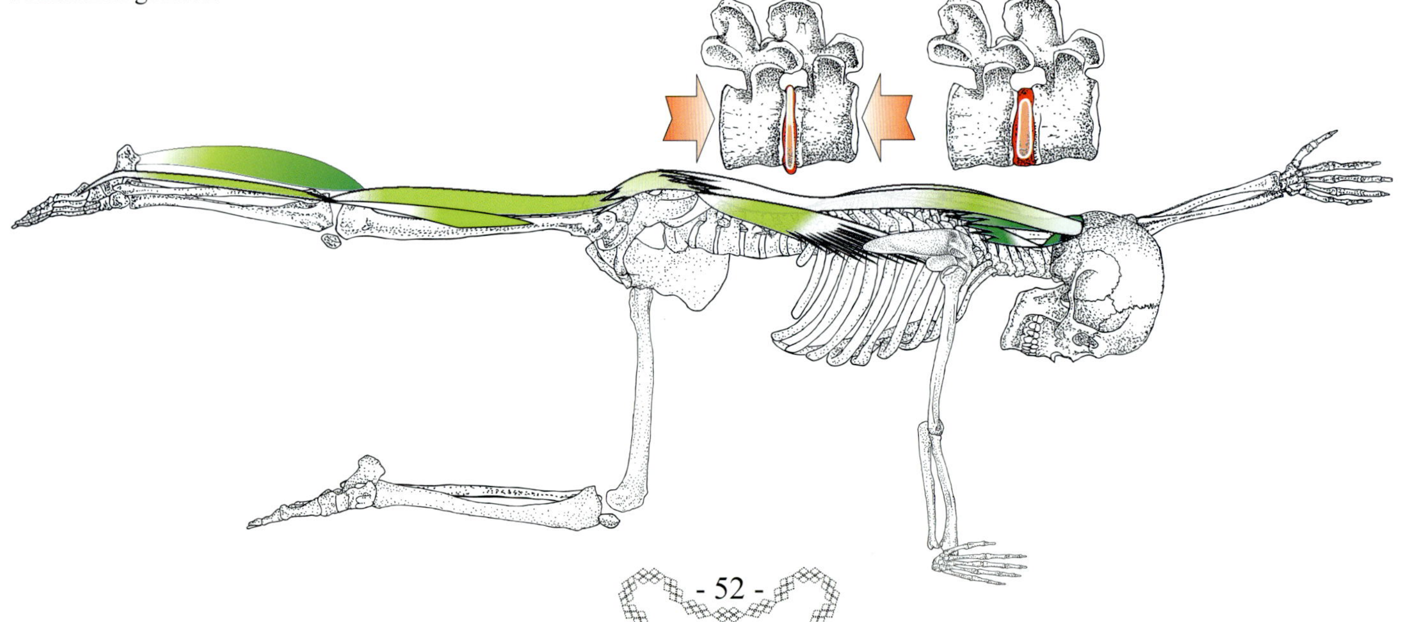

ACHSESTELLUNG DES KÖRPERS, MUSKELGLEICHGEWICHT, BEWEGUNGSUMFANG

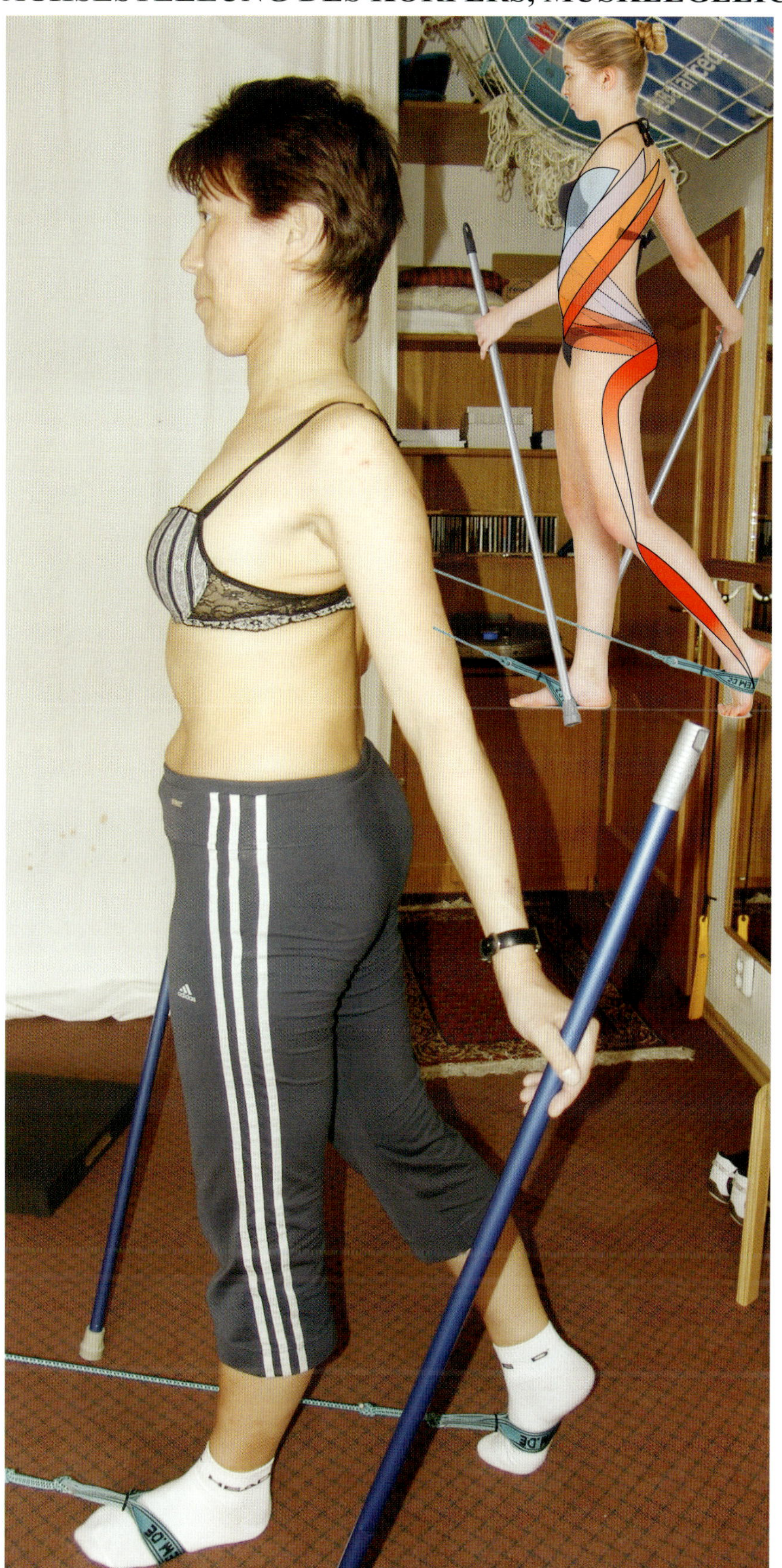

Im Alter von 40 Jahren, das Wachstum ist längst abgeschlossen.
Hier werden mehrere Aspekte des Muskelapparates unter Beobachtung gestellt: es wurde eine muskuläre Hypertonie und Neigung zur Einschränkung des Bewegunsumfangs diagnostiziert.
Die Patientin lebt in Deutschland. Im Alter von 12 Jahren begann sie 23 Std. am Tag ein Korsett zu tragen. Im Alter von 18 Jahren hat sie die Korsetttherapie beendet. In Deutschland wurde sie siebenmal jedes Mal ein Monat stationär in einer Rehaklinik für Skoliotiker nach der Schrot-Methode behandelt. Starke Schmerzen im Sitzen, im Stehen, bei jedem Schritt und sogar beim Umdrehen im Bett, waren während 10 Jahren ihr ständiger Begleiter. Sie konnte nicht richtig schlafen und ist jede halbe Stunde aufgewacht. Daher wurde ihr eine Operation zur Stabilisierung der Wirbelsäule empfohlen. Seit 5 Jahren konnte sie nicht mehr arbeiten und hat eine volle Invalidenrente bezogen.
Aus Angst vor der OP. entschied sich für eine konservative Behandlung nach der SPS Methode. Unsere Rehaklinik hat sie im Internet gefunden. Sie wurde dreimal jedes Mal eine Woche inviduell 3 Stunden täglich bei uns behandelt.
Das Behandlungprogramm wurde aus der gezielten Manuellen Therapie und SPS Übungen zusammengesetzt. Zu Hause hat sie die Übungen achtmal am Tag für 20 Minuten durchgeführt. Der einwöchige Behandlungsaufenthalt bei uns, hat sie mit dem dreimonatigen Training zu Hause immer wieder abgewechselt.

Nach dem ersten Aufenthalt bei uns konnte sie schon schmerzfrei durchschlafen, sitzen und 50 Meter gehen, nach dem zweiten Aufenthalt konnte sie eine 500 Meter Wegstrecke schmerzfrei absolvieren. Nach dem dritten Aufenthalt hat die Patientin keine Schmerzen mehr gehabt, konnte sogar 5 Kilometer gehen und auf ihre Invalidenrente verzichten. Jetzt arbeitet sie schon wieder 10 Jahren ganztags in ihrem Laden und ist beschwerdenfrei.

Sie übt morgens und abends ca. 20 Minuten lang und weitere 20 Minuten praktiziert sie den Gang mit Stöcken nach der richtigen Technik des gesunden Gehens.
Der wichtigste Befund am Behandlungsanfang: Abschwächung der unteren Schulterblattfixatoren, des Unterbauchs und der Gesäßmuskeln. Erhebliche Anspannung der gesamten paravertebralen Muskulatur an der linken Seite, an der rechten Seite ist lediglich der M. longissimus thoracis angespannt. Die Hüftbeuger sind beiderseitig extrem verkürzt. Am Therapieanfang war die Extension im Hüftgelenk beiderseitig - 4 nach 6 Monaten hat die Extension + 10 cm. erreicht.
Die Bewegungstherapie muss prinzipiell lebenslang fortgesetzt werden.

BESCHLUSS

EINE SKOLIOSE VON 50° NACH COBB DEKOMPENSIERT ZWISCHEN 30. UND 40. LEBENSJAHR. IN DEM ALTER BILDEN SICH MEISTENS BANDSCHEIBENVORFÄLLE, UMBAU DER ZWISCHENWIRBELGELENKE UND DER WIRBELKÖRPER. DIESE DEKOMPENSATION KANN DURCH KOMBINATION VON MANUELLEN TECHNIKEN UND ÜBUNGEN BEHANDELT WERDEN. DIE PATIENTIN SOLLTE DIE ÜBUNGEN LEBENSLANG 2 MAL TÄGLICH CA. 20 MINUTEN DURCHFÜHREN. UND MINDESTENS 20 MINUTEN MIT STÖCKEN GEHEN. DAS AUFRECHTE GEHEN KOORDINIEREN UND DIE RICHTIGE TECHNIK DES GESUNDEN GEHENS ANWENDEN. DER GRÖßTE FEHLER BESTAND DARIN, DASS NACH DEM AUFHÖREN DES WACHSTUMS UND ABLEGEN DES KORSETTS WURDE DIE SKOLIOTISCHE VERKRÜMMUNG NICHT AUSGEGLICHEN UND DIE PATIENTIN HAT AUCH KEIN LEBENSLANGES BEWEGUNGSPROGRAMM VORGESCHLAGEN BEKOMMEN.
DER PATIENT MUSS SICH VERGEWISSERN DASS DER THERAPEUT EINE GUTE AUSBILDUNG IM BEREICH DER SKOLIOSETHERAPIE ABSOLVIERT HAT UND DASS ER KEINE KONTRAINDIZIERTE ÜBUNGEN ANWENDET. UM EINE SYSTEMATISCHE THERAPIE ANBIETEN ZU KÖNNEN, IST ES NOTWENDIG, MEHREREN SPEZIALISIERTEN REHA-ZENTREN FÜR REHABILITATION DER WIRBELSÄULE ZU GRÜNDEN.

FIRAS - RÖNTGENAUFNAHME - SICHT VON HINTEN, PA

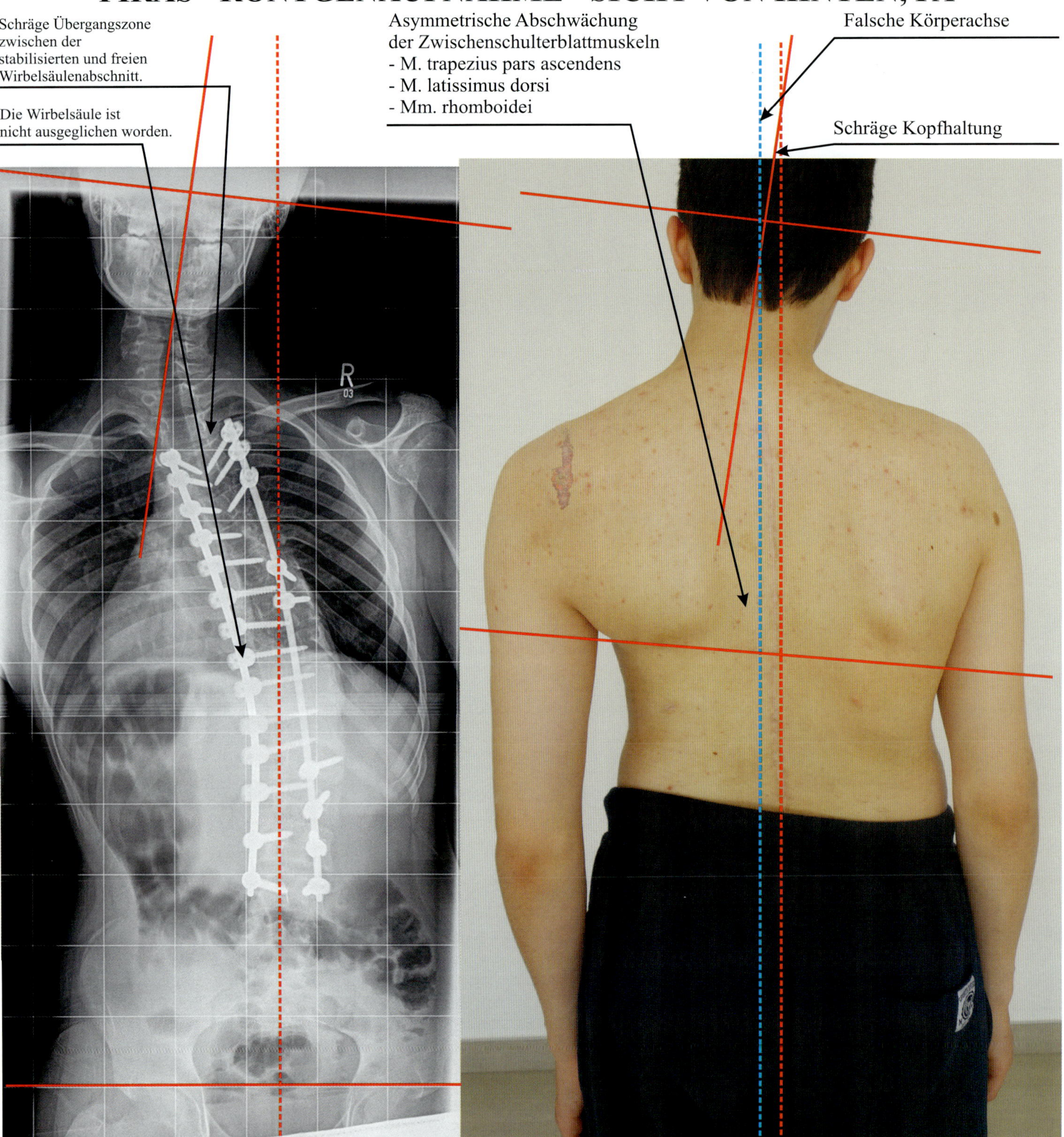

Das Wachstum beim sechzähnjährigen in Lybien lebenden Schüler der Mittelschule ist noch nicht abgeschlossen. Der operative Eingriff zur Stabilisierung der Wirbelsäule hat in Deutschland stattgefunden. Die OP. hat nicht zum vollständigen Ausgleich der Wirbelsäule geführt. Die obere Übergangszone ist schräg und in der unteren hat sich eine tiefe Lordose gebildet. Der Kopf neigt nach rechts. Diesen hoch negativen Faktoren überlasten die Übergangszonen. Zuerst kamen die Schmerzen und später haben sich strukturelle degenerative Veränderungen auf den Bandscheiben, Gelenken und Wirbelkörpern gebildet.

Unmittelbar nach der OP. ist ein starker Schmerz in der oberen Übergangszone zwischen Stabilisierung und Brustwirbelsäule aufgetreten. Nach einer Woche entwickelte sich allmählich ein anhaltender Kopfschmerz. Ein Jahr nach der OP. begann ein zunehmender Schmerz in der unteren Übergangszone. Aufgrund der Schmerzen konnte unser Patient nicht länger sitzen stehen und gehen. Nach auftreten von Konzentrationsstörungen musste er die Schule verlassen und wurde als Vollinvalid anerkannt. Vor der OP. hatte er keine Probleme.

Der wichtigste Befund am Therapieanfang.

Abschwächung der unteren Schulterblattfixatoren, der Bauch- und Gesäßmuskulatur, vorgezogene Kophaltung und Neigung des Kopfes nach rechts. Tiefe Hyperlordose im Lendenbereich.
Verkürzung der Nackenmuskulatur, Brustmuskulatur, des Rückenstreckers und extreme Verkürzung der Hüftbeuger.

Nach einer 14-tägigen Behandlung von 3 Stunden täglich ist unser Patient schmerzfrei nach Hause gefahren.

FIRAS - RÖNTGENAUFNAHME - SEITLICHER SICHT, DEKOMPENSATION IM LENDENBEREICH

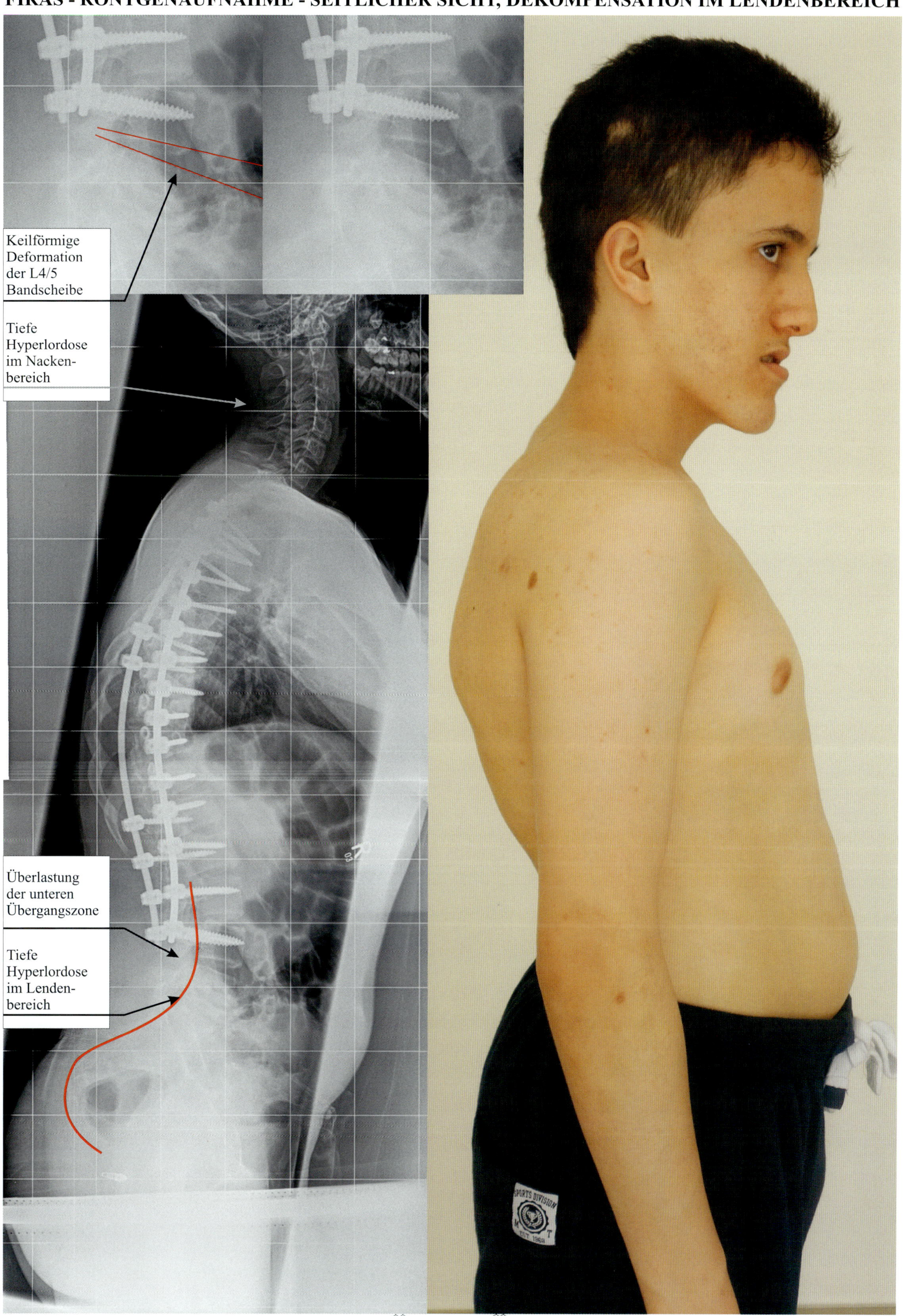

FIRAS - SCHWERE MUSKELDYSBALANCEN

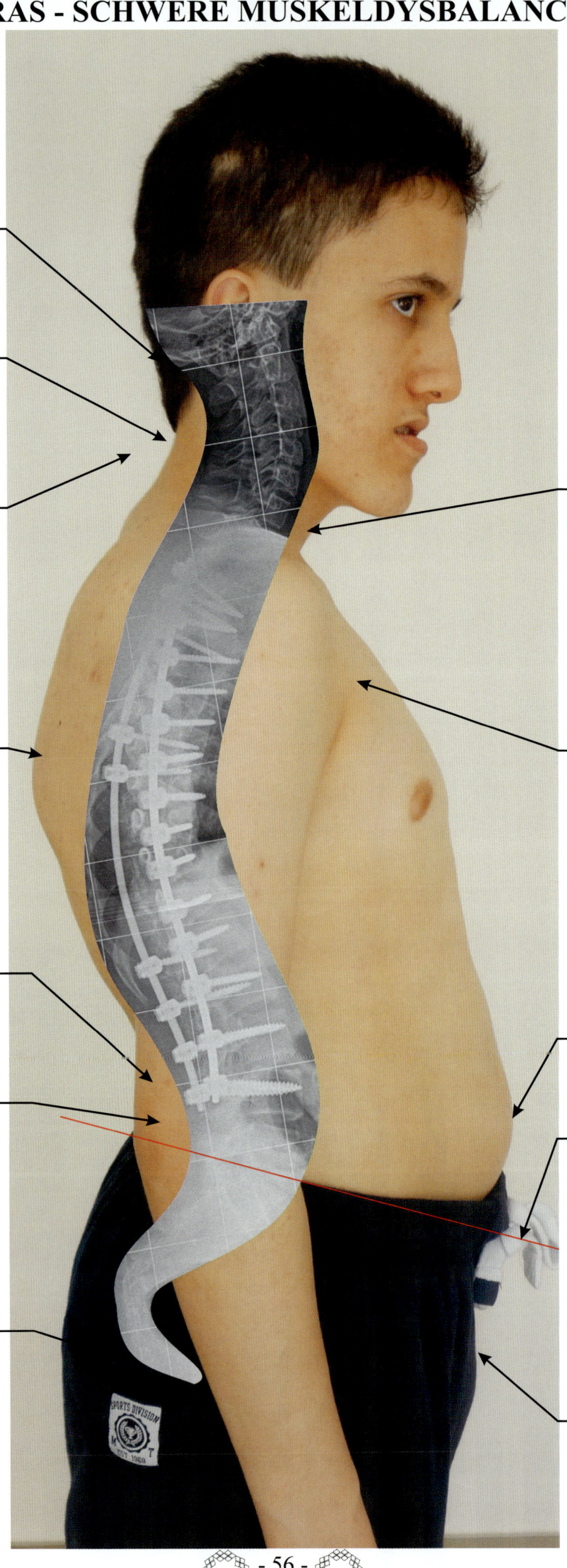

FIRAS - SCHWERE MUSKELDYSBALANCEN

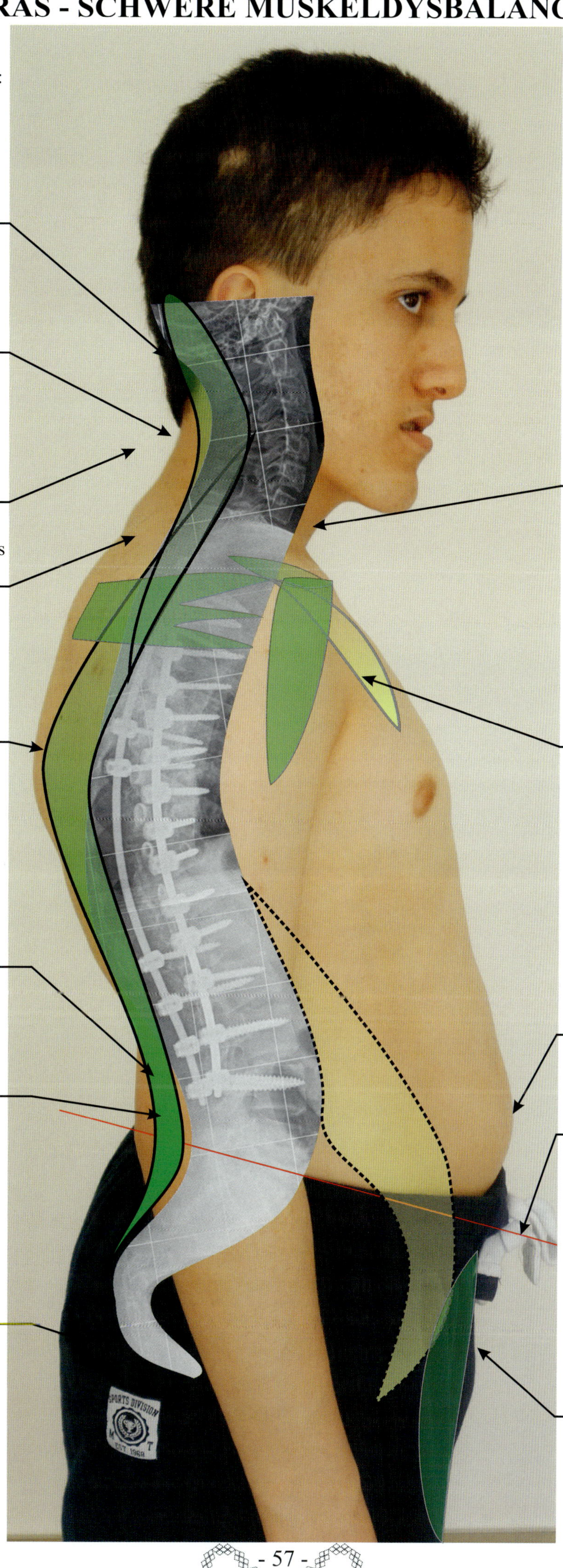

Verkürzung der tiefen Extensoren im Nackenbereich:
- M. rectus capitis posterior major
- M. rectus capitis posterior minor
- M. obliquus capitis superior
- M. obliquus capitis inferior

Verkürzung: der hinteren Muskelgruppe im Nackenbereich:
- M. semispinalis capitis
- M. semispinalis cervicis

Tiefe Hyperlordose im Nackenbereich

Verkürzung und Anspannung:
- M. trapezius pars descendens
- M. levator scapulae

Abschwächung: der Zwischenschulterblattmuskeln
- M. trapezius pars ascendens
- M. latissimus dorsi
- Mm. rhomboidei

Verkürzung: der paravertebralen Muskulatur
- M. erector spinae
- M. quadratus lumborum

Tiefe Hyperlordose im Lendenbereich

Abschwächung des M.gluteus maximus

Verkürzung der vorderen Muskelgruppe im Nackenbereich:
- M. sternocleido-mastoideus
- M. scalenus anterior
- M. scalenus medius

Verkürzung der vorderen Muskelgruppe des Schultergürtels:
- M. pectoralis major pars clavicularis
- M. pectoralis minor
- M. subclavius
- M. serratus anterior

Abschwächung der Bauchmuskulatur:
- M. obliquus externus abdominis
- M. obliquus internus abdominis
- M. transversus abdominis

Anteversion des Beckens (Beckenkippung nach vorn unten)

Verkürzung: der vorderen Muskelgruppe des Beckengürtels und der Hüftbeuger:
- M. iliopsoas
- M. rcctus femoris
- M. gluteus medius pars anterior
- M. pectineus
- M. adductor brevis
- M. adductor longus
- M. tensor fasciae latae

BEHANDLUNG - KÖRPERACHSE, MUSKELBALANCE, BEWEGUNGSUMFANG

Ausgleichen des Körpers und des Kopfes zur mittleren Achse

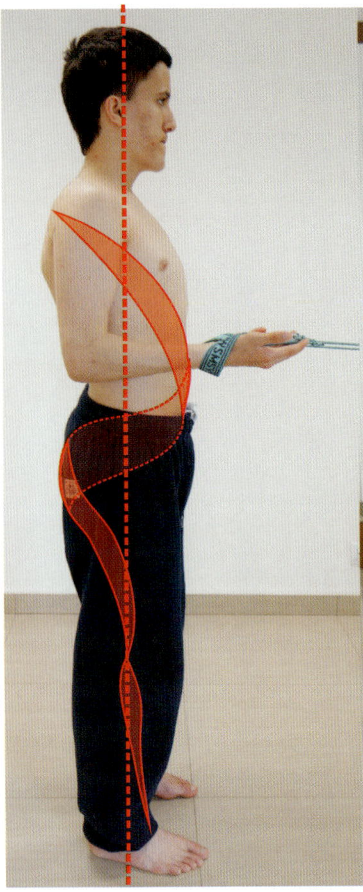

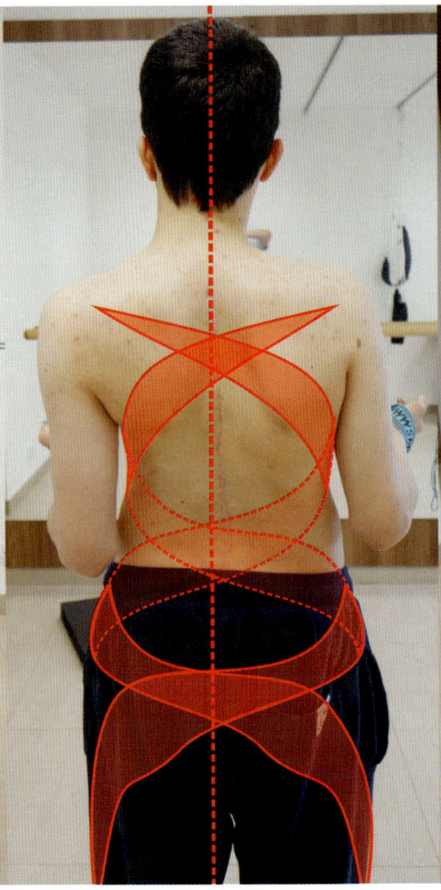

Dehnung der Brustmuskulatur

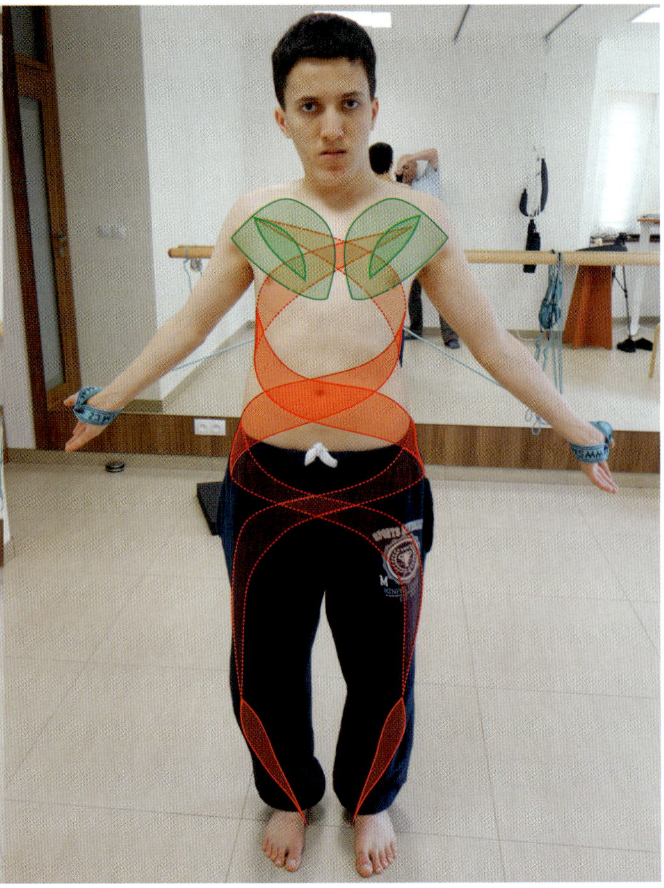

SPIRALSTABILISATION

Ausgleichen der Lendenlordose

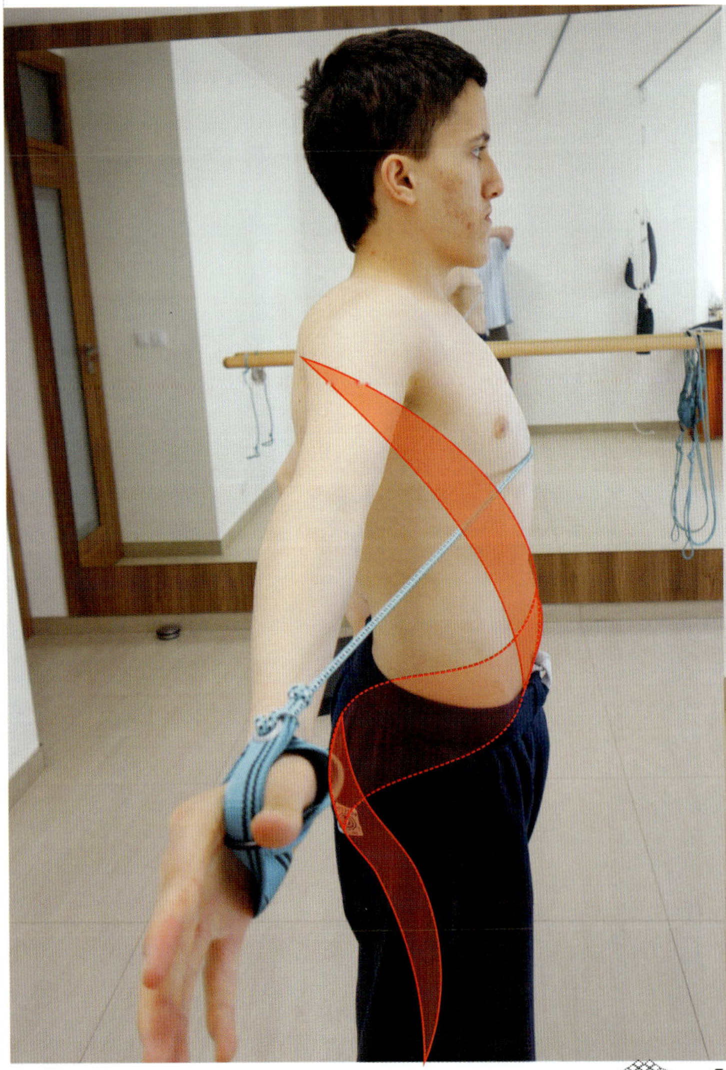

Dehnung der Hüftbeuger

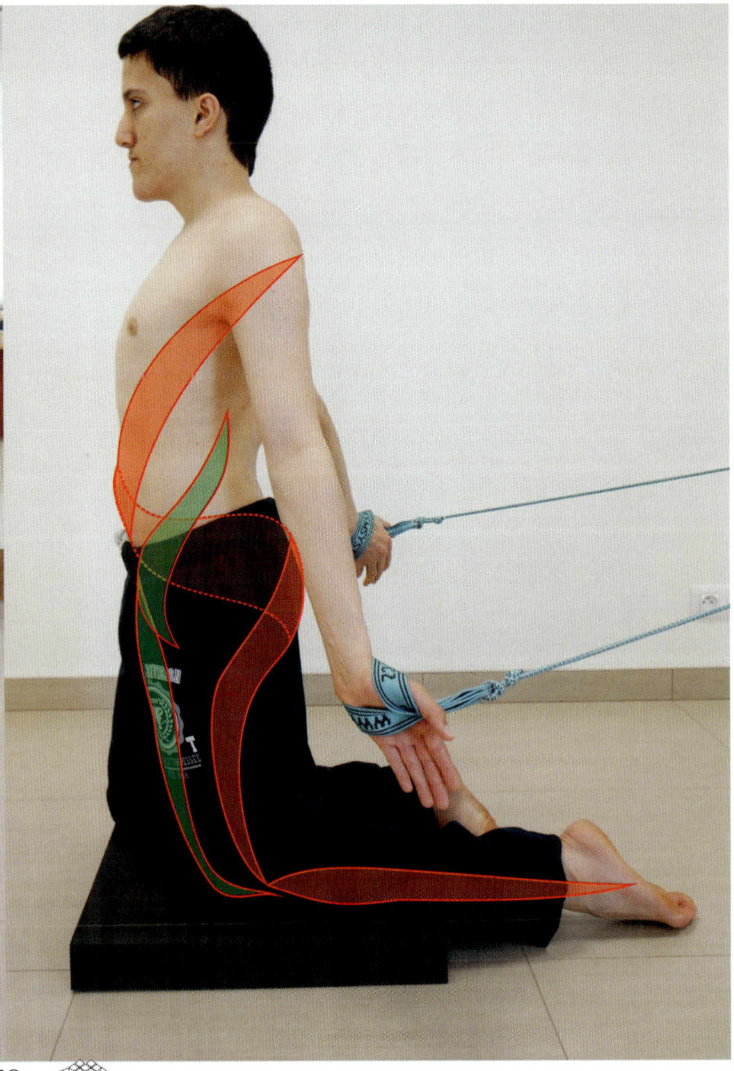

BESCHLÜSSE BETREFFEND DIE SPONDYLODESE (WIRBELKÖRPERVERBLOCKUNG) EIN CHIRURGISCHER EINGRIFF ZUR STABILISIERUNG DER WIRBELSÄULE

BESCHLUSS

UM EINE SKOLIOSE VON 40° NACH COBB UND MEHR BEHANDELN ZU KÖNNEN, WIRD IMMER EINE ZUSAMMENARBEIT ZWISCHEN ORTHOPÄDIE UND REHABILITATION GEFRAGT. FALLS EIN OPERATIVER EINGRIFF IN ERWÄGUNG GEZOGEN WIRD, SOLLTE DER PATIENT TROTZDEM EINE MÖGLICHKEIT HABEN DIE WEITERE ENTWICKLUNG DER VERKRÜMMUNG DURCH EINEN ZWEIJÄHRIGEN INTENSIVEN REHABILITATIONSPROGRAMM ZU STOPPEN. IM FALL, DASS SICH DIE VERKRÜMMUNG WEITER VERSCHLECHTERT IST EIN OPERATIVER EINGRIFF UNVERMEIDBAR.

VOR DER OP. IST ALLERDINGS NOTWENDIG, DIE ALLEN VERKÜRZTEN MUSKELN ZU ENTSPANNEN UND DEHNEN UND DIE VERKRÜMMUNG MITHILFE VON MANUELLEN TECHNIKEN IM SCHLINGENTISCH VOLLSTÄNDIG ZU AUSGLEICHEN.

WENN DER PATIENT DURCH DIE REHAMAßNAMEN NICHT RICHTIG AUF DIE OP. VORBEREITET WIRD, KANN DIE OP. KEINE GUTE ERGEBNISSE ERZIELEN. NACH DER OP. SOLLTE ZUERST EIN NACHSORGEPROGRAMM UND SPÄTER EIN REHA-PROGRAMM ERGÄNZT VOM REHASPORT LEBENSLANG DURCHGEFÜHRT WERDEN. WIR BRAUCHEN EIN NEUES FACHGEBIET IM BEREICH DER WIRBELSÄULEN-REHABILITATION MIT EINER ERSTKLASSIGEN REHABILITATIONSMEDIZINISCHEN PRÄ- UND POSTOPERATIVE VERSORGUNG. ENORM WICHTIG IST AUCH DIE ZUSAMMENARBEIT ZWISCHEN DEN WIRBELSÄULENCHIRURGEN UND REHA-PESONAL.

JEDER PATIENT MUSS AUF DEN OPERATIVEN EINGRIFF GUT VORBEREITET SEIN, NUR DANN KANN DAS SCHICKSAL VIELEN PATIENTEN POSITIV BEEIFLUßT WERDEN.

WÄHREND DER OP. ERSCHWEREN DIE VERKÜRZTEN MUSKELN IM BEREICH DES NACKENS DAS AUSGLEICHEN DER WIRBELSÄULE UND ZWINGEN DEN KOPF SEITLICH ZU NEIGEN. DIE VERKÜRZTEN MUSKELN IM BEREICH DER LENDENWIRBELSÄULE FÜHREN ZU EINER VERTIEFUNG DER LORDOSE. DIE VERKÜRZTEN HÜFTFLEXOREN BILDEN FLEXIONSSTELLUNG DER HÜFTE, DIE BEIM STEHEN EINE NEIGUNG DES OBERKÖRPER NACH VORNE VERURSACHT. DIES ERHÖHT WESENTLICH DAS RISIKO DER WIRBELSÄULENDEGENERATION IN DEN FREIEN ABSCHNITTEN UND VORALLEM IN DEN ÜBERGANGSZONEN DER WIRBELSÄULE

DER CHIRURGISCHE EINGRIFF ALLEIN OHNE REHABILITATIVE VERSORGUNG KANN ZUR ENTWICKLUNG VON GROSSEN BESCHWERDEN FÜHREN. ALS REHABILITATIONSERFOLG WÄHREND DES WACHSTUMS HALTEN WIR AUCH DAS STOPPEN VON PROGRESSION DER WIRBELSÄULENVERKRÜMMUNG. IN DIESEM FALL KANN DIE OPERATION ERST NACH DEM WACHSTUMSABSCHLUSS IN ERWÄGUNG GEZOGEN WERDEN.

FÜR DIE NACHBEHANDLUNG SOLLTEN WIR NUR REHA-ZENTREN, DIE ÜBER FACHPERSONAL VERFÜGEN, EINE LANGE ERFAHRUNG HABEN UND GUTE ERGEBNISSE NACHWEISEN KÖNNEN.

NACH DER ANFERTIGUNG DER RÖNTGENAUFNAHME IN ANTERIOR-POSTERIOR UND LATERALEN PROJEKTION IM GROSSEN FORMAT, WIRD ZUERST EINE DIAGNOSE FESTGESTELLT UND SPÄTER JE NACH BESCHWERDENBILD EIN INDIVIDUELLER THERAPIPLAN ERSTELLT. JE NACH BESCHWERDENBILD UND URSACHEN WIRD DANN EINE GEEIGNETE THERAPIE VORGESCHLAGEN.

UNSERE MEINUNG ÜBER DIE KORSETTTHERAPIE

KUNSTSTOFFKORSETT

DAS TRAGEN DES KORSETTS IST KEINE SKOLIOSEBEHANDLUNG!!!

DAS TRAGEN DES KORSETTS FÜHRT ZUR ABSCHWÄCHUNG DER DYNAMISCHEN MUSKELN UND ERHÖHT DIE ANSPANNUNG DER PARAVERTEBRALEN MUSKULATUR.

DAS KORSETT BEHINDERT DIE NATÜRLICHE BEWEGUNG UND DADURCH VERSCHLECHTERT DIE SKOLIOSE.

DAS TRAGEN VOM KORSETT EMPFEHLEN WIR NUR ALS STÜTZE WÄHREND DEM LANGEN SITZEN IN DER SCHULE ODER BEI EINER SITZENDEN BERUFSTÄTIGKEIT. BEIM ÜBEN ODER WÄHREND NORMALER BEWEGUNG MUSS DAS KORSETT AUSGEZOGEN WERDEN.

FRAU M. - RÖNTGENAUFNAHME - PA, SICHT VON HINTEN

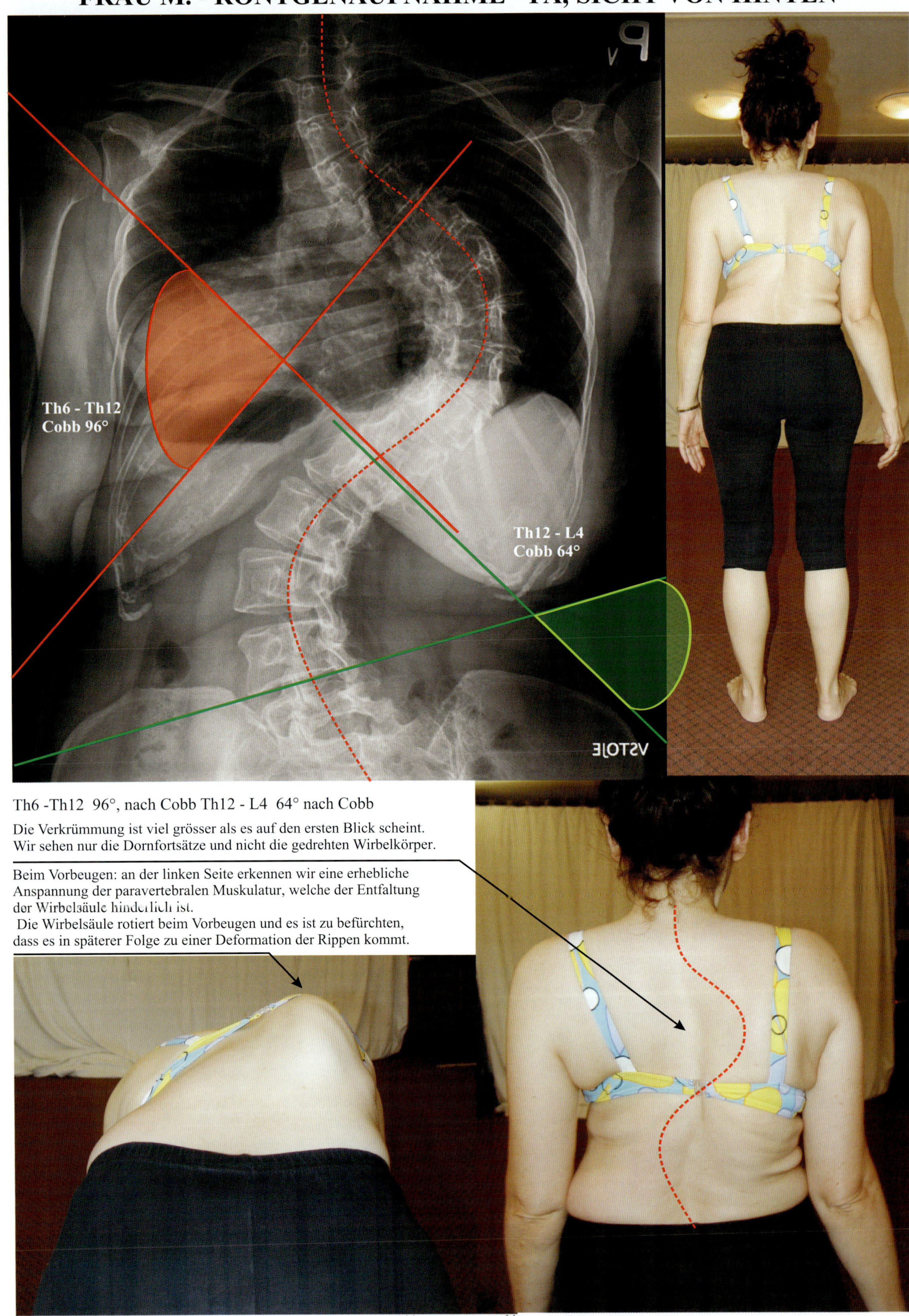

Th6 -Th12 96°, nach Cobb Th12 - L4 64° nach Cobb

Die Verkrümmung ist viel grösser als es auf den ersten Blick scheint. Wir sehen nur die Dornfortsätze und nicht die gedrehten Wirbelkörper.

Beim Vorbeugen: an der linken Seite erkennen wir eine erhebliche Anspannung der paravertebralen Muskulatur, welche der Entfaltung der Wirbelsäule hinderlich ist.
Die Wirbelsäule rotiert beim Vorbeugen und es ist zu befürchten, dass es in späterer Folge zu einer Deformation der Rippen kommt.

FRAU M. - VERGLEICH DER RÖNTGENAUFNAHMEN - PA

2009-07-08 2018-04-06

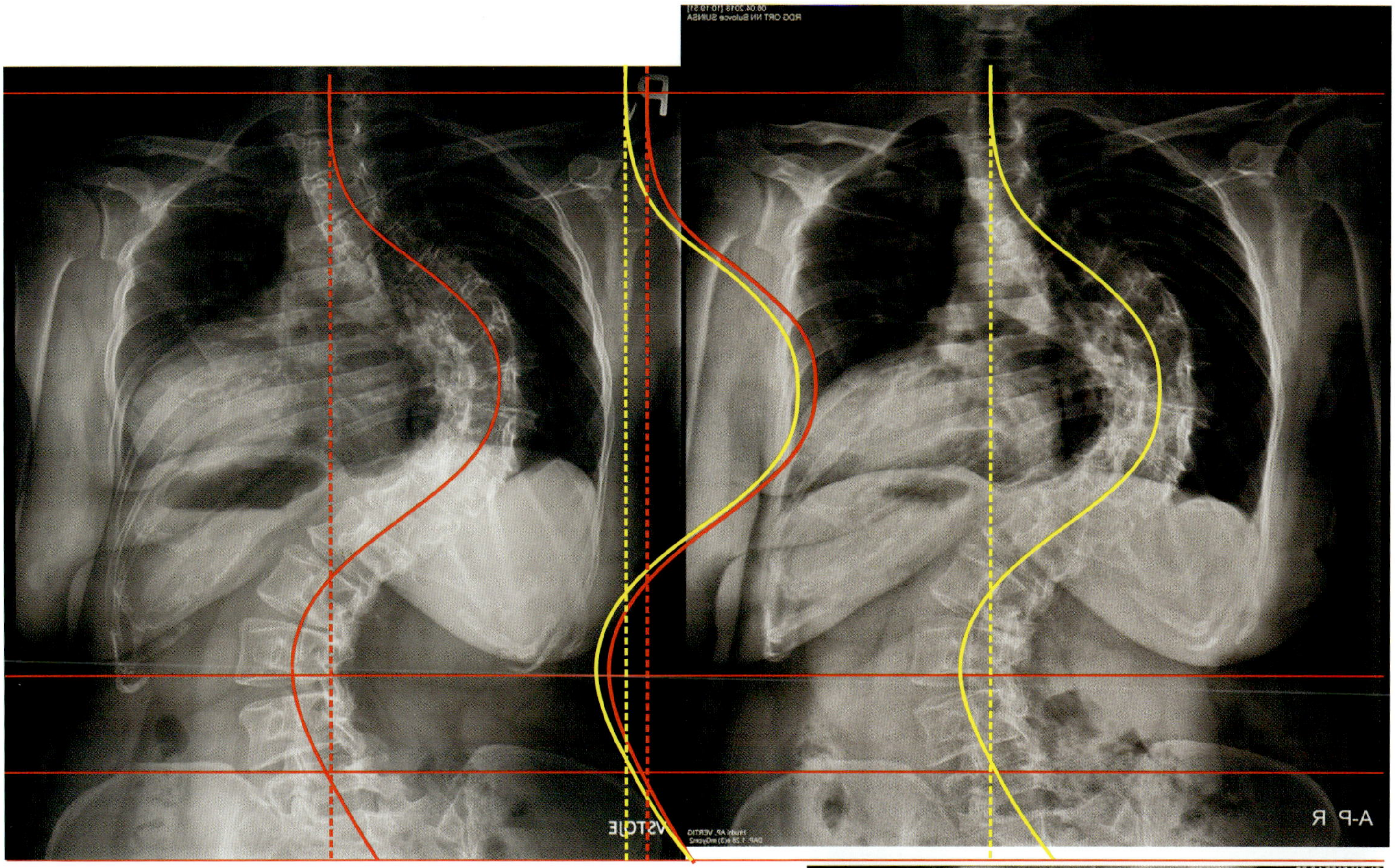

Die Patientin ist 63 jahre alt und lebt in der Tschechischen Republik. Im Alter von 11 Jahren begann sie 23 Std.am Tag ein Korsett zu tragen. Im Alter von 18 Jahren hat sie die Korsetttherapie beendet und wurde stationär in der Rehaklinik Luže Košumberk nach der Schrot-Methode behandelt.
Im 2009 kam sie zu uns und ließe sich nach SPS Methode behandeln. Die Patientin hat starke Schmerzen im Sitzen, im Stehen und bei jedem Schritt gehabt. In dem Zeit hat sie schon eine volle Invalidenrente bezogen.
Zu Hause hat sie dann sechsmal täglich ca.10 Minuten geübt und allmählich haben die Beschwerden nachgelassen. Sie konnte 5 Stunden sitzen, länger stehen bleiben und 5 Kilometer schmerzfrei gehen. Für ein längeres Gehen hat sie die Stöcke verwendet.
Die Patientin begann als Trainerin der SPS Methode in der Rehaabteilung eines Krankenhauses mit den Patienten zu arbeiten. Die Wirbelsäulenverkrümmung ist stabil, unverändert und auch strukturell hat sich nicht verschlechtert. Zur Zeit übt sie dreimal täglich ca. 30 Minuten. Die Bewegungstherapie muss prinzipiell lebenslang fortgesetzt werden.

BESCHLUSS
MIT EINER SKOLIOSE VON 90° NACH COBB KANN MAN BESCHWERDENFREI LEBEN. DER PATIENT MUSS ABER DIE BEWEGUNGSTHERAPIE LEBENSLANG FORTSETZEN UND MINDESTENS ZWEIMAL- DREIMAL TÄGLICH DIE ÜBUNGEN CA. 20-30 MINUTEN DURCHFÜHREN. EINE SINNVOLLE ERGÄNZUNG DER BEWEGUNGSTHERAPIE IST DAS TÄGLICHE GEHEN MIT STÖCKEN VON CA. 20 MINUTEN ANGESEHEN. BEIM GEHEN IST DIE KOORDINATION DES GANGS UND ANWENDUNG DER RICHTIGEN TECHNIK SEHR WICHTIG.

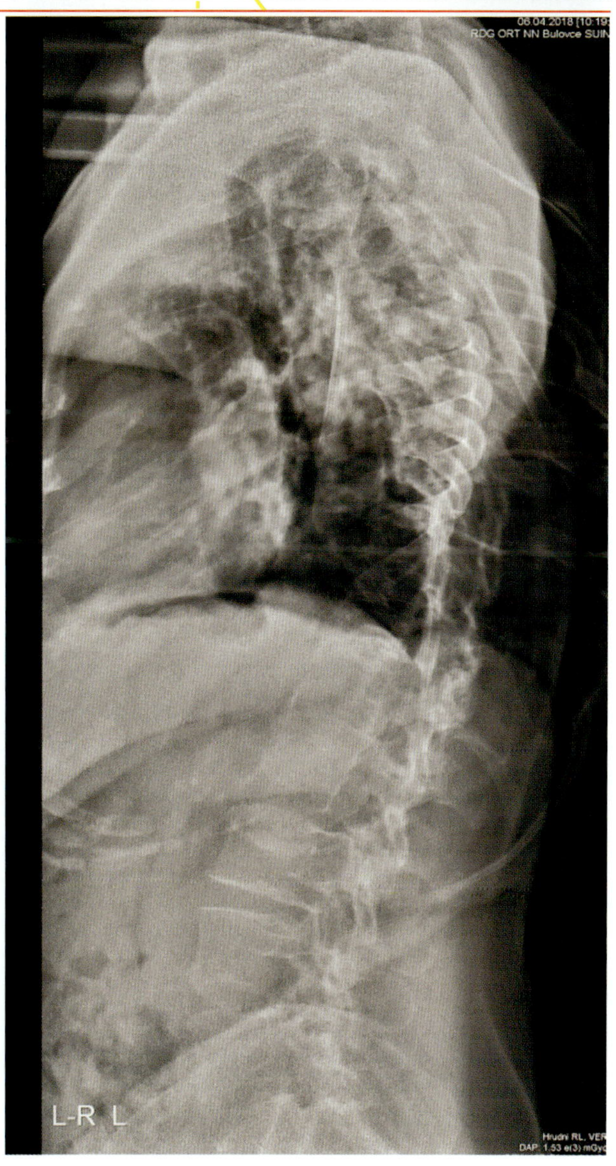

FRAU M. - DAS ÜBEN IM JAHR 2009

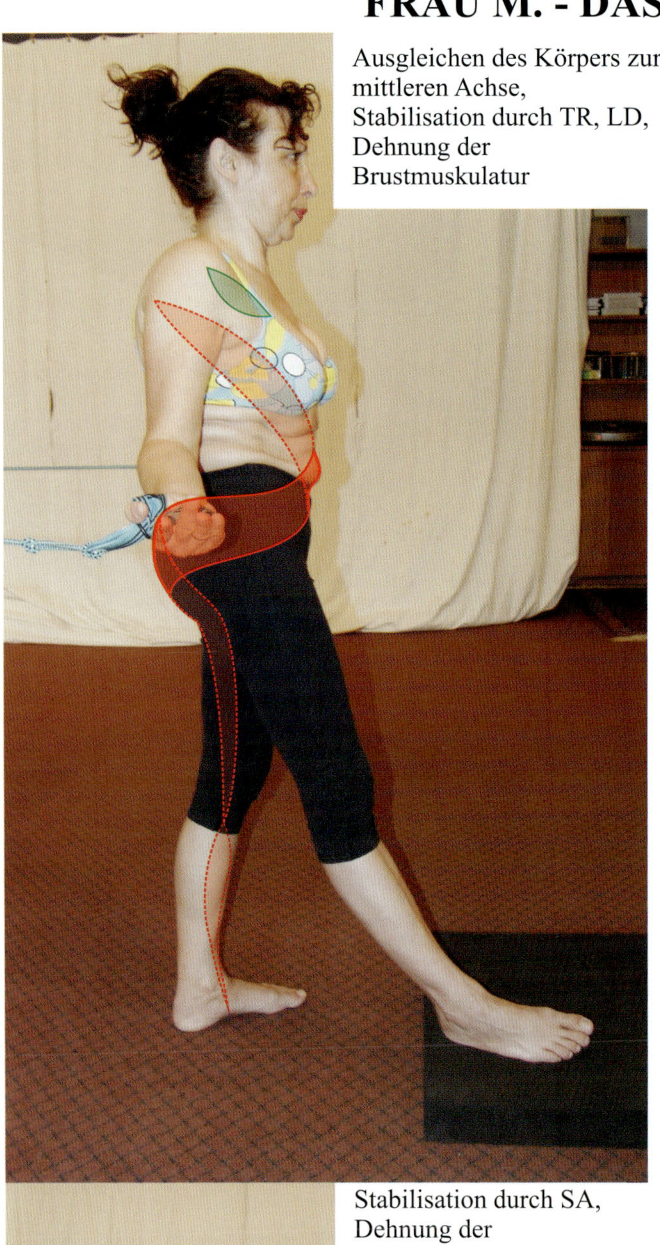

Ausgleichen des Körpers zur mittleren Achse, Stabilisation durch TR, LD, Dehnung der Brustmuskulatur

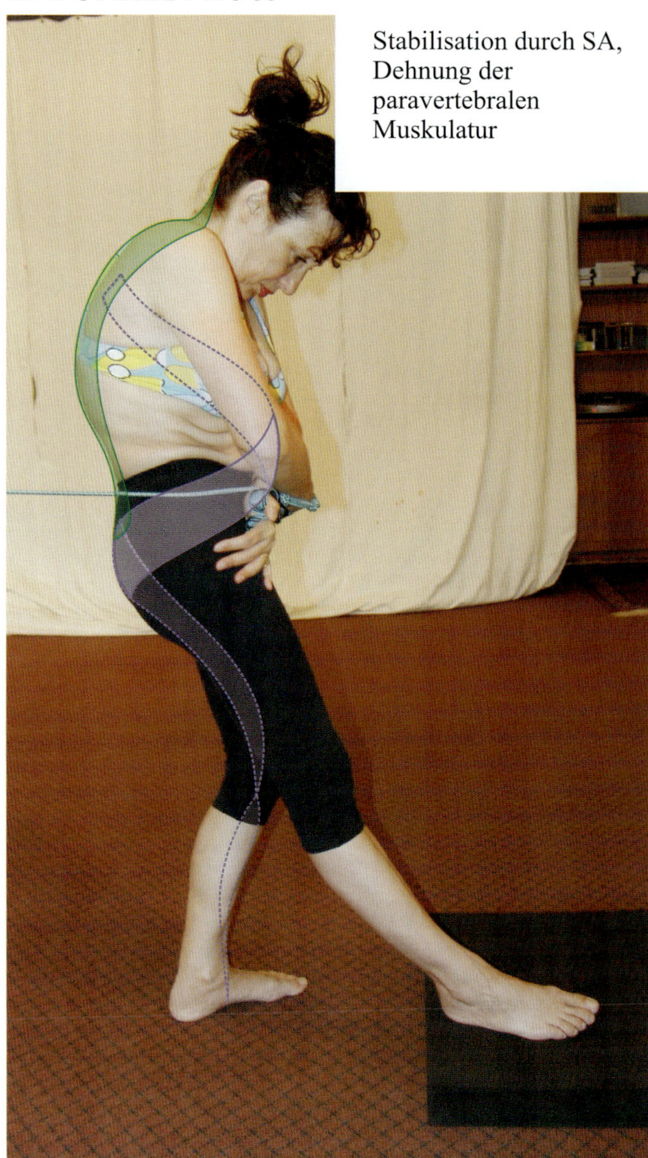

Stabilisation durch SA, Dehnung der paravertebralen Muskulatur

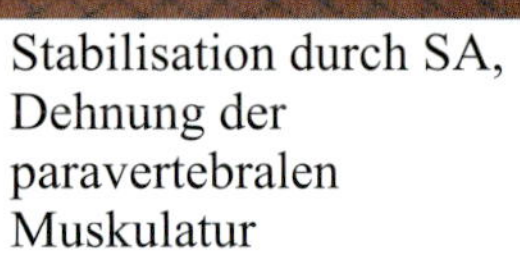

Stabilisation durch SA, Dehnung der paravertebralen Muskulatur

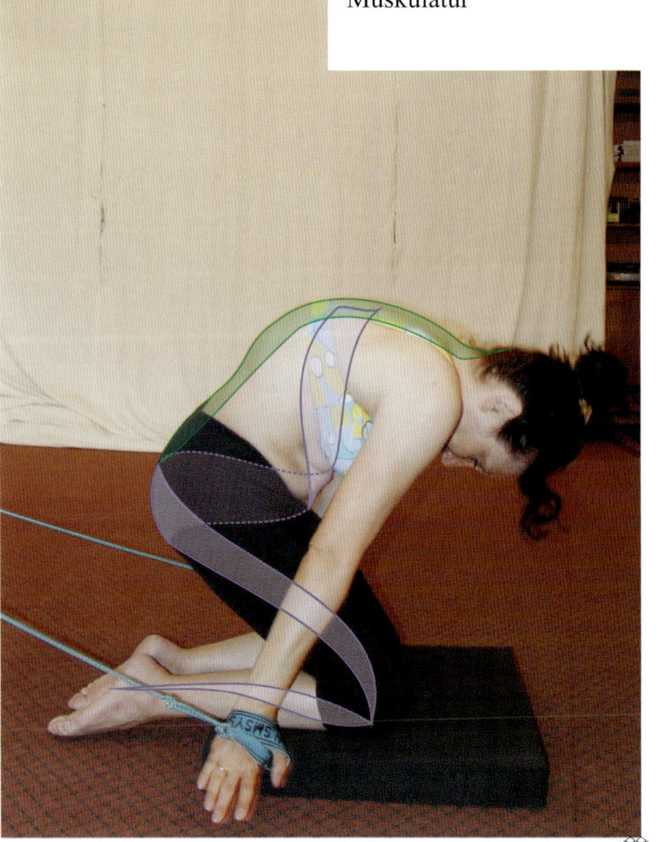

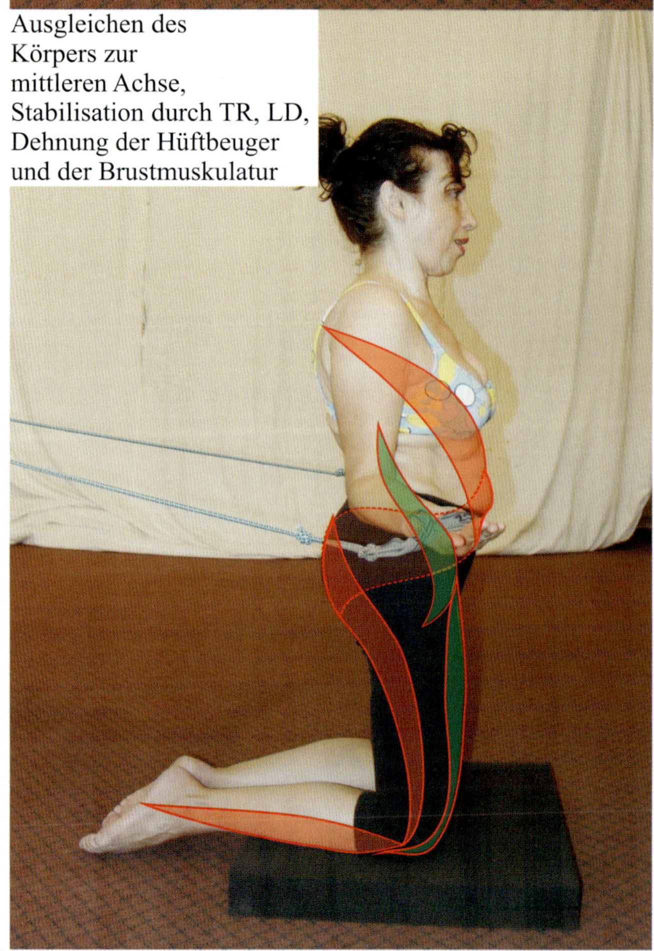

Ausgleichen des Körpers zur mittleren Achse, Stabilisation durch TR, LD, Dehnung der Hüftbeuger und der Brustmuskulatur

FRAU M. - DAS ÜBEN IM JAHR 2015

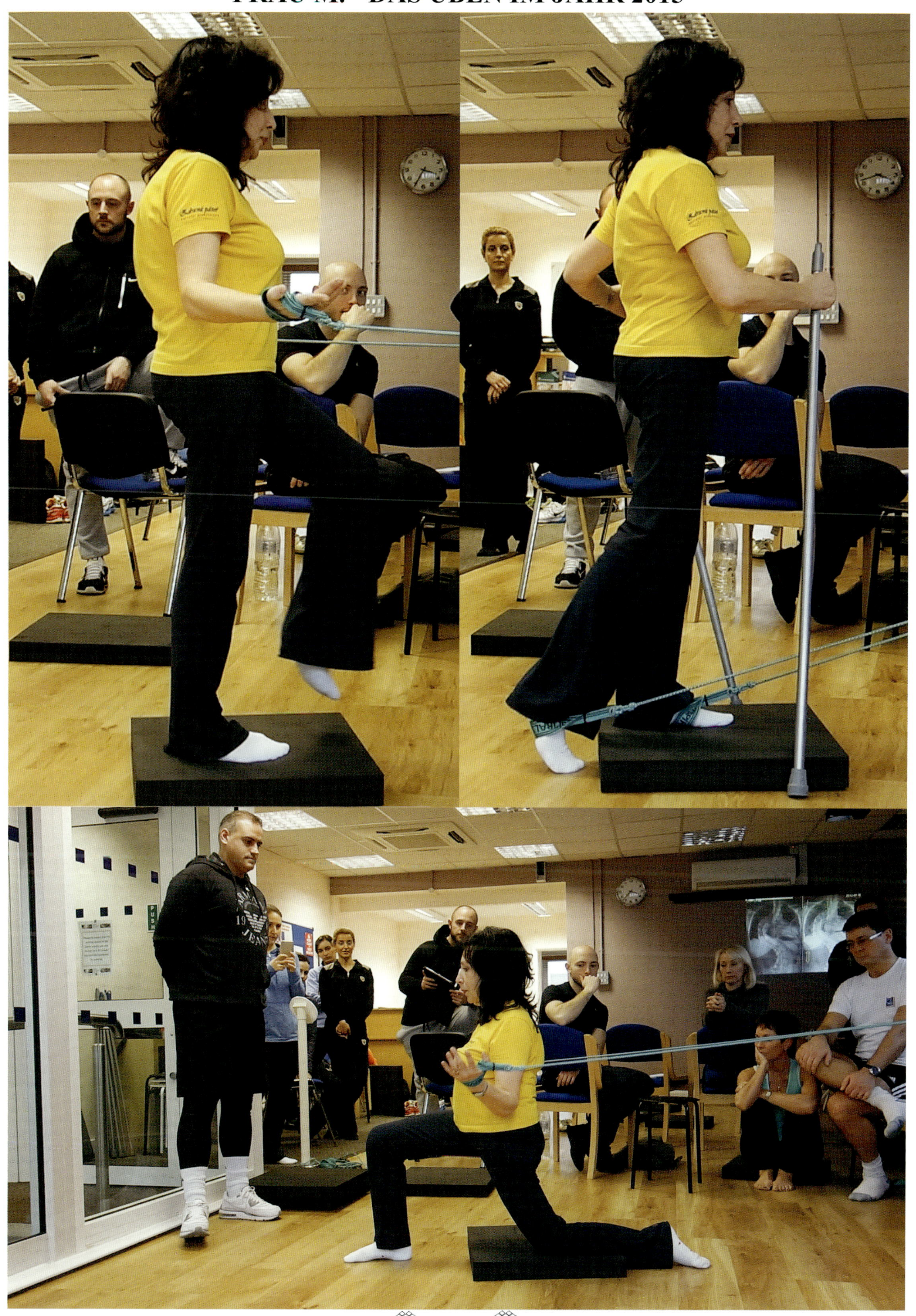

SKOLIOSE

Untersuchung des Patienten

UNTERSUCHUNG DER KÖRPERHALTUNG UND DES BEWEGUNGSUMFANGS

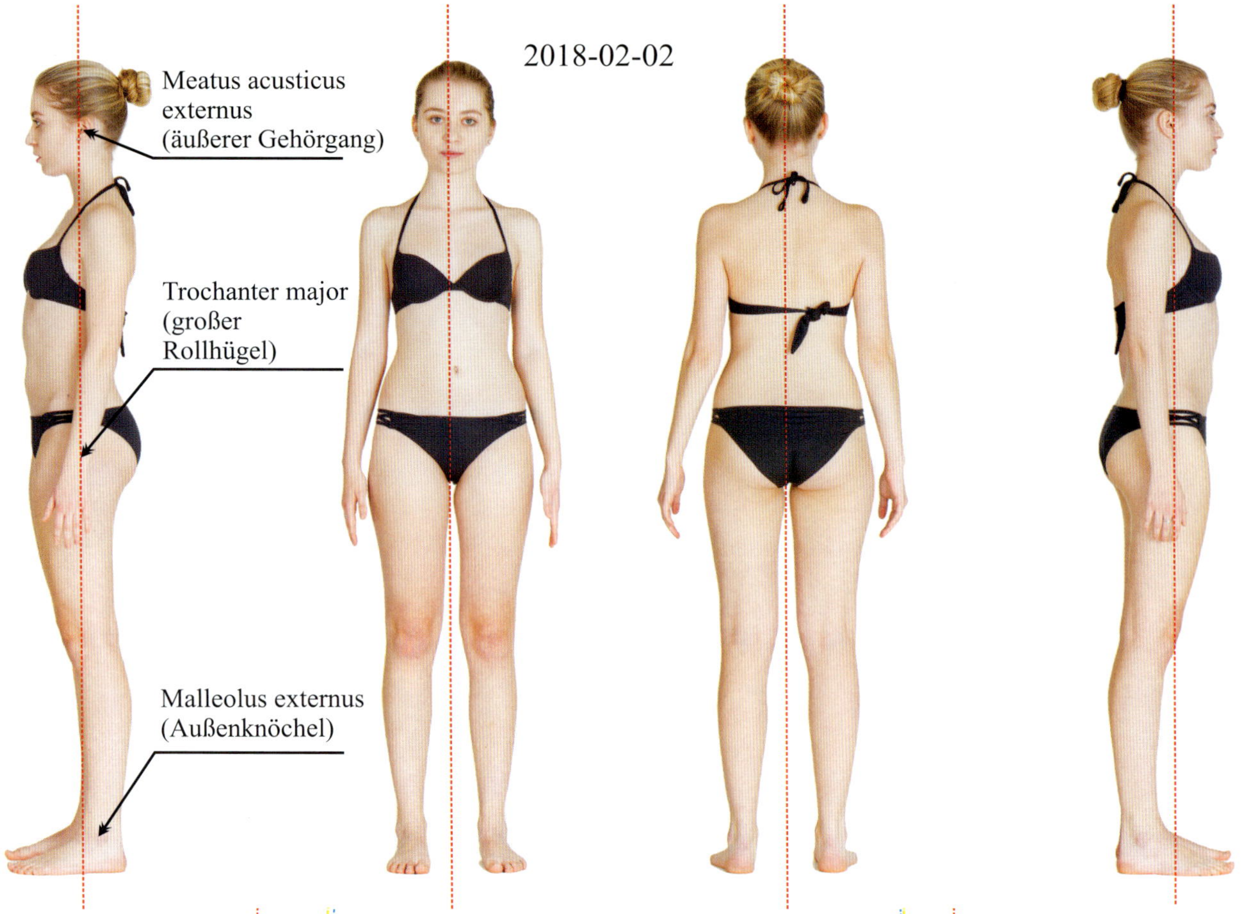

2018-02-02

Meatus acusticus externus (äußerer Gehörgang)

Trochanter major (großer Rollhügel)

Malleolus externus (Außenknöchel)

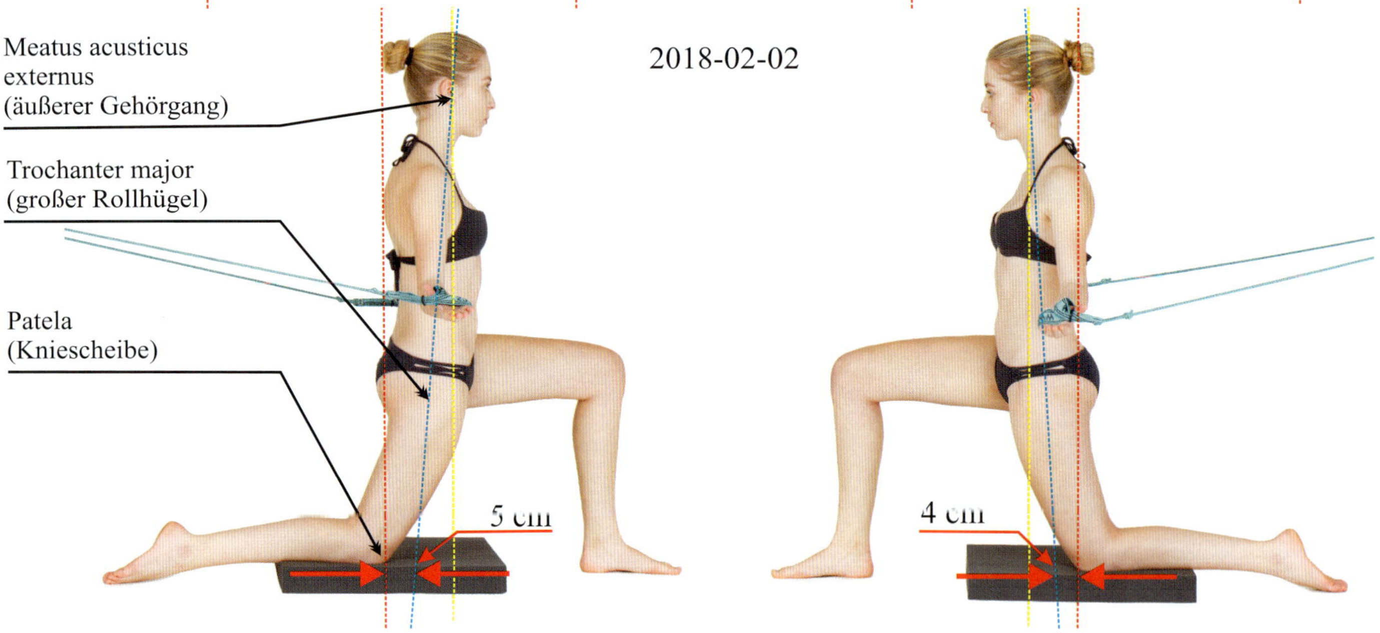

2018-02-02

Meatus acusticus externus (äußerer Gehörgang)

Trochanter major (großer Rollhügel)

Patela (Kniescheibe)

5 cm

4 cm

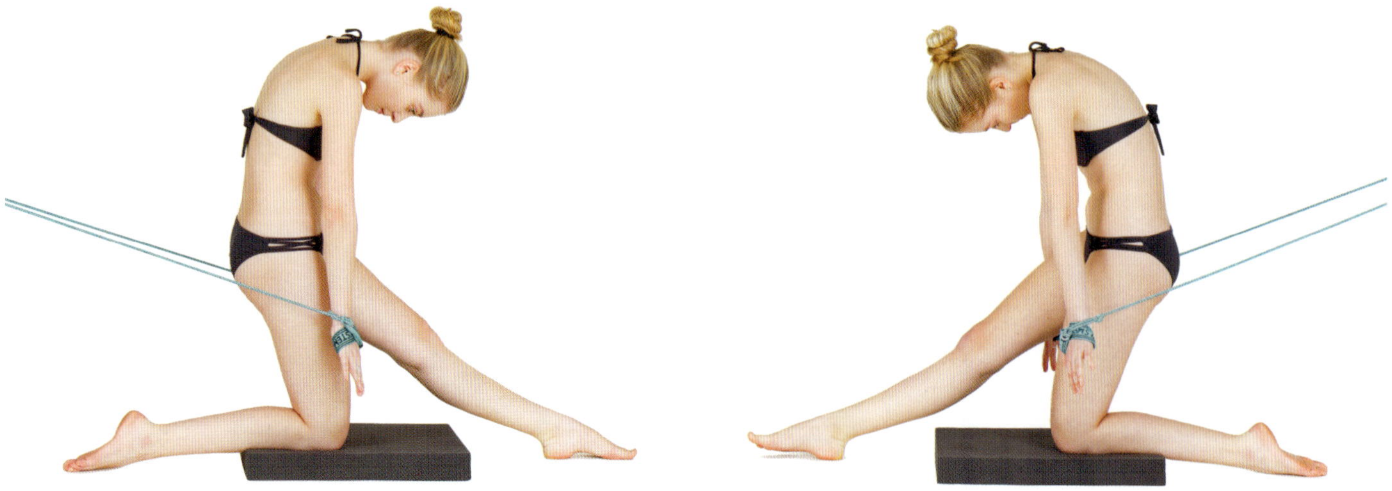

SCHMERZ, MUSKELANSPANNUNG, MUSKELABSCHWÄCHUNG, TAUBHEITSGEFÜHL, VERLUST DER BEWEGLICHKEIT, FORMÄNDERUNG

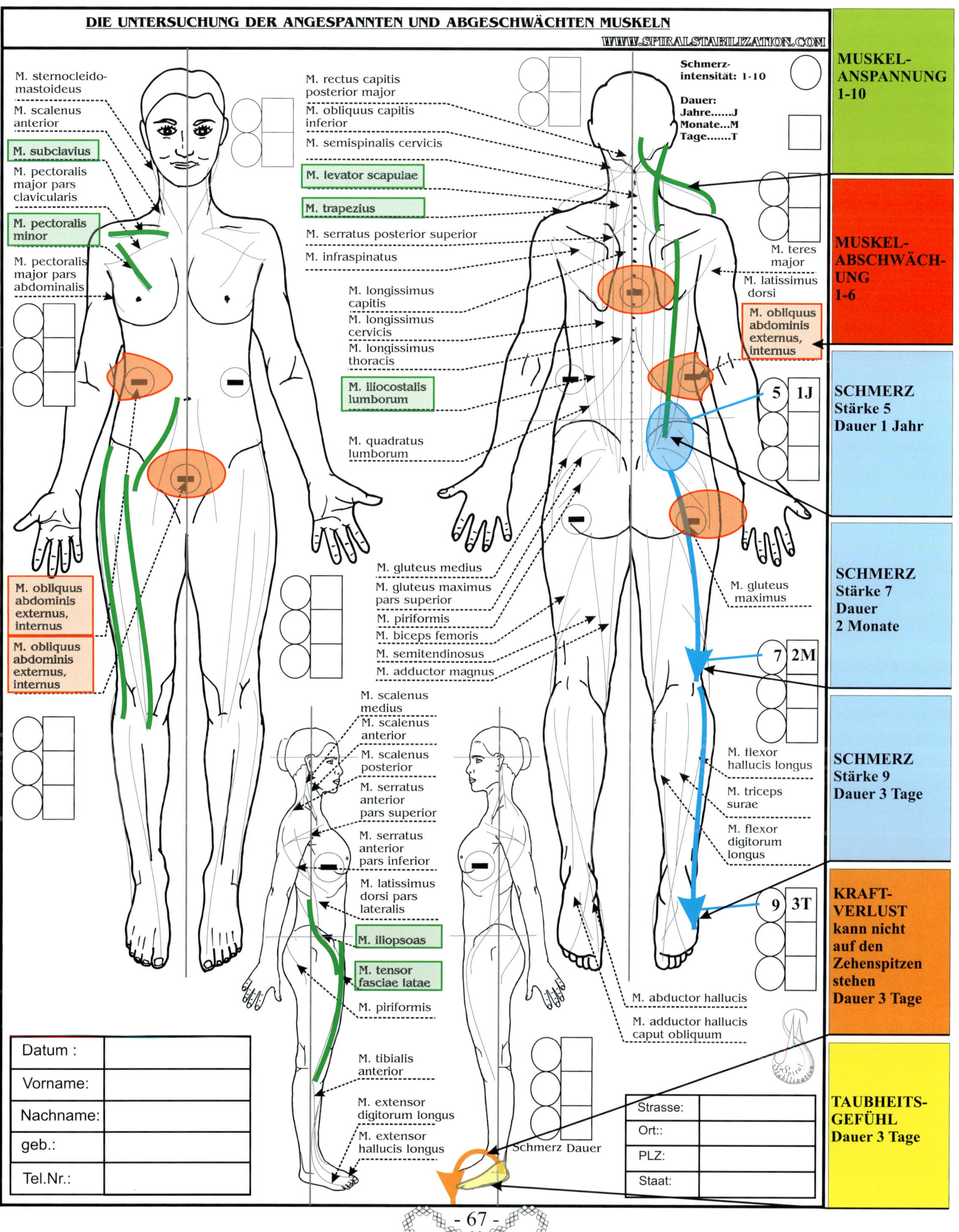

Datum :	
Vorname:	
Nachname:	
geb.:	
Tel.Nr.:	

Strasse:	
Ort::	
PLZ:	
Staat:	

SKOLIOSE

Hauptprinzipien der SPS Methode

respektieren die natürliche Bewegung des Menschen

REZIPROKE INHIBITION IN MUSKELKETTEN

aktive Hemmung - aktive Muskelkontraktion in der TR, LD Spirale entspannt die ES, IP Vertikale mittels reziproker Inhibition

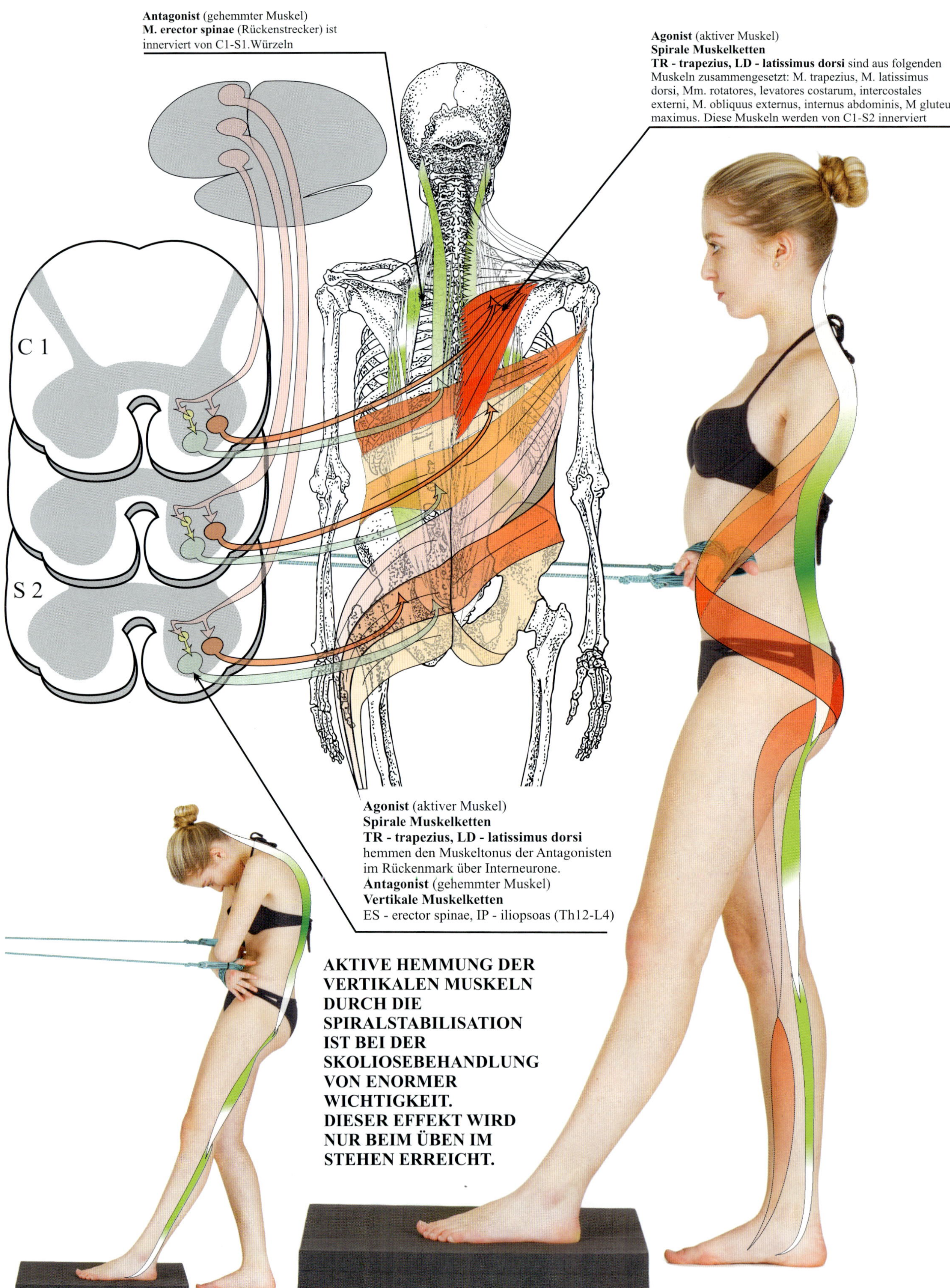

AKTIVE HEMMUNG DER VERTIKALEN MUSKELN DURCH DIE SPIRALSTABILISATION IST BEI DER SKOLIOSEBEHANDLUNG VON ENORMER WICHTIGKEIT. DIESER EFFEKT WIRD NUR BEIM ÜBEN IM STEHEN ERREICHT.

POSTURALE (Stellungs-) REAKTION - motorisches System der Stellung
SENSOMOTOR - motorisches System der Bewegung

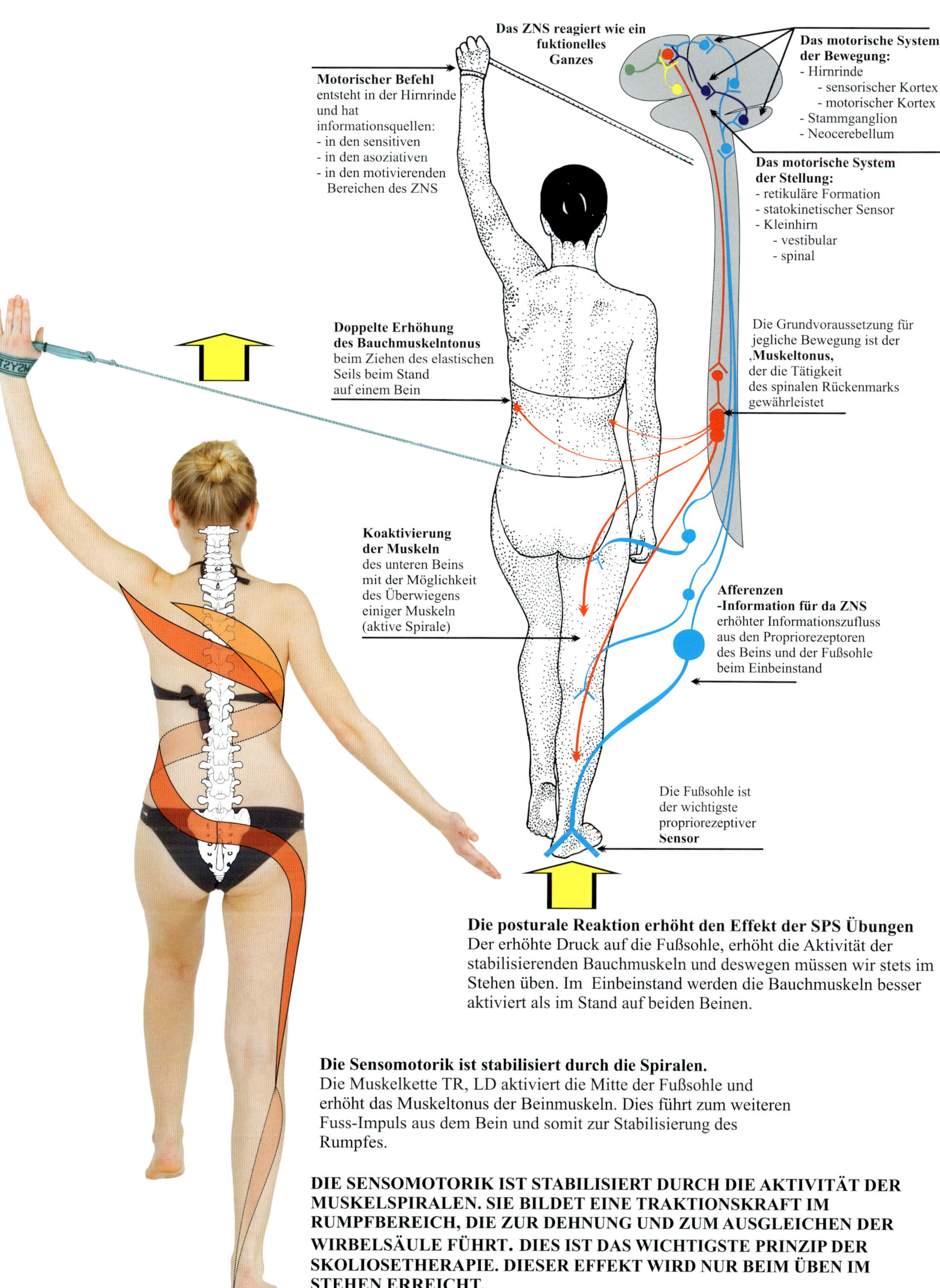

Die posturale Reaktion erhöht den Effekt der SPS Übungen
Der erhöhte Druck auf die Fußsohle, erhöht die Aktivität der stabilisierenden Bauchmuskeln und deswegen müssen wir stets im Stehen üben. Im Einbeinstand werden die Bauchmuskeln besser aktiviert als im Stand auf beiden Beinen.

Die Sensomotorik ist stabilisiert durch die Spiralen.
Die Muskelkette TR, LD aktiviert die Mitte der Fußsohle und erhöht das Muskeltonus der Beinmuskeln. Dies führt zum weiteren Fuss-Impuls aus dem Bein und somit zur Stabilisierung des Rumpfes.

DIE SENSOMOTORIK IST STABILISIERT DURCH DIE AKTIVITÄT DER MUSKELSPIRALEN. SIE BILDET EINE TRAKTIONSKRAFT IM RUMPFBEREICH, DIE ZUR DEHNUNG UND ZUM AUSGLEICHEN DER WIRBELSÄULE FÜHRT. DIES IST DAS WICHTIGSTE PRINZIP DER SKOLIOSETHERAPIE. DIESER EFFEKT WIRD NUR BEIM ÜBEN IM STEHEN ERREICHT.

DAS MUSKELKORSETT IST DURCH DIE MUSKELSPIRALEN STABILISIERT

Spirale Muskelketten **Das Muskelkorsett stabilisiert die Wirbelsäule** **Spirale Muskelketten**

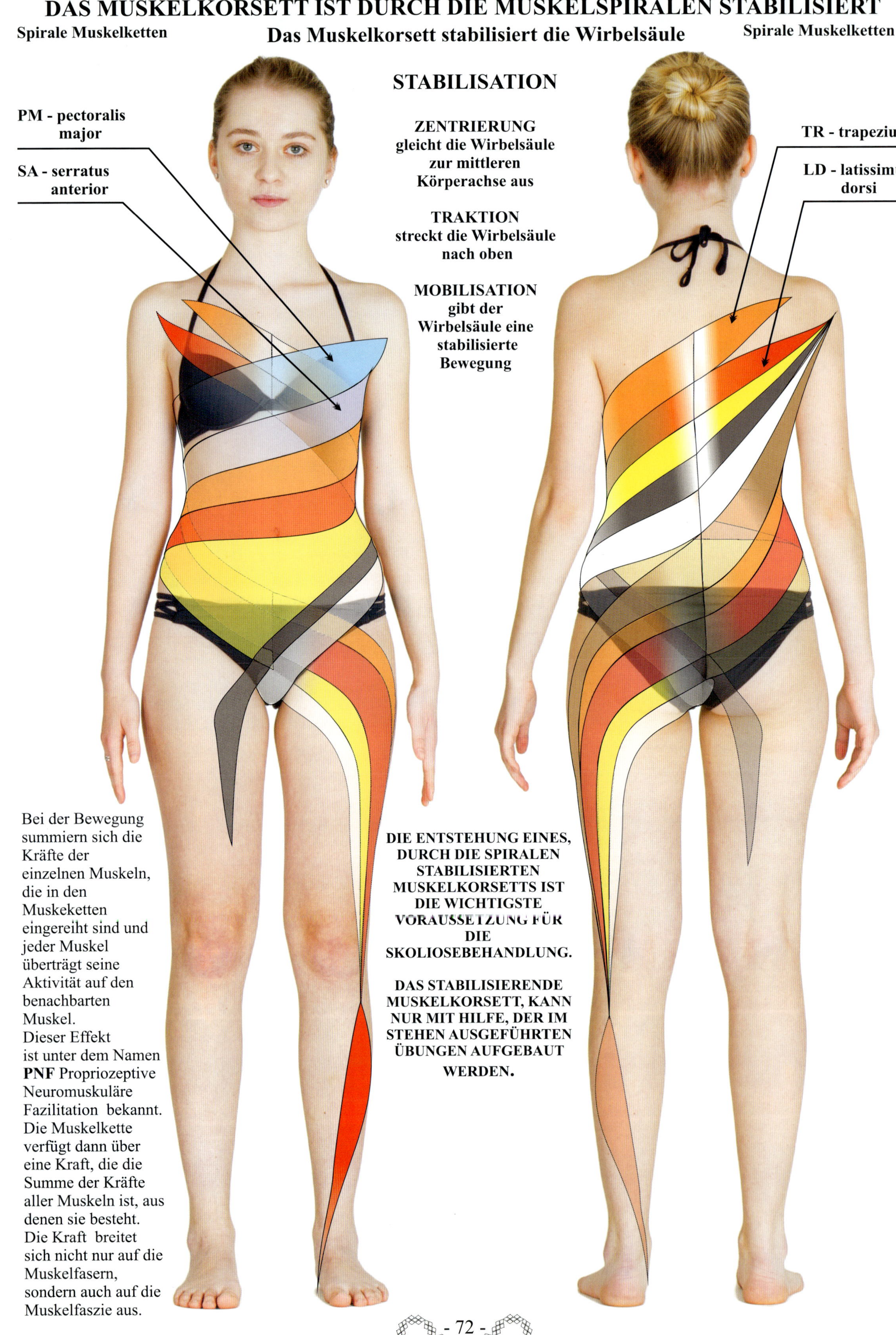

STABILISATION

ZENTRIERUNG
gleicht die Wirbelsäule zur mittleren Körperachse aus

TRAKTION
streckt die Wirbelsäule nach oben

MOBILISATION
gibt der Wirbelsäule eine stabilisierte Bewegung

Bei der Bewegung summiern sich die Kräfte der einzelnen Muskeln, die in den Muskeketten eingereiht sind und jeder Muskel überträgt seine Aktivität auf den benachbarten Muskel. Dieser Effekt ist unter dem Namen **PNF** Propriozeptive Neuromuskuläre Fazilitation bekannt. Die Muskelkette verfügt dann über eine Kraft, die die Summe der Kräfte aller Muskeln ist, aus denen sie besteht. Die Kraft breitet sich nicht nur auf die Muskelfasern, sondern auch auf die Muskelfaszie aus.

DIE ENTSTEHUNG EINES, DURCH DIE SPIRALEN STABILISIERTEN MUSKELKORSETTS IST DIE WICHTIGSTE VORAUSSETZUNG FÜR DIE SKOLIOSEBEHANDLUNG.

DAS STABILISIERENDE MUSKELKORSETT, KANN NUR MIT HILFE, DER IM STEHEN AUSGEFÜHRTEN ÜBUNGEN AUFGEBAUT WERDEN.

EIN OPTIMAL KOORDINIERTER UND STABILISIERTER GANG IST NUR DANN MÖGLICH, WENN DIE OPTIMALE BEWEGUNGSPARAMETER BESTEHEN

DEHNUNG DER FLEXOREN (Beuger) DES HÜFTGELENKS

Eine optimale Dehnung ist erreicht, wenn der Abstand zwischen Körperachse und Kniescheibe 20 cm beträgt

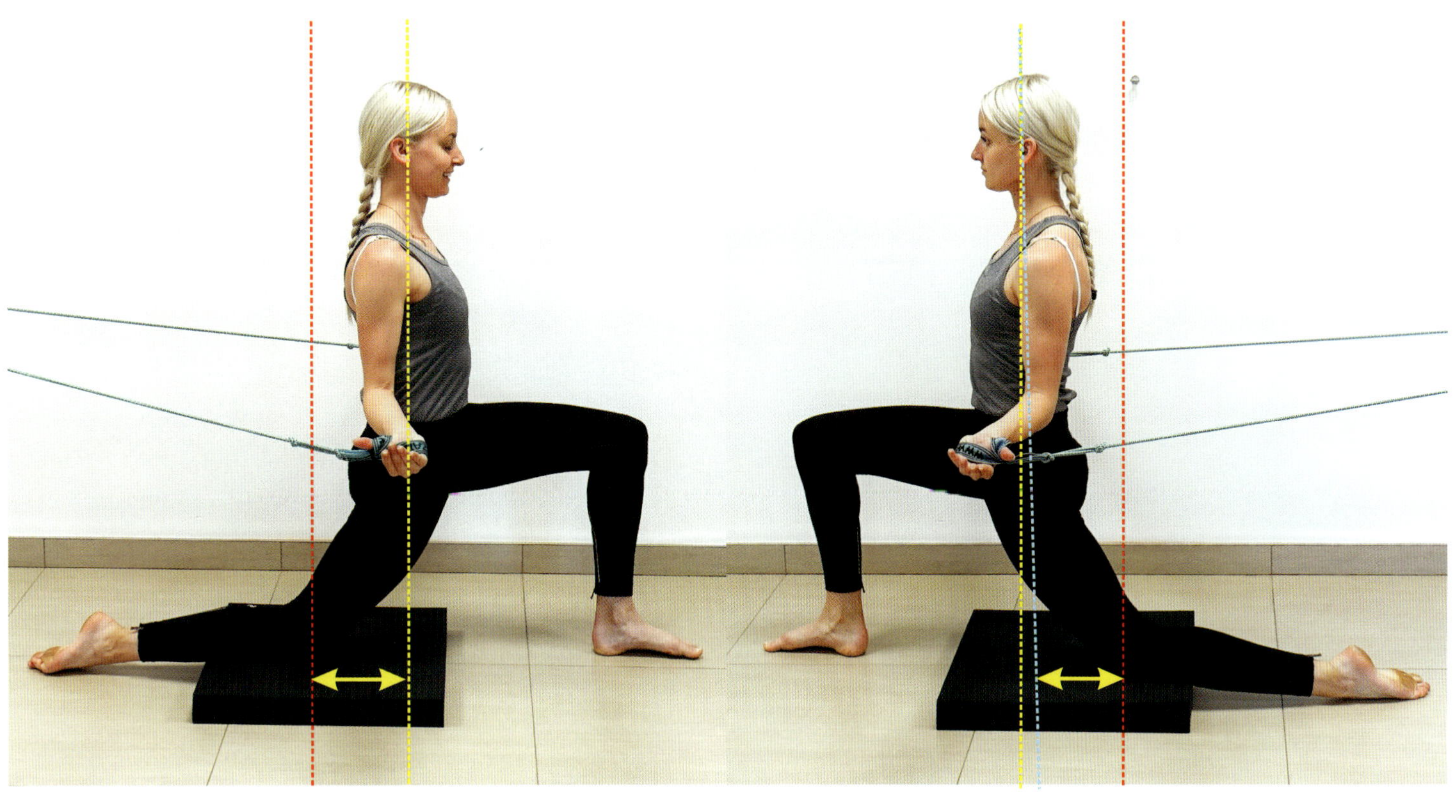

DEHNUNG DER EXTENSOREN (Streckmuskeln) DES HÜFTGELENKS UND DER RÜCKENMUSKELN

Eine optimale Dehnung ist erreicht, wenn der Abstand zwischen Kopf und Knie 20 cm beträgt

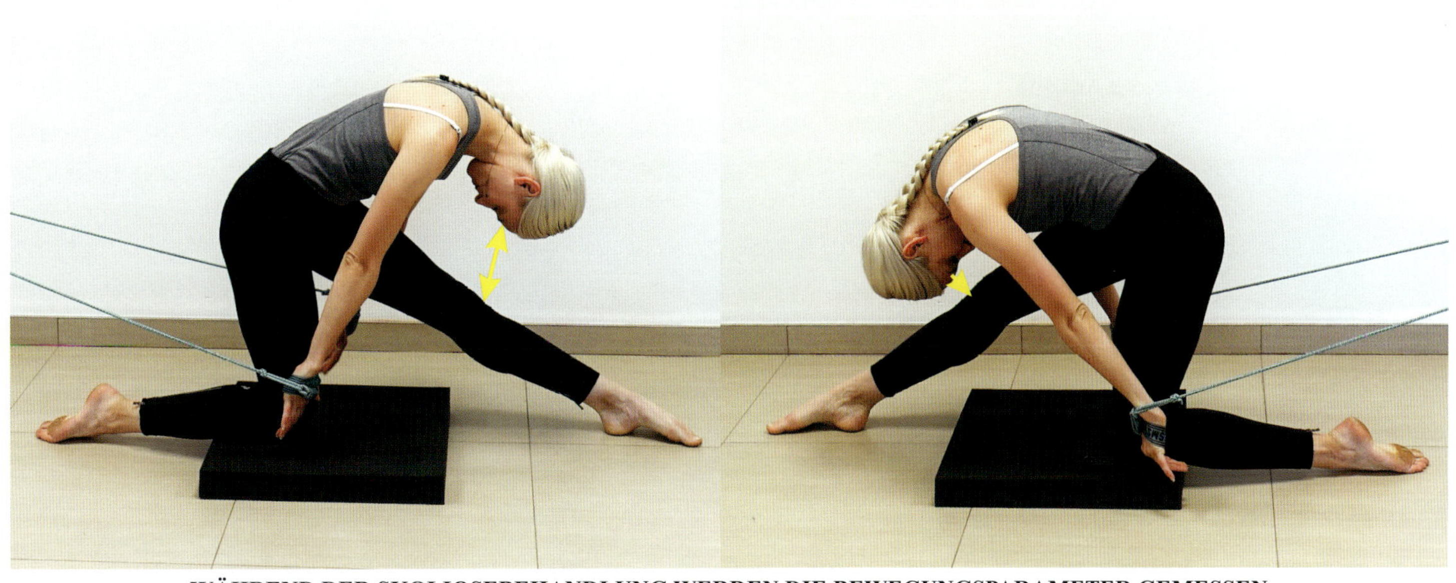

WÄHREND DER SKOLIOSEBEHANDLUNG WERDEN DIE BEWEGUNGSPARAMETER GEMESSEN. EINE VERBESSERUNG DER BEWEGUNGSPARAMETER, FÜHRT ZUR VERBESSERUNG DER SKOLIOTISCHEN VERKRÜMMUNG.

OPTIMALE KOORDINATION UND STABILISATION DES GANGS

die Bewegung des Schulterblattes bildet Voraussetzung für die Aktivierung der spiralen Muskelketten

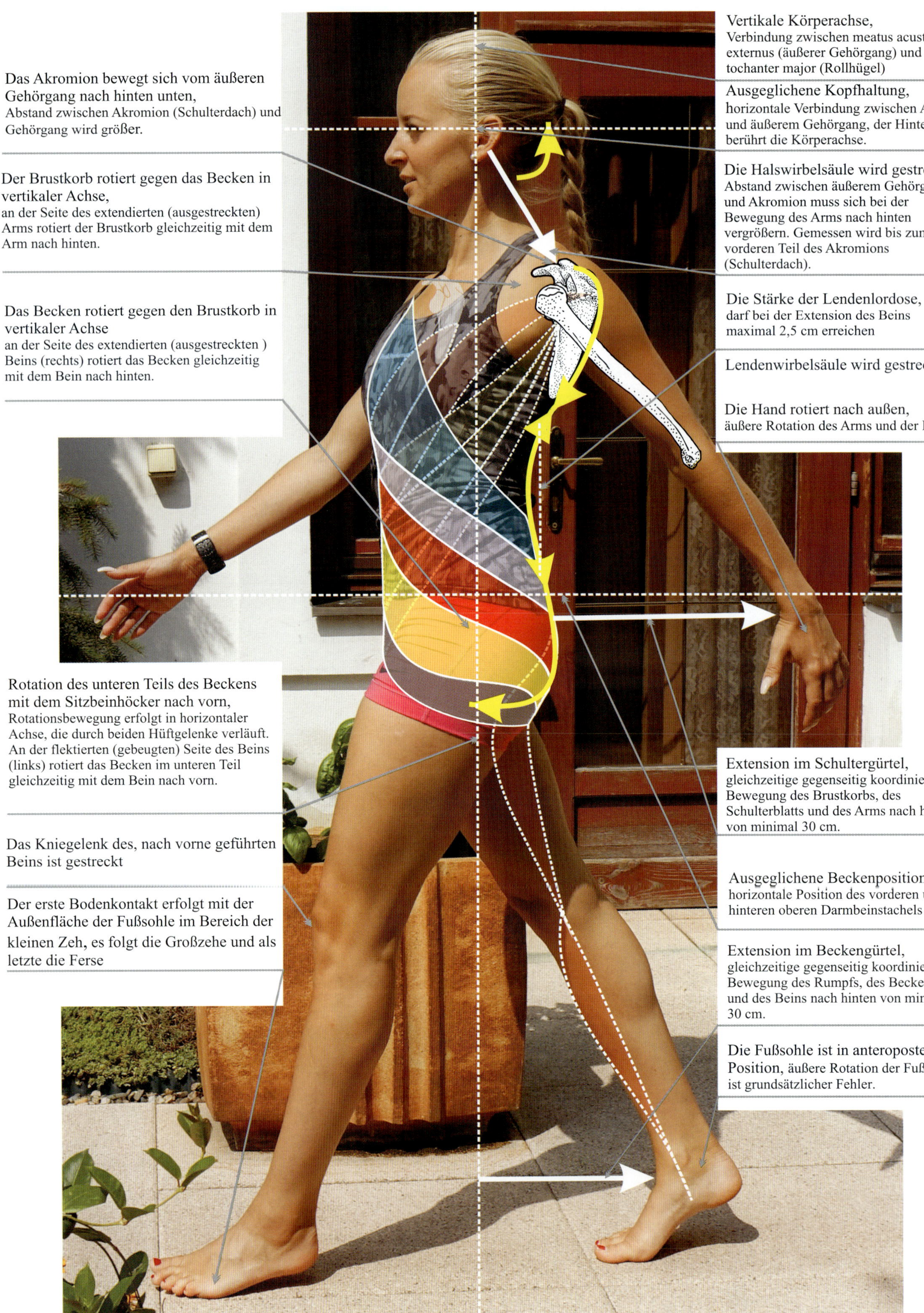

GESUNDER GANG - REAKTION DER WIRBELSÄULE AUF DIE BEWEGUNG BEIM GEHEN

Die Wirbelsäule bildet beim Gehen zwei funktionelle S-Kurven
Die Brustwirbelsäule folgt der Bewegung des Schulterblatts und des Arms
und die Lendenwirbelsäule wiederum folgt der Bewegung des Beckens und des Beins.
Die S- Kurven ändern sich, wenn die Wirbelsäule ausgeglichen und nach oben gestreckt ist.

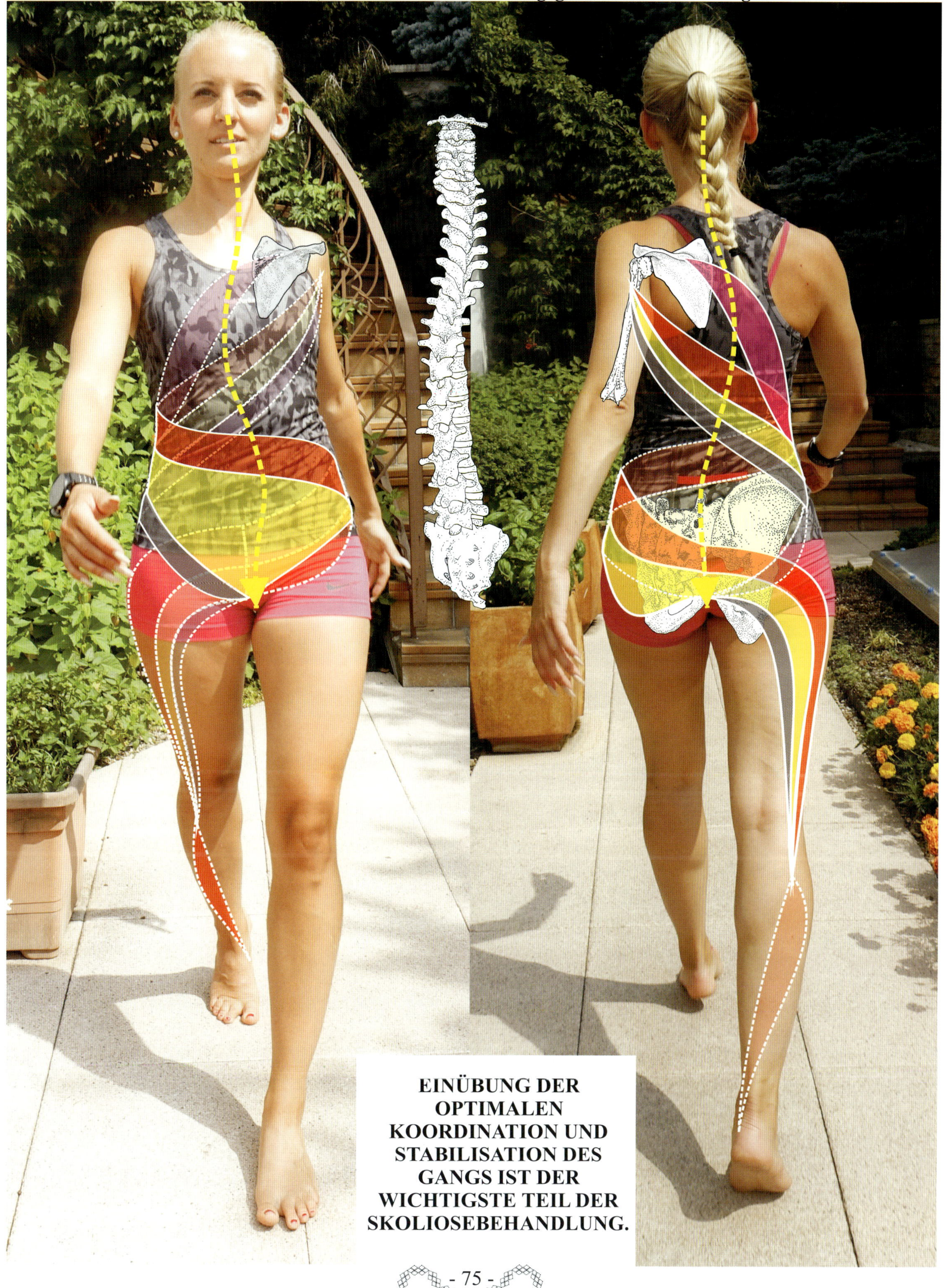

EINÜBUNG DER OPTIMALEN KOORDINATION UND STABILISATION DES GANGS IST DER WICHTIGSTE TEIL DER SKOLIOSEBEHANDLUNG.

SKOLIOSE

Therapeutische Übungen stabilisiert durch die Aktivität der Muskelspiralen

WIR WERDEN MIT DEN FOLGENDEN BEHANDLUNGSSCHRITTEN VORGEHEN:

KRÄFTIGUNG DER ABGESCHWÄCHTEN MUSKELN

DEHNUNG DER VERKÜRZTEN MUSKELN

ERREICHEN DES AUSREICHENDEN BEWEGUNGSUMFANGS IM BEREICH DES SCHULTER- UND BECKENGÜRTELS UND DES RUMPFS

MOBILISATION DER WIRBELSÄULE IN ROTATION

KOORDINATION UND STABILISATION DES GANGS

MUSKELGLEICHGEWICHT - BALANCE IM SCHULTER- UND BECKENGÜRTEL UND IM RUMPF

Muskelbalance ist die Voraussetzung für die spirale Stabilisation,
Muskeldysbalance verhindert die Aktivierung der spiralen Muskelketten

Muskelketten bestehen aus einer Verbindung von Muskeln, die strukturell und funktionell miteinander verknüpft sind.

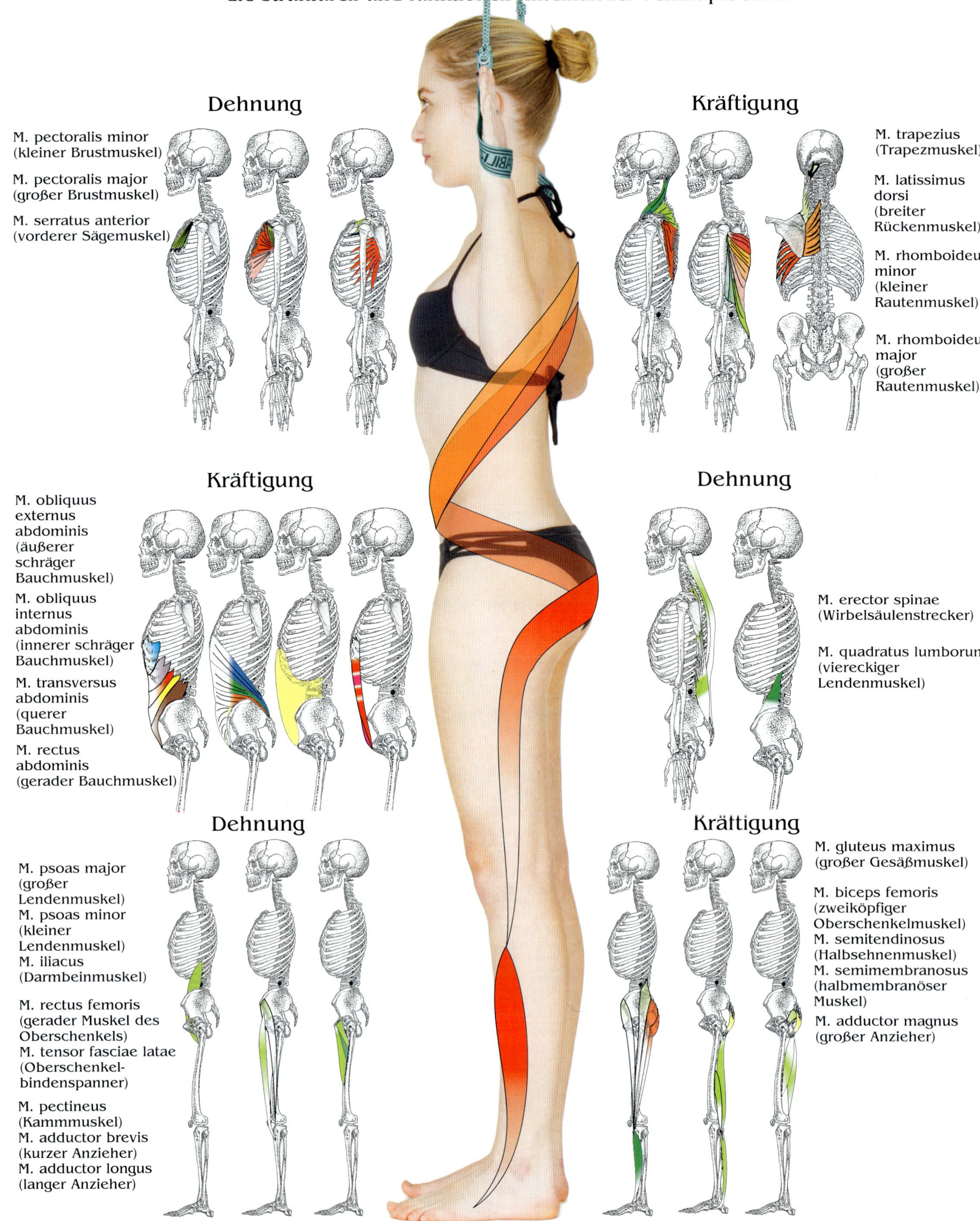

Stabilisation des Rumpfs, Kräftigung der Zwischenschulterblattmuskeln, der schrägen Bauchmuskeln und der Gesäßmuskeln. Dehnung der vorderen Muskelgruppe des Schultergürtels und Entspannung des Rückens

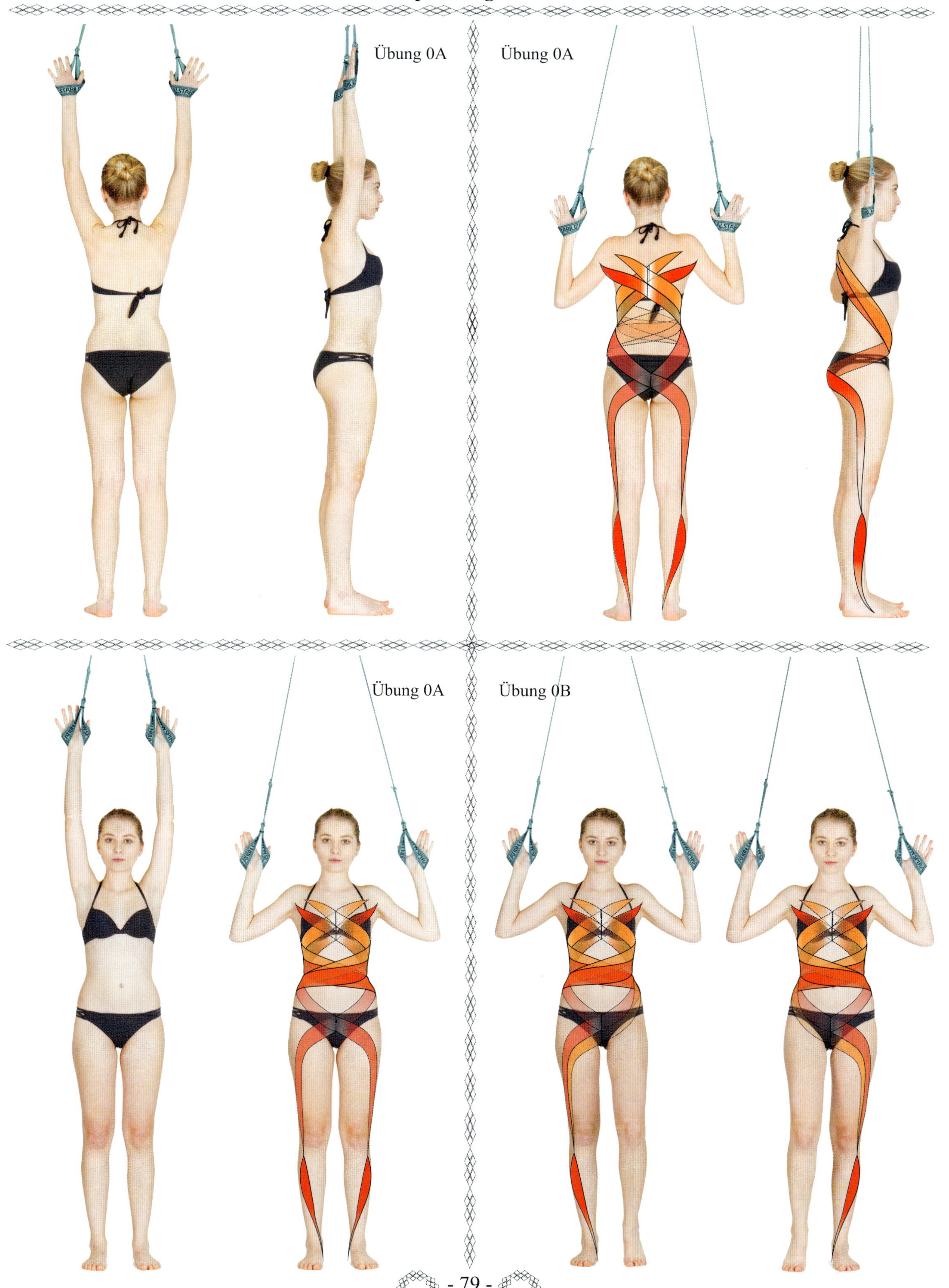

Stand auf beiden Beinen, die Arme nach oben strecken und das Seil mit beiden Armen nach unten ziehen

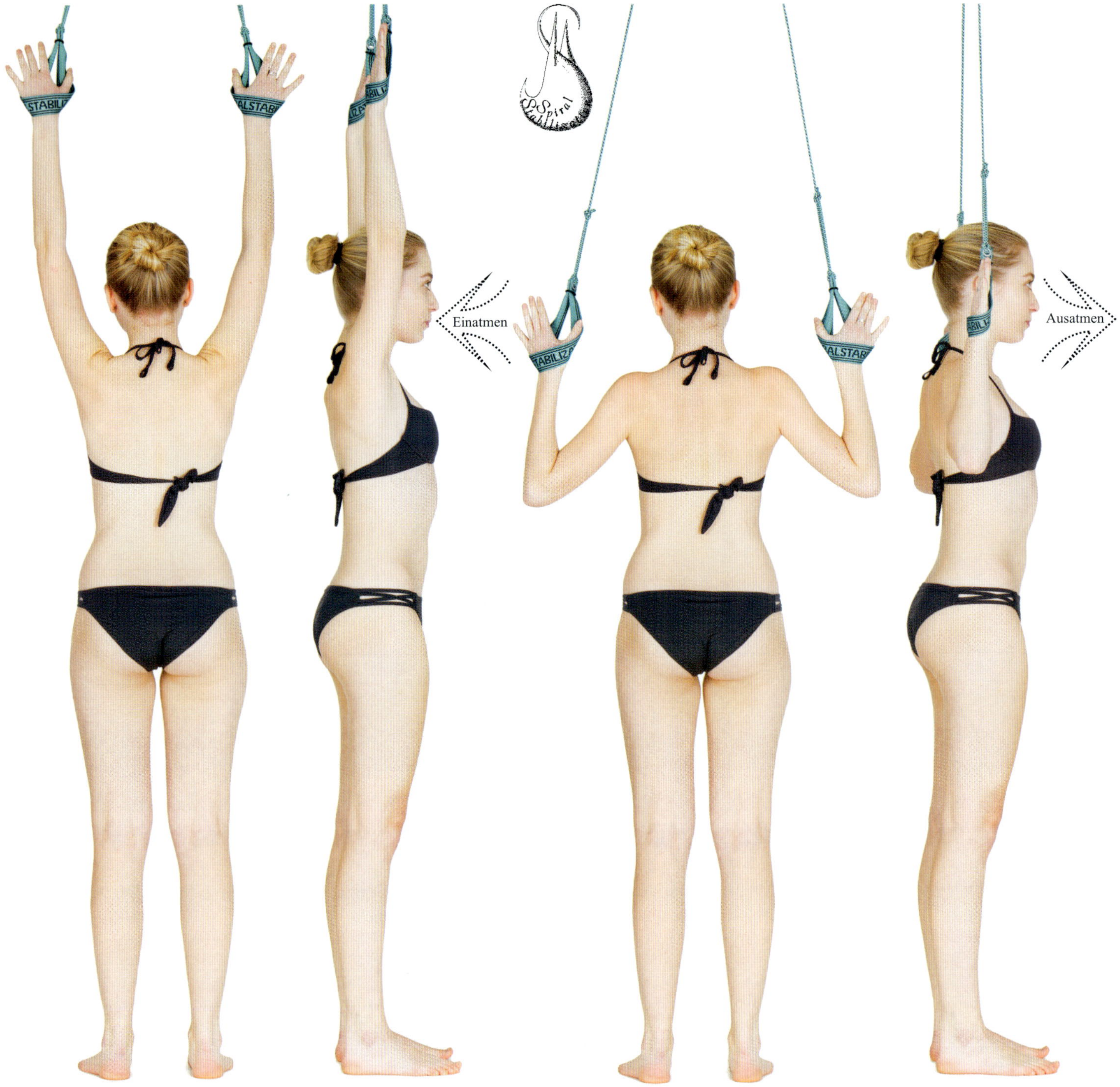

Ausgangsposition
- Entspannter Stand.
- Die Arme sind nach oben gestreckt.
- Einatmen.

Ausführung
- Die Übung beginnt mit der Anspannung der Gesäßmuskeln, dem Ausgleichen des Beckens und der Lendenlordose.
- Nach und nach nehmen wir einen zur mittleren Körperachse ausgeglichenen Stand ein.
- Wir ziehen die Ellenbogen nach unten, dürfen aber nicht die hintere Rumpfebene überschreiten.
- Am Bewegungsende zeigen die Handflächen nach vorn.
- Die unteren Schulterblattwinkel nähern sich der Wirbelsäule an und sinken leicht nach unten.
- In den Unterbauch ausatmen.

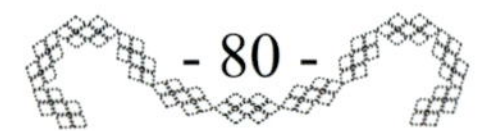

Stand auf beiden Beinen, die Arme nach oben strecken, das Seil mit beiden Armen nach unten ziehen und die Ferse anheben

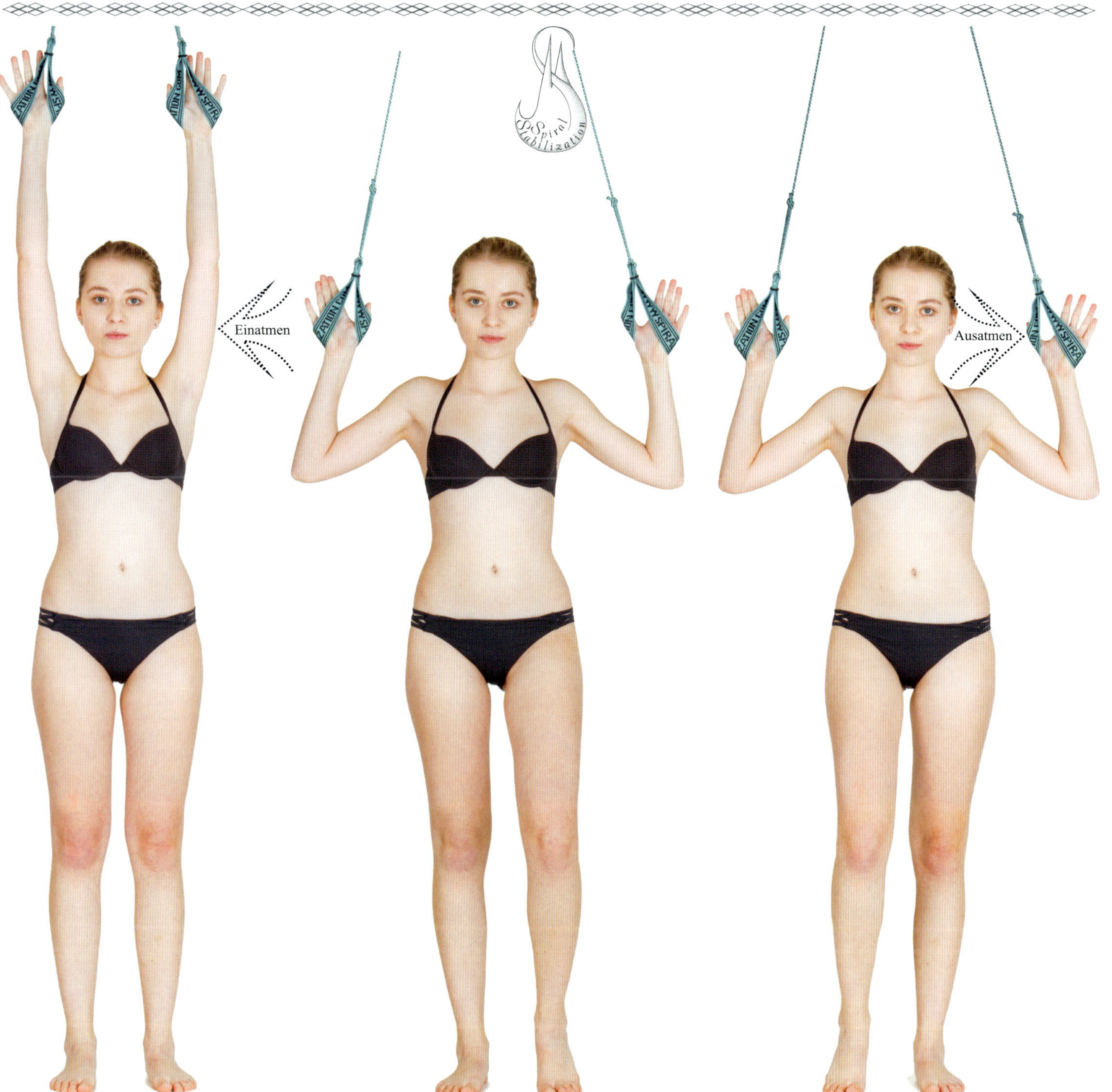

Ausgangsposition
- Entspannter Stand.
- Die Arme sind nach oben gestreckt.
- Einatmen.

Ausführung
- Die Übung beginnt mit der Anspannung der Gesäßmuskeln, dem Ausgleichen des Beckens und der Lendenlordose.
- Nach und nach nehmen wir einen zur mittleren Körperachse ausgeglichenen Stand ein.
- Wir ziehen die Ellenbogen nach unten, dürfen aber nicht die hintere Rumpfebene überschreiten.
- Am Bewegungsende zeigen die Handflächen nach vorn.
- Die unteren Schulterblattwinkel nähern sich der Wirbelsäule an und sinken leicht nach unten.
- Die Ferse anheben.
- In den Unterbauch ausatmen.

MUSKELGLEICHGEWICHT - BALANCE IM SCHULTER- UND BECKENGÜRTEL UND IM RUMPF

Muskelbalance ist die Voraussetzung für die spirale Stabilisation,
Muskeldysbalance verhindert die Aktivierung der spiralen Muskelketten

Muskelketten bestehen aus einer Verbindung von Muskeln,
die strukturell und funktionell miteinander verknüpft sind.

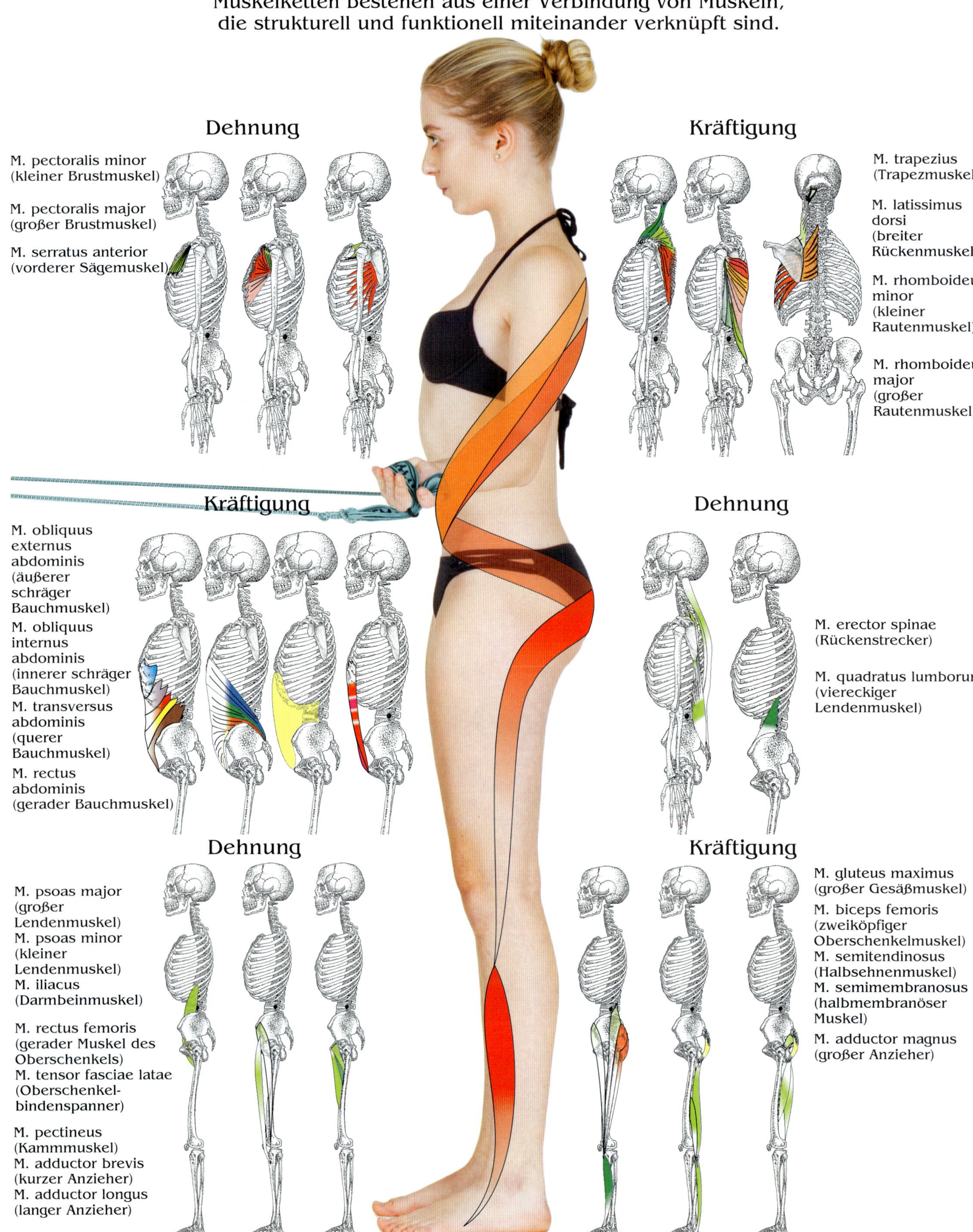

Stabilisation des Rumpfs, Kräftigung der Zwischenschulterblattmuskeln, der schrägen Bauchmuskeln und der Gesäßmuskeln. Dehnung der vorderen Muskelgruppe des Schultergürtels und des Rückens

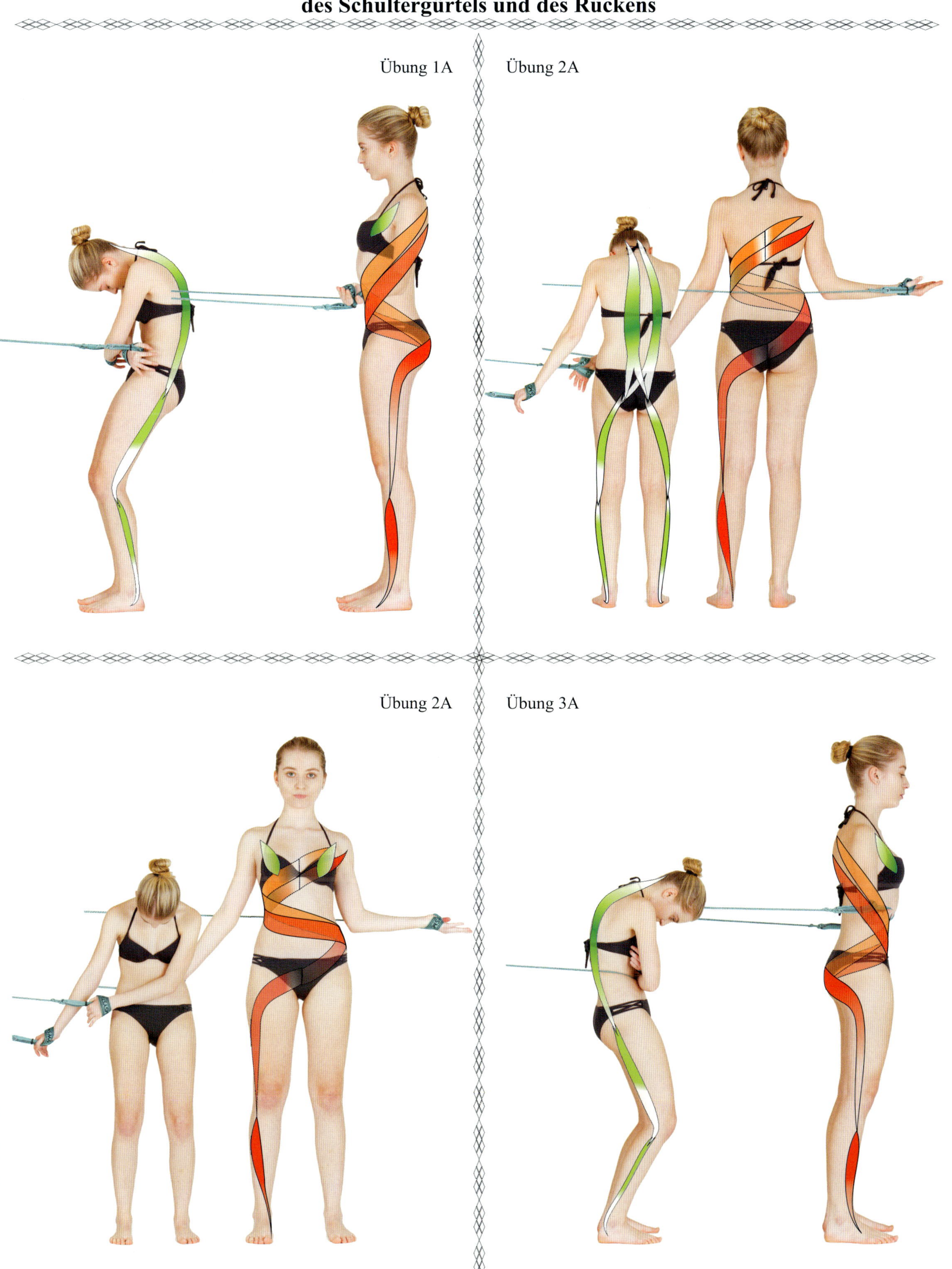

Stand auf beiden Beinen mit der Stirn zur Seilbefestigung, das Seil mit beiden Armen nach hinten ziehen

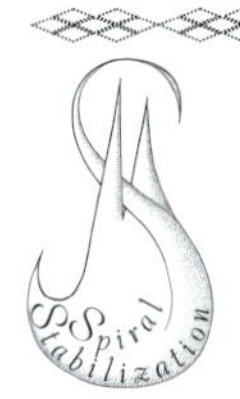

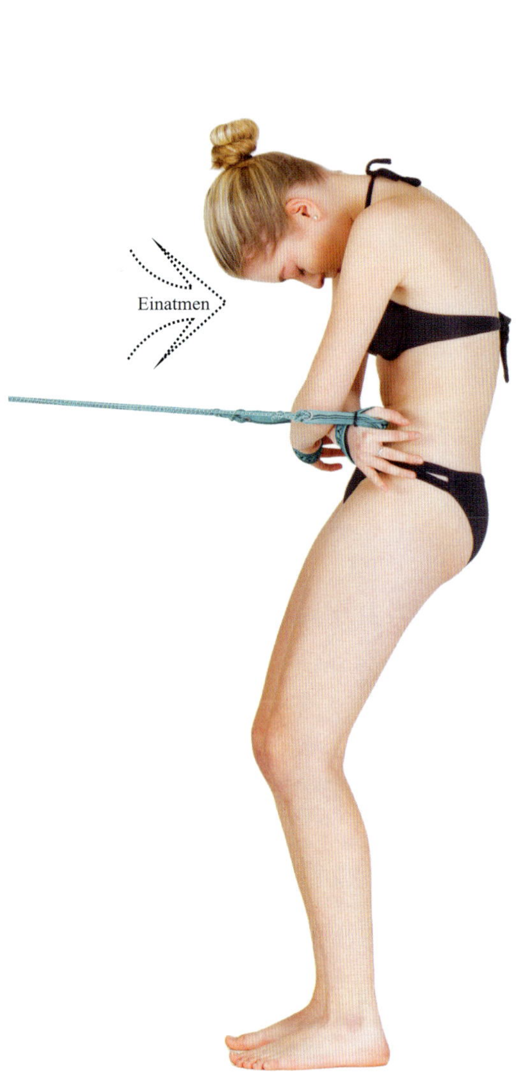

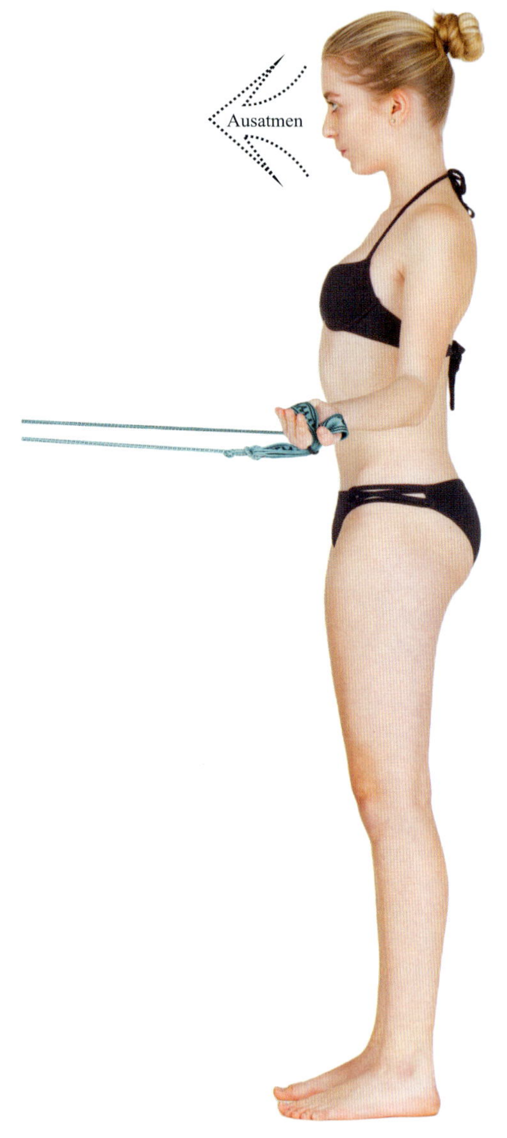

Ausgangsposition

- Entspannter Stand mit der Stirn zur Seilbefestigung.
- Der Rücken bildet einen langen kyphotischen Bogen (Katzenbuckel).
- Die Beine sind leicht gebeugt.
- Einatmen.

Ausführung

- Die Übung beginnt mit der Anspannung der Gesäßmuskeln, dem Ausgleichen des Beckens und der Lendenlordose.
- Nach und nach nehmen wir einen zur mittleren Körperachse ausgeglichenen Stand ein.
- Wir ziehen die Ellenbogen nach hinten bis auf die hintere Rumpfebene.
- Am Bewegungsende zeigen die Handflächen nach oben (Supination).
- Die unteren Schulterblattwinkel nähern sich der Wirbelsäule an und sinken leicht nach unten.
- In den Unterbauch ausatmen.

Stand auf beiden Beinen, seitlich zur Seilbefestigung, das Seil mit einem Arm zur Seite ziehen

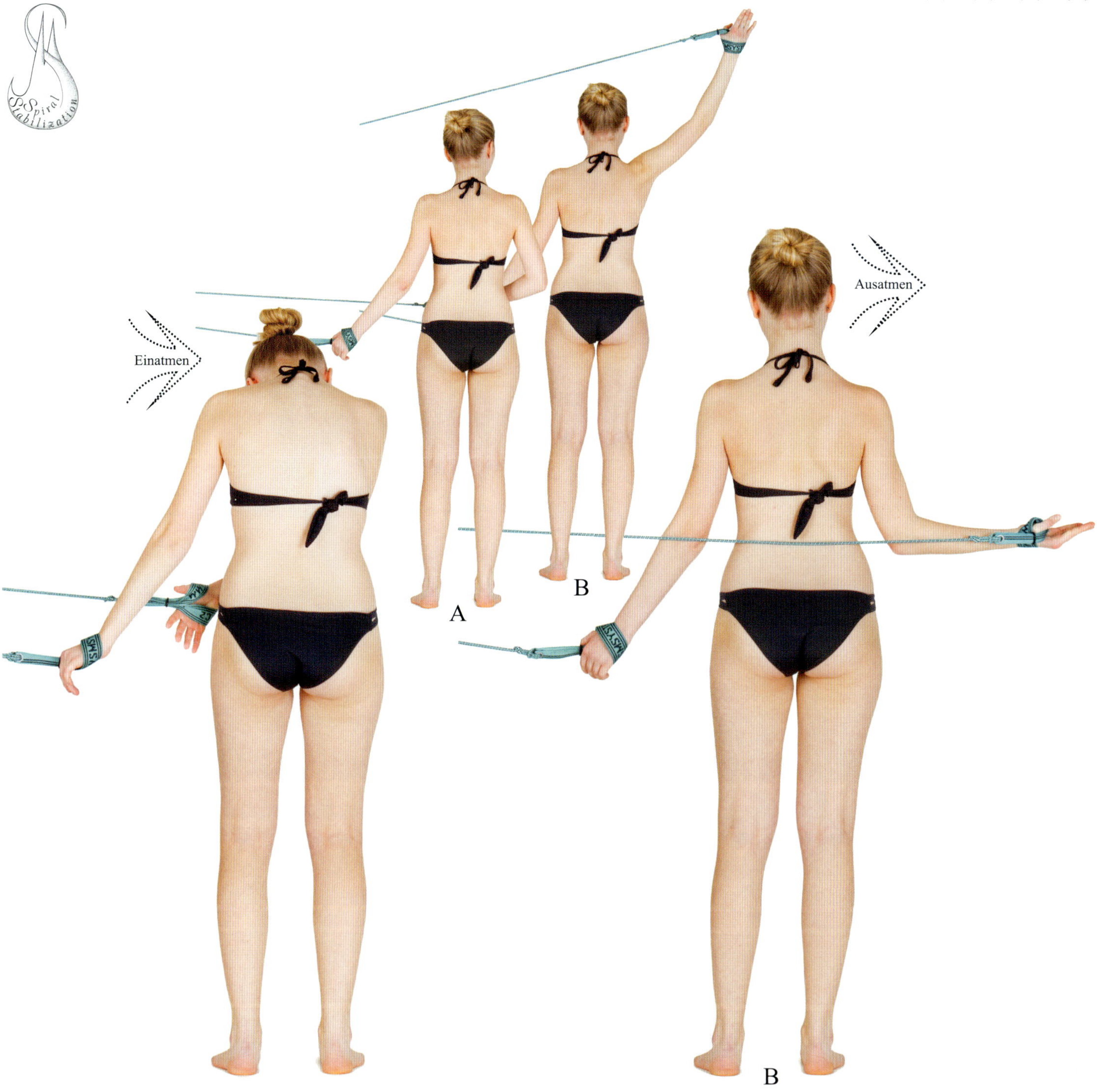

Ausgangsposition

- Entspannter Stand seitlich zur Seilbefestigung.
- Der Rücken bildet einen langen kyphotischen Bogen (Katzenbuckel).
- Die Beine sind leicht gebeugt.
- Einatmen.

Ausführung

- Die Übung beginnt mit der Anspannung der Gesäßmuskeln, dem Ausgleichen des Beckens und der Lendenlordose.
- Nach und nach nehmen wir einen zur mittleren Körperachse ausgeglichenen Stand ein.

A - Wir ziehen den rechten Ellenbogen nach hinten entlang der Längsachse (horizontal) bis auf die hintere Rumpfebene.

- Der rechte Schulterblattwinkel nähert sich der Wirbelsäule an und sinkt leicht nach unten.
- An der aktiven Körperseite ist die Schulter weiter unten als an der passiven.

B - Den Arm nach oben über den Kopf führen und nach hinten schieben. Der Unterarm wird horizontal ausgeglichen und rotiert, sodass die Handfläche nach oben zeigt.

- Das rechte Schulterblatt wird kräftig in Richtung Wirbelsäule und nach unten gezogen.
- In den Unterbauch ausatmen.

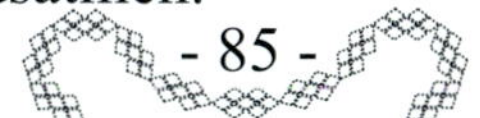

Stand auf beiden Beinen mit dem Rücken zur Seilbefestigung, die beide Arme werden nach hinten geöffnet und die Schulterblätter zueinander gezogen

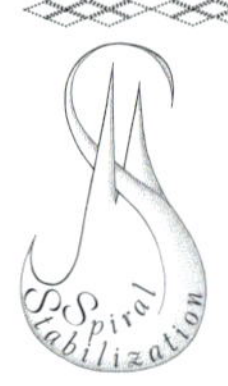

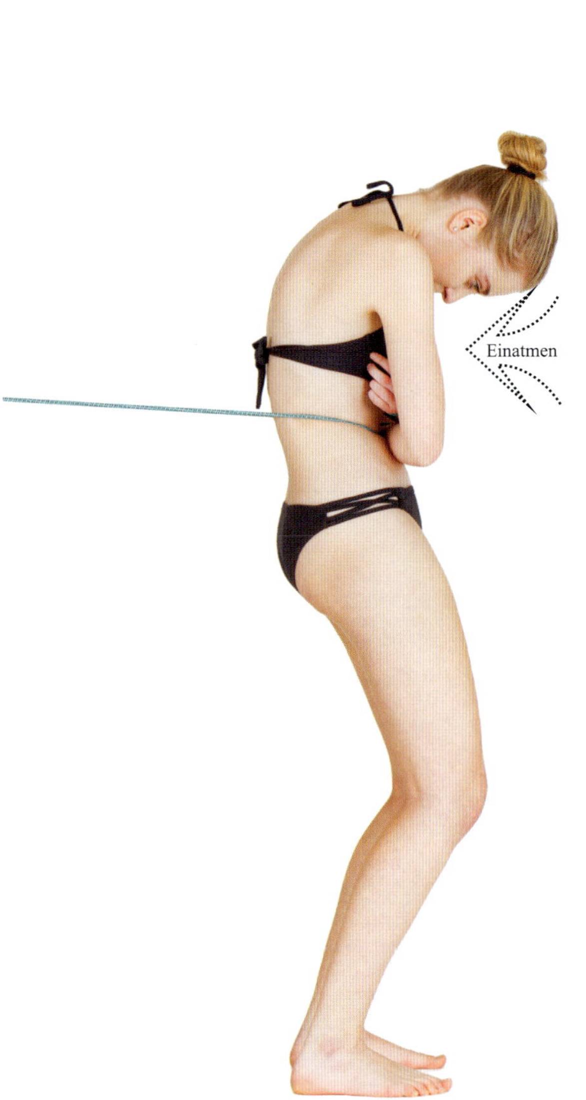

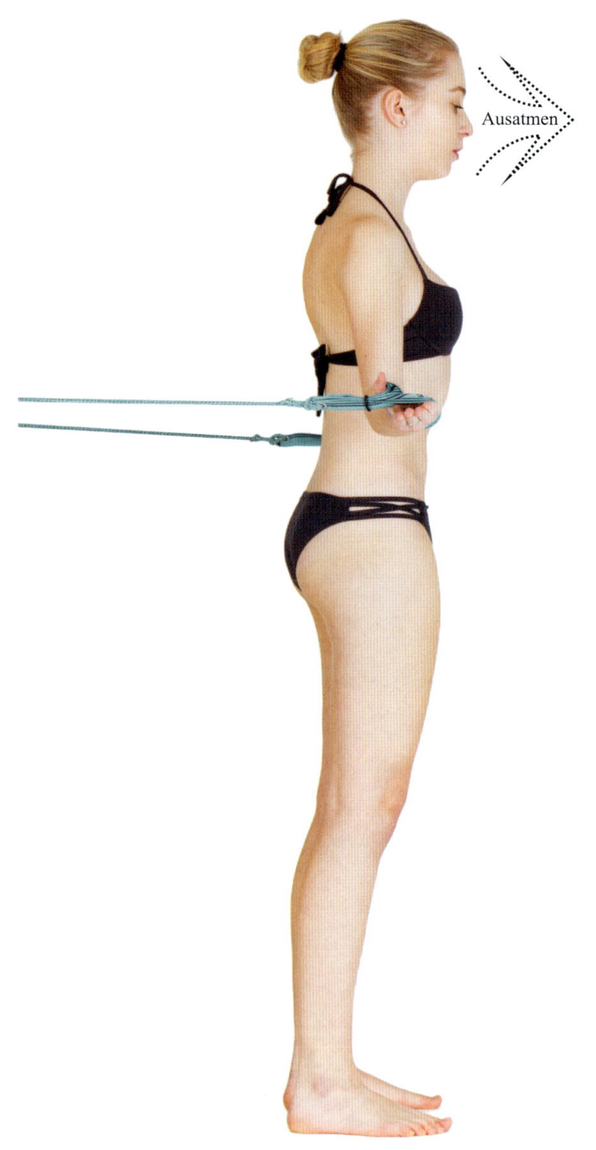

Ausgangsposition
- Wir stehen mit dem Rücken zur Seilbefestigung.
- Der Rücken bildet eine lange Kyphose (Katzenbuckel).
- Die Arme sind vor dem Körper gekreuzt.
- Die Beine sind leicht gebeugt.
- Einatmen.

Ausführung

Die Übung beginnt mit der Anspannung der Gesäßmuskeln, dem Ausgleichen des Beckens und der Lendenlordose.
- Nach und nach nehmen wir einen zur mittleren Körperachse ausgeglichenen Stand ein.
- Wir ziehen die Ellenbogen nach hinten bis zur hinteren Rumpfebene.
- Am Bewegunsende zeigen die Handflächen nach oben (Supination).
- Die Schulterblattwinkel nähern sich der Wirbelsäule an und sinken leicht nach unten.
- In den Unterbauch ausatmen.

Stand auf beiden Beinen seitlich zur Seilbefestigung, das Seil mit einem Arm zur Seite ziehen

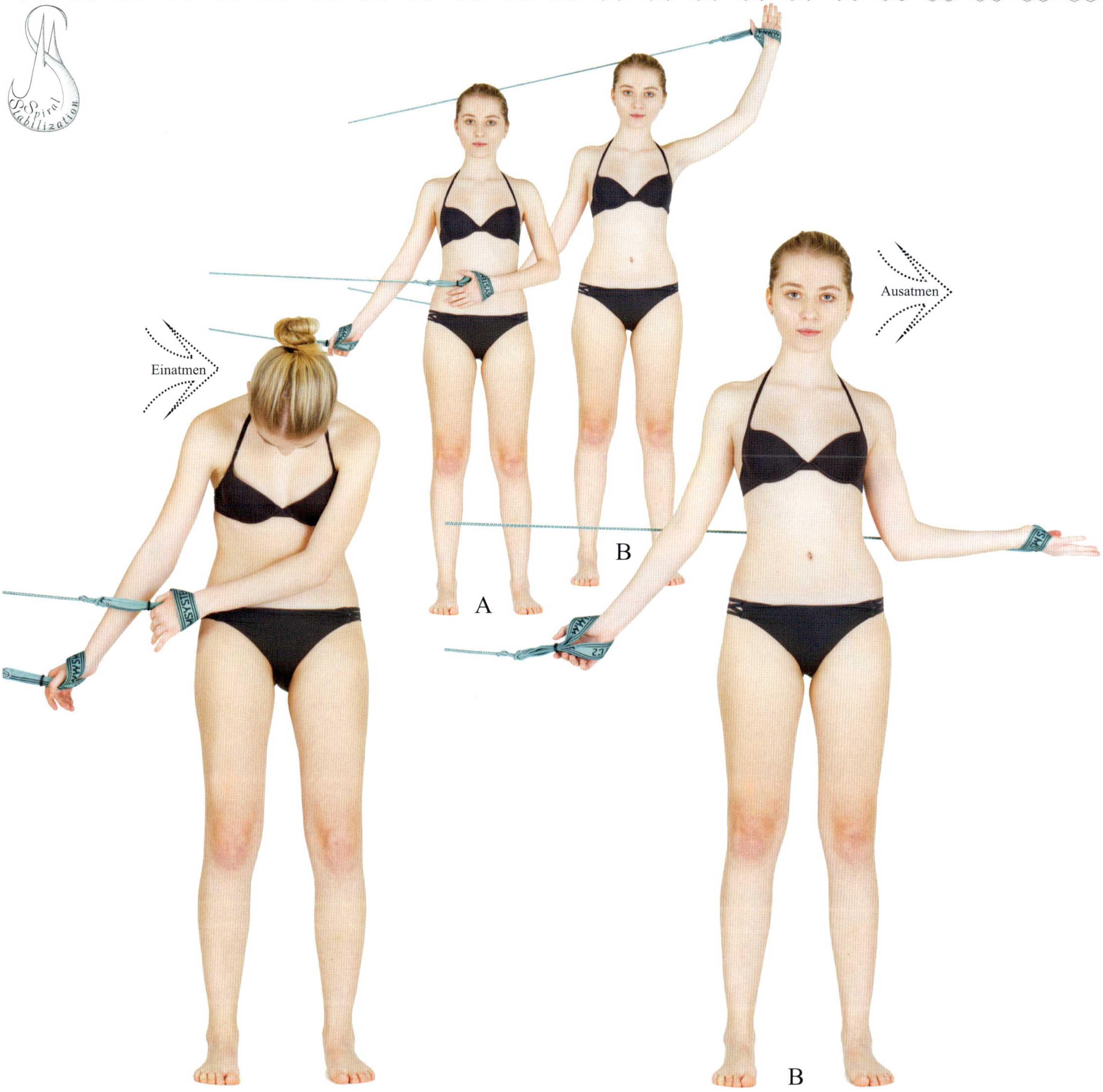

Einatmen

Ausatmen

A

B

B

Ausgangsposition
- Entspannter Stand seitlich zur Seilbefestigung.
- Der Rücken bildet einen langen kyphotischen Bogen (Katzenbuckel).
- Die Beine sind leicht gebeugt.
- Einatmen.

Ausführung
- Die Übung beginnt mit der Anspannung der Gesäßmuskeln, dem Ausgleichen des Beckens und der Lendenlordose.
- Nach und nach nehmen wir einen zur mittleren Körperachse ausgeglichenen Stand ein.
A - Wir ziehen den linken Ellenbogen nach hinten entlang der Längsachse (horizontal) bis auf die hintere Rumpfebene.
- Das linke Schulterblatt nähert sich der Wirbelsäule an und sinkt leicht nach unten.
- An der aktiven Körperseite ist die Schulter weiter unten als an der passiven.
B - Jetzt wird der Arm nach oben über den Kopf geführt und nach hinten geschoben. Der Unterarm wird horizontal ausgeglichen und rotiert, sodass die Handfläche nach oben zeigt.
- In den Unterbauch ausatmen.

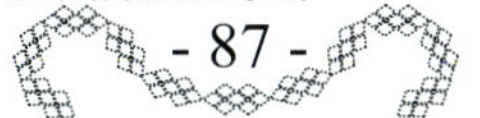

Übung 4A, 5A

MUSKELGLEICHGEWICHT - BALANCE IM SCHULTER- UND BECKENGÜRTEL UND IM RUMPF

Muskelbalance ist die Voraussetzung für die spirale Stabilisation,
Muskeldysbalance verhindert die Aktivierung der spiralen Muskelketten

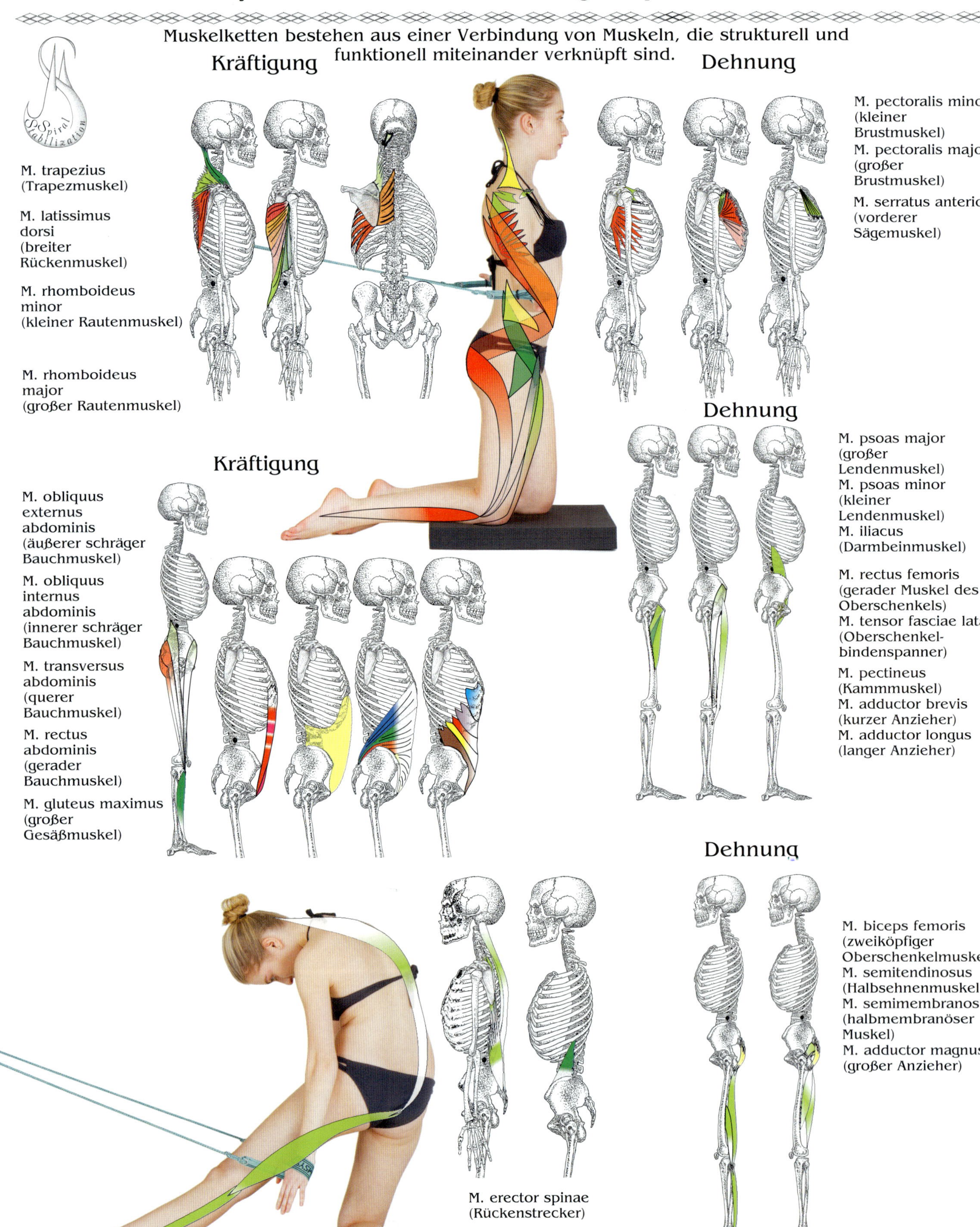

Stabilisation des Rumpfs, Dehnung der vorderen Muskelgruppe des Schulter- und Beckengürtels, Dehnung der paravertebralen Muskulatur

Übung 4A

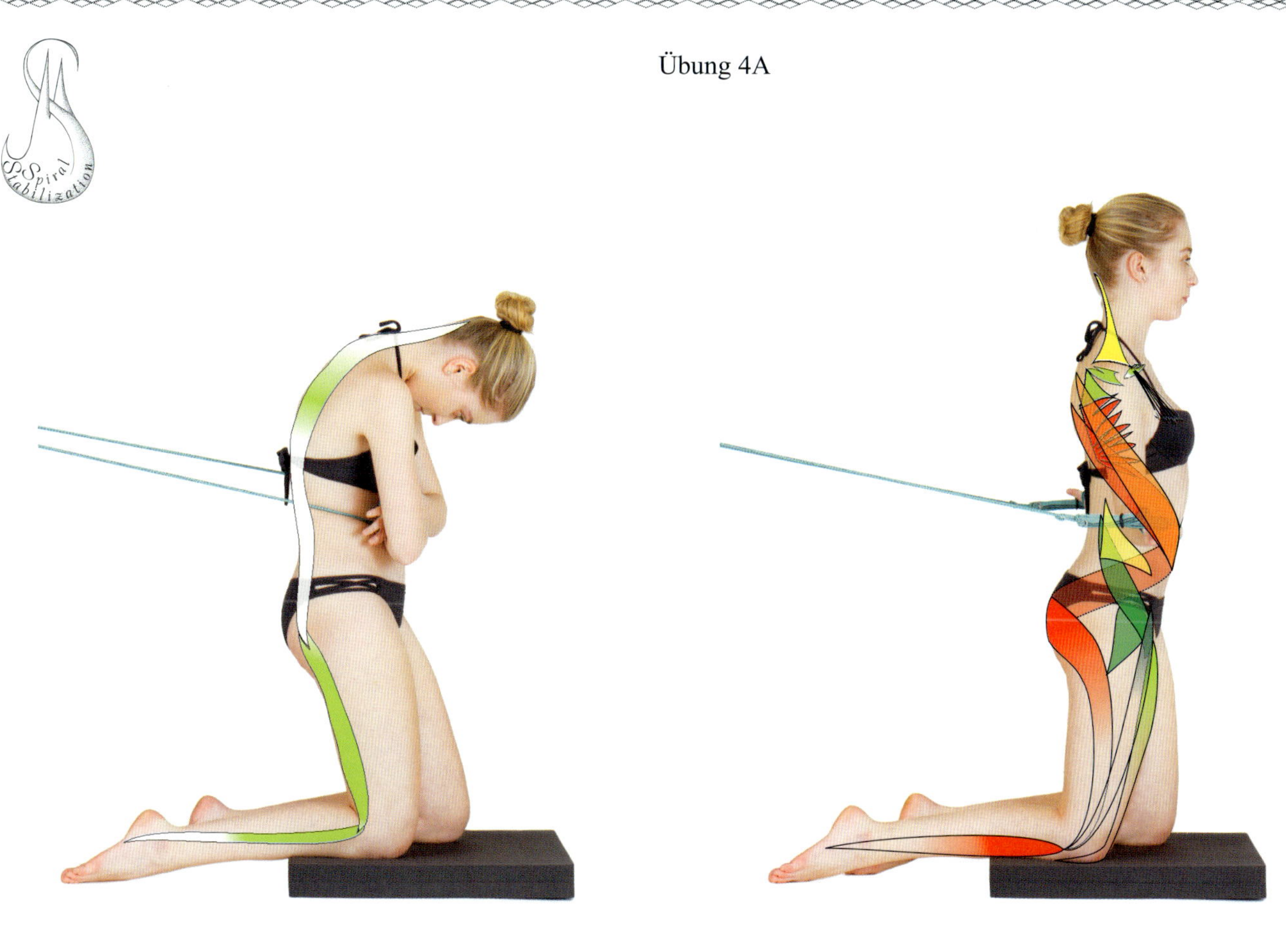

Übung 5A

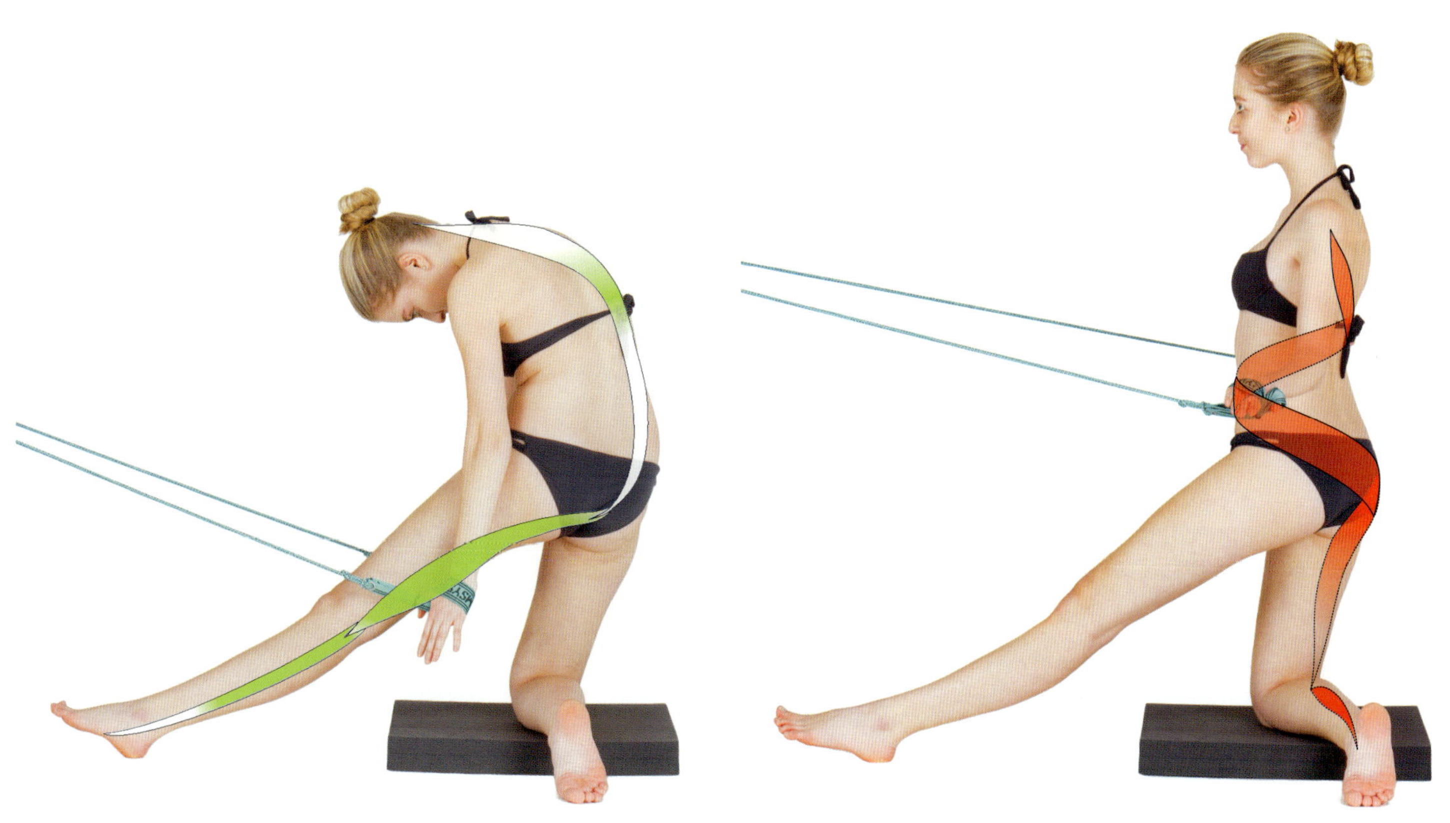

Übung 4A

Knien auf beiden Knie mit dem Rücken zur Seilbefestigung, die Arme nach hinten öffnen, die Schulterblätter zueinander ziehen und das Becken nach vorn drücken

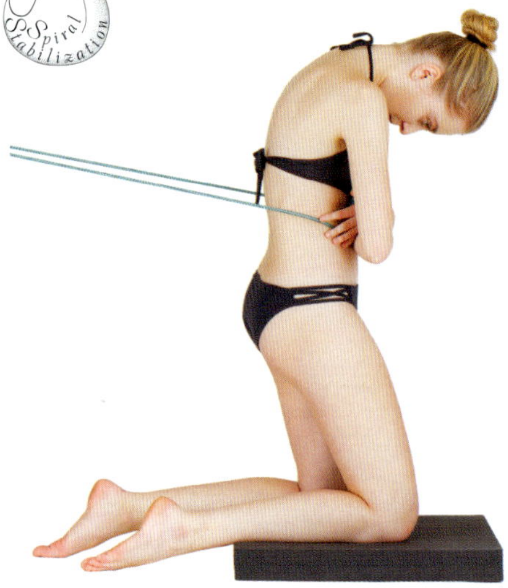

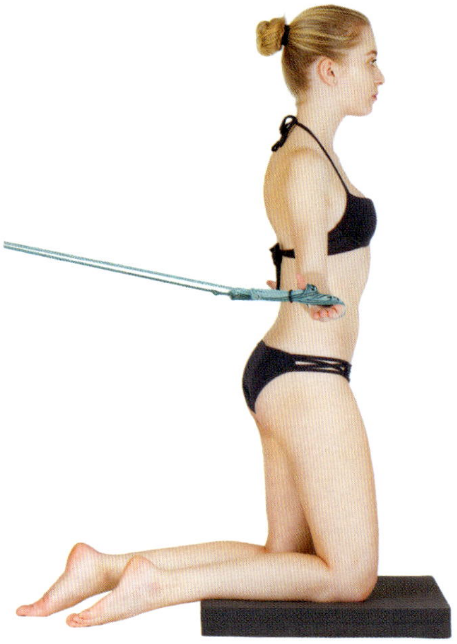

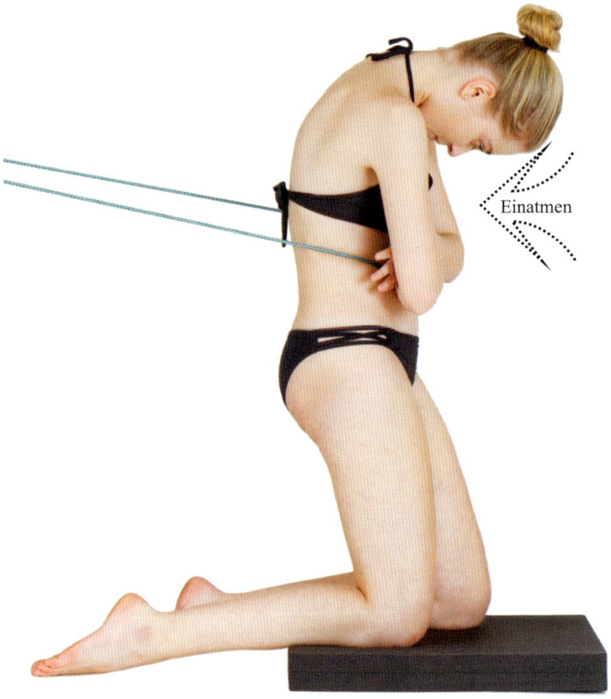

Einatmen

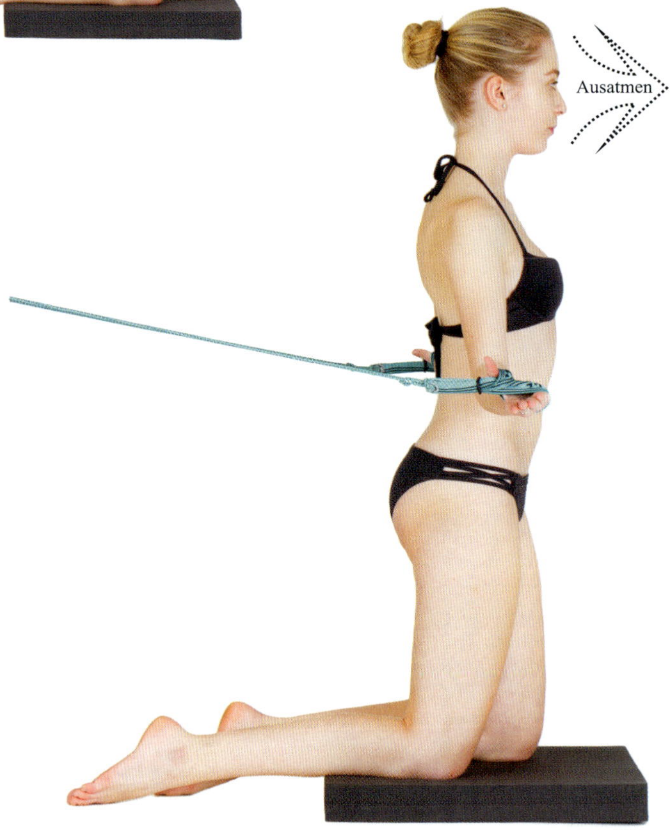

Ausatmen

Ausgangsposition

- Knien auf beiden Knie mit dem Rücken zur Seilbefestigung.
- Der Rücken bildet einen langen kyphotischen Bogen (Katzenbuckel).
- Die Arme sind vor dem Körper gekreuzt.
- Einatmen.

Ausführung

Die Übung beginnt mit der Anspannung der Gesäßmuskeln, dem Ausgleichen des Beckens und der Lendenlordose.

- Nach und nach nehmen wir einen zur mittleren Körperachse ausgeglichenen Kniestand ein.
- Wir ziehen die Ellenbogen nach hinten bis auf die hintere Rumpfebene.
- Am Bewegunsende zeigen die Handflächen nach oben (Supination).
- Die Schulterblattwinkel nähern sich der Wirbelsäule an und sinken leicht nach unten.
- In den Unterbauch ausatmen.

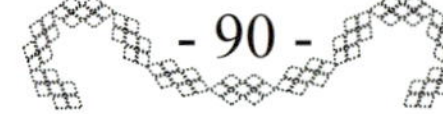

Im Kniestand mit der Stirn zur Seilbefestigung, die Arme nach unten in Richtung Matte führen und den Rücken dehnen

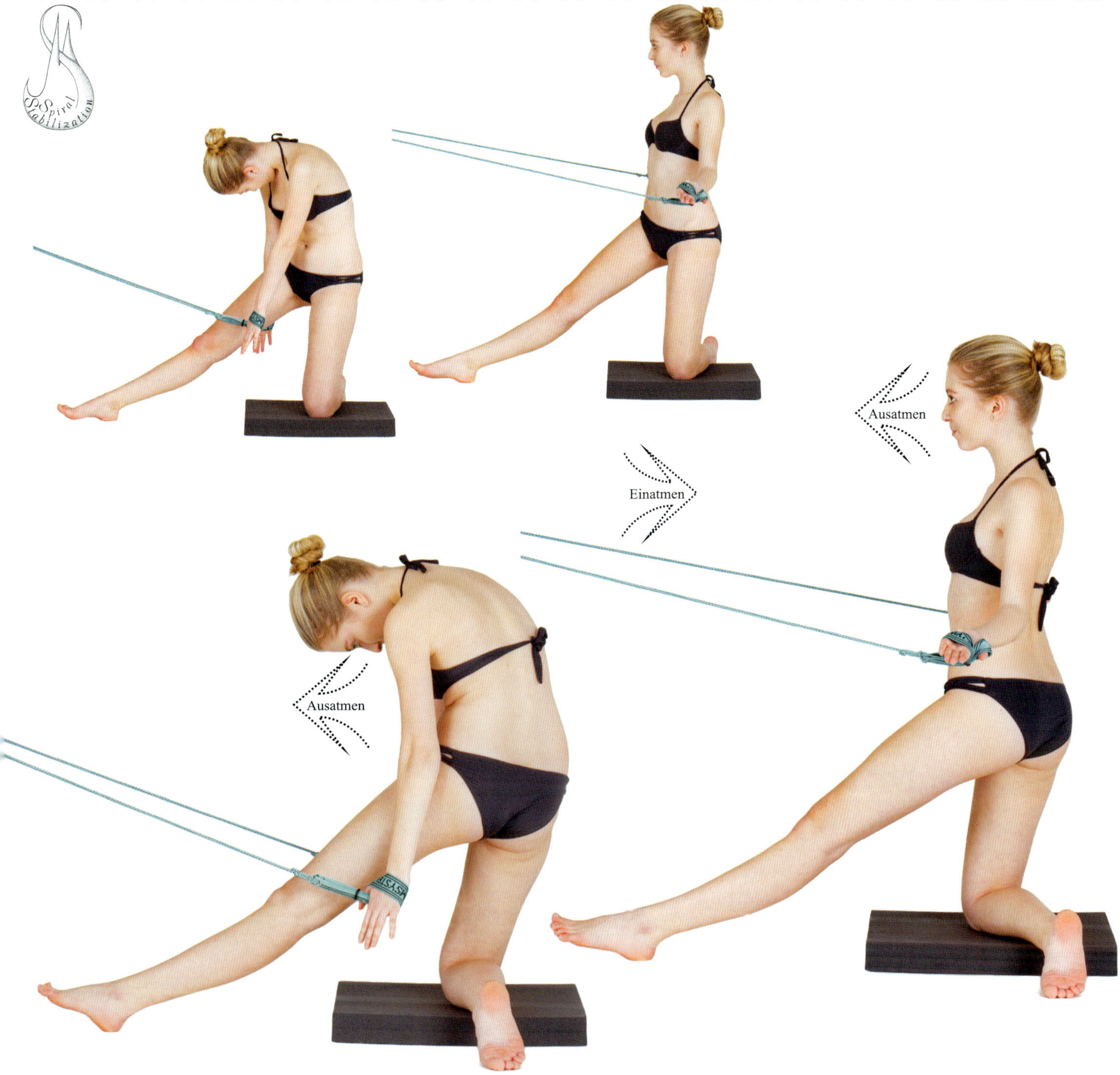

Einatmen

Ausatmen

Ausatmen

Ausgangsposition
- Im Kniestand mit der Stirn zur Seilbefestigung.
- Das linke Bein ist nach vorn gestreckt und im Knie durchgedrückt.
- Die Arme zeigen zum Knie des hinteren gebeugten Beins.
- Der Brustkorb bildet eine lange Kyphose (Katzenbuckel).
- Ausatmen.

Ausführung
- Die Übung beginnt mit der Anspannung der Gesäßmuskeln, dem Ausgleichen des Beckens und der Lendenlordose.
- Nach und nach gleichen wir den Körper zur vertikalen Achse aus.
- Einatmen.
- Wir ziehen die Ellenbogen nach hinten bis auf die hintere Rumpfebene.
- Die Handflächen zeigen nach oben (Supination).
- Die Schulterblätter lassen wir in Richtung Wirbelsäule gleiten und nach unten sinken.
- In den Unterbauch ausatmen.

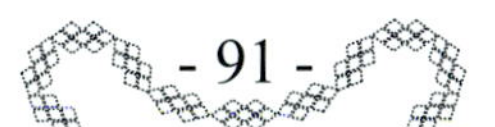

MUSKELGLEICHGEWICHT - BALANCE IM SCHULTER- UND BECKENGÜRTEL UND IM RUMPF

Muskelbalance ist die Voraussetzung für die spirale Stabilisation,
Muskeldysbalance verhindert die Aktivierung der spiralen Muskelketten

Muskelketten bestehen aus einer Verbindung von Muskeln, die strukturell und funktionell miteinander verknüpft sind.

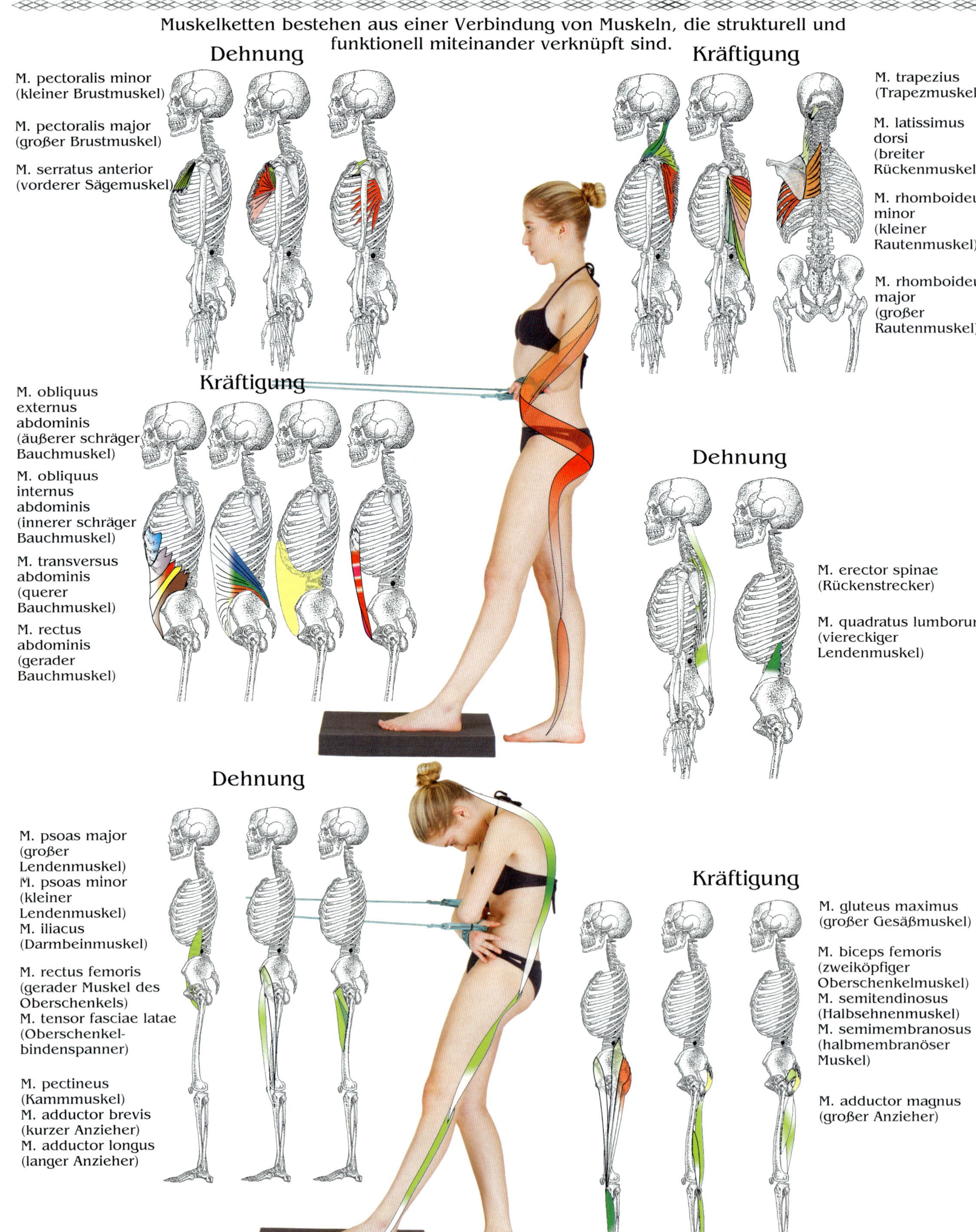

Stabilisation des Rumpfs, Kräftigung der Zwischenschulterblattmuskeln, der schrägen Bauchmuskeln, der Gesäßmuskeln und Dehnung der paravertebralen Muskulatur

(Muskeln, die sich entlang der Wirbelsäule befinden)

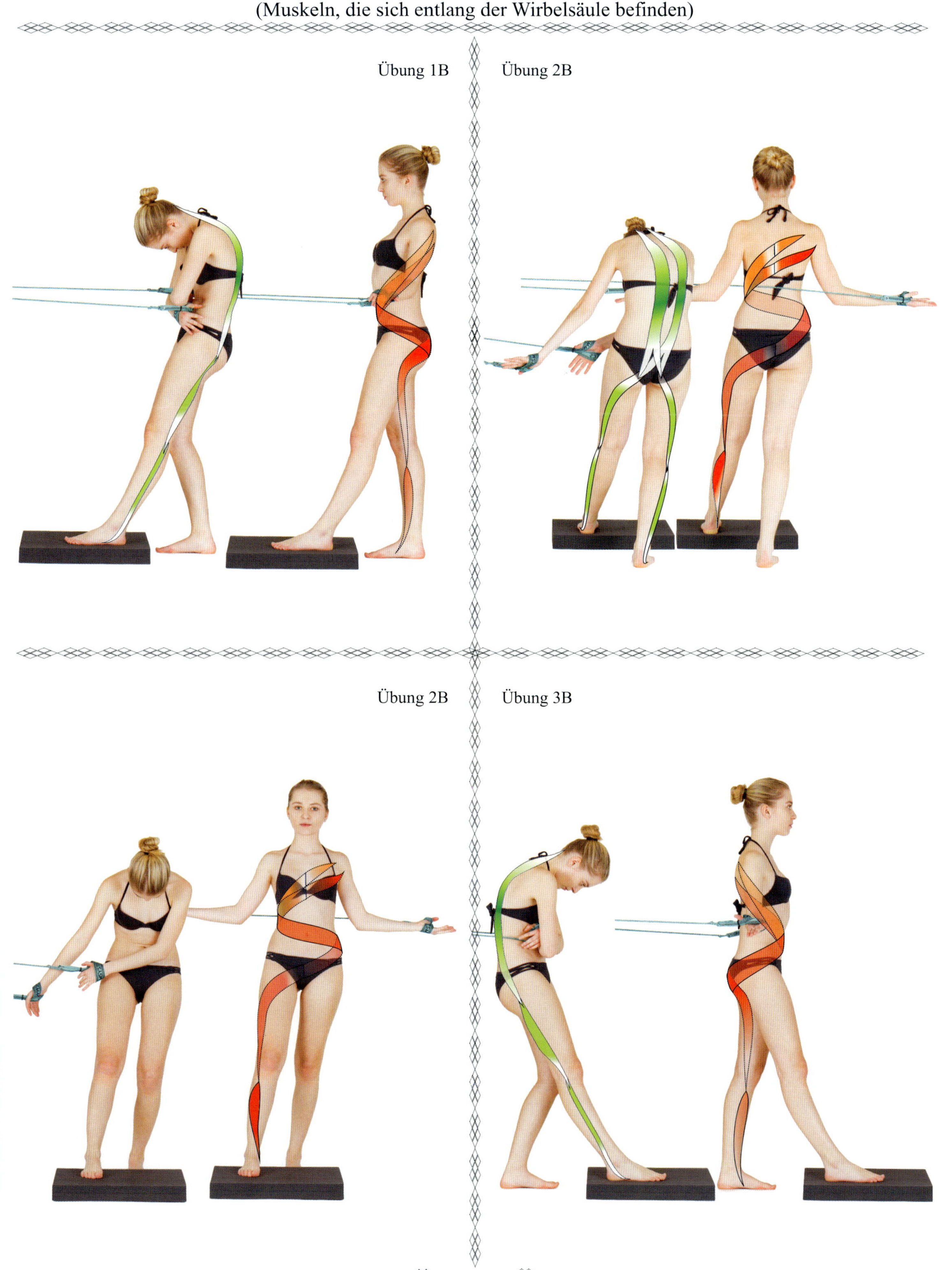

Stand mit der Stirn zur Seilbefestigung und einem Bein auf der Matte, das Seil mit beiden Armen nach hinten ziehen

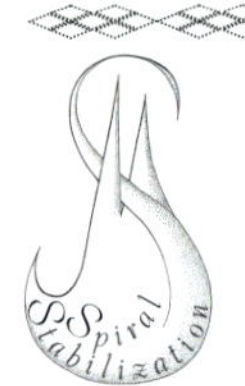

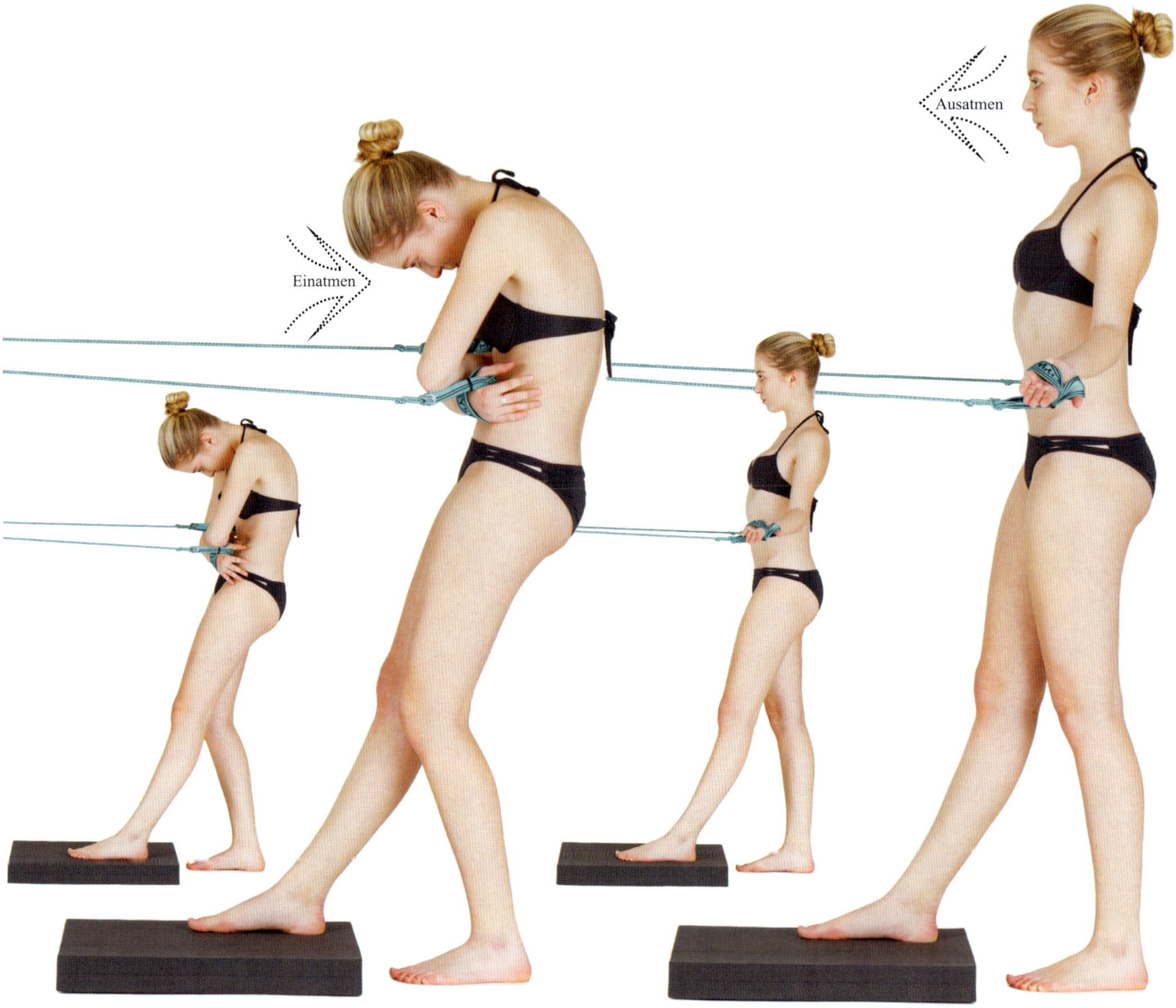

Einatmen

Ausatmen

Ausgangsposition

- Entspannter Stand mit der Stirn zur Seilbefestigung.
- Das gestreckte rechte Bein ruht auf der Matte.
- Das linke Bein ist im Knie gebeugt und bleibt hinten der Matte.
- Der Rücken bildet einen langen kyphotischen Bogen (Katzenbuckel).
- Einatmen.

Ausführung

- Die Übung beginnt mit der Anspannung der Gesäßmuskeln, dem Ausgleichen des Beckens und der Lendenlordose.
- Das hintere Bein wird gestreckt.
- Nach und nach nehmen wir einen zur mittleren Körperachse ausgeglichenen Stand ein.
- Wir ziehen die Ellenbogen nach hinten bis auf die hintere Rumpfebene.
- Am Bewegungsende zeigen die Handflächen nach oben (Supination).
- Die Schulterblattwinkel nähern sich der Wirbelsäule an und sinken leicht nach unten.
- In den Unterbauch ausatmen.

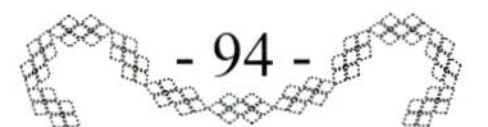

Stand mit einem Bein auf der Matte, das Seil mit einem Arm zur Seite ziehen

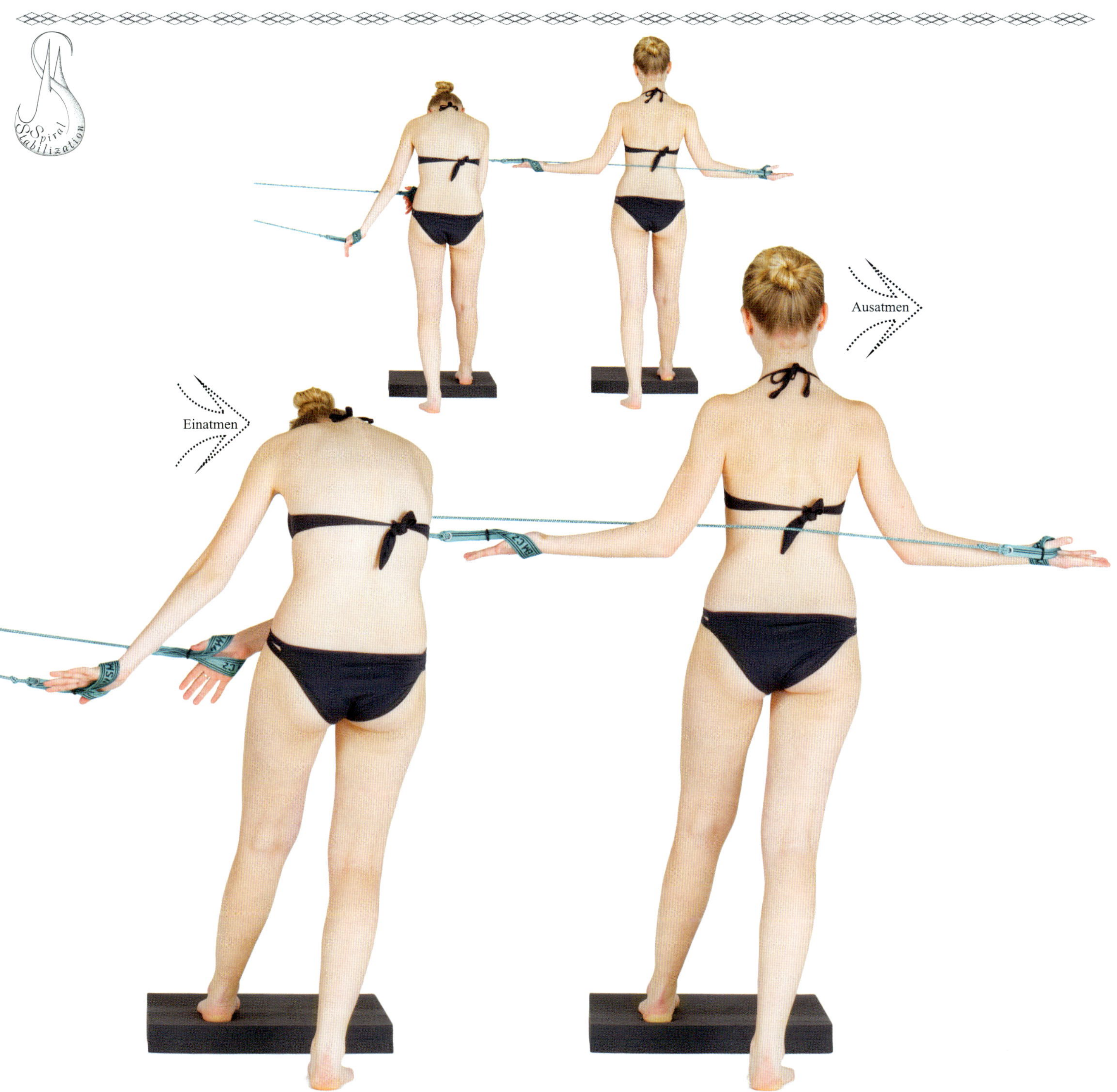

Ausgangsposition
- Entspannter Stand seitlich zur Seilbefestigung.
- Das gestreckte linke Bein ruht auf der Matte.
- Das rechte Bein ist im Knie gebeugt und bleibt hinten der Matte.
- Der Rücken bildet einen langen kyphotischen Bogen (Katzenbuckel).
- Einatmen.

Ausführung
- Die Übung beginnt mit der Anspannung der Gesäßmuskeln, dem Ausgleichen des Beckens und der Lendenlordose.
- Das rechte Bein wird gestreckt.
- Nach und nach nehmen wir einen zur mittleren Körpcrachse ausgeglichenen Stand ein.
- Jetzt wird der rechte Arm nach oben über den Kopf geführt und nach hinten geschoben. Der Unterarm wird horizontal ausgeglichen und rotiert, sodass die Handfläche nach oben zeigt.
- Die beiden Schulterblätter werden kräftigt in Richtung Wirbelsäule und nach unten gezogen.
- In den Unterbauch ausatmen.

Stand mit dem Rücken zur Seilbefestigung und einem Bein auf der Matte, die Arme nach hinten öffnen und die Schulterblätter zueinander ziehen

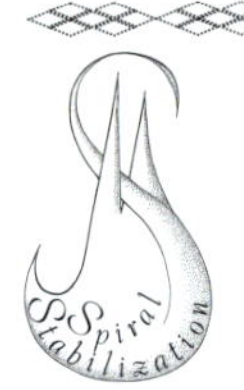

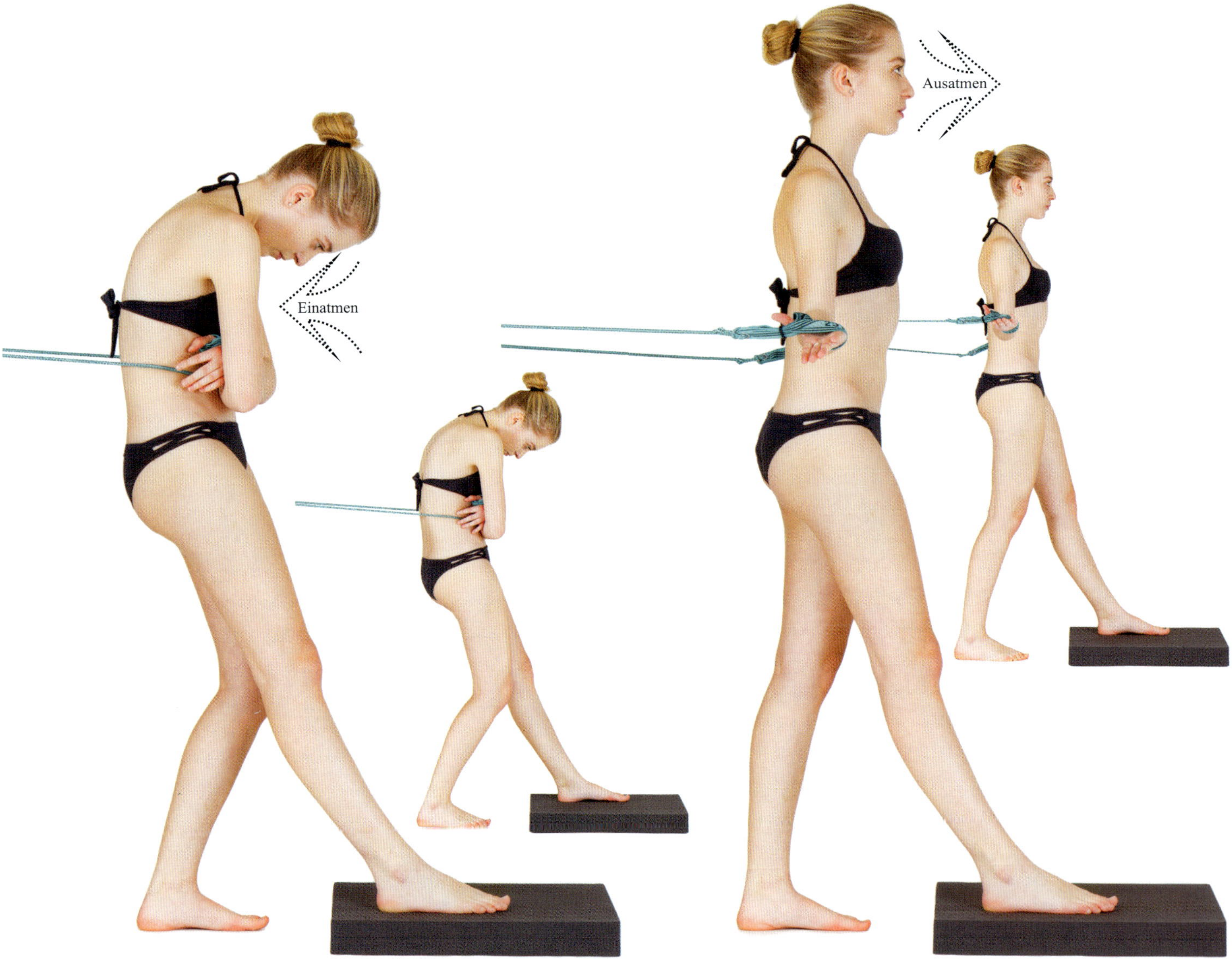

Einatmen

Ausatmen

Ausgangsposition

- Entspannter Stand mit dem Rücken zur Seilbefestigung.
- Das gestreckte rechte Bein ruht auf der Matte.
- Das linke Bein ist im Knie gebeugt und bleibt hinten der Matte.
- Der Rücken bildet einen langen kyphotischen Bogen (Katzenbuckel).
- Einatmen.

Ausführung

- Die Übung beginnt mit der Anspannung der Gesäßmuskeln, dem Ausgleichen des Beckens und der Lendenlordose.
- Das linke Bein wird gestreckt.
- Nach und nach nehmen wir einen zur mittleren Körperachse ausgeglichenen Stand ein.
- Wir ziehen die Ellenbogen nach hinten bis auf die hintere Rumpfebene.
- Am Bewegungsende zeigen die Handflächen nach oben (Supination).
- Die Schulterblattwinkel nähern sich der Wirbelsäule an und sinken leicht nach unten.
- In den Unterbauch ausatmen.

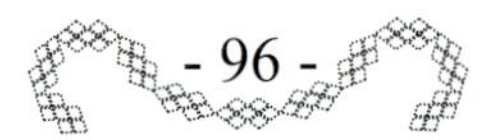

Stand seitlich zur Seilbefestigung, ein Bein bleibt vorn auf der Matte, das Seil mit einem Arm zur Seite ziehen

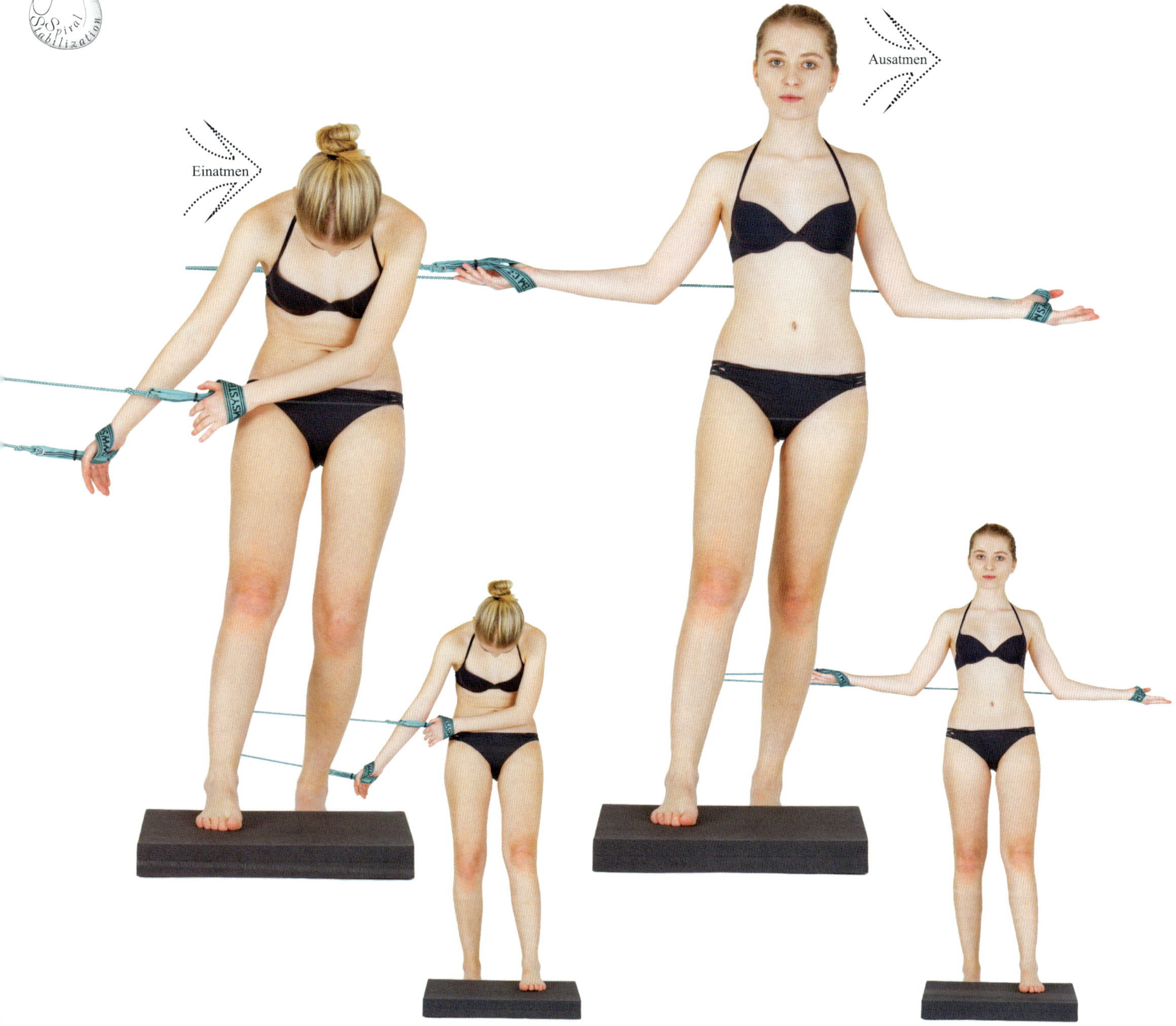

Einatmen

Ausatmen

Ausgangsposition
- Entspannter Stand, seiltlich zur Seitlbefestigung.
- Das gestreckte rechte Bein ist auf der Matte.
- Das linke Bein bleibt hinten der Matte und ist im Knie gebeugt.
- Der Rücken bildet einen langen kyphotischen Bogen (Katzenbuckel).
- Einatmen.

Ausführung
- Die Übung beginnt mit der Anspannung der Gesäßmuskulatur, dem Ausgleichen des Beckens und der Lendenlordose.
- Das linke Bein wird gestreckt.
- Nach und nach nehmen wir einen zur mittleren Körperachse ausgeglichenen Stand ein.
- Jetzt wird der linke Arm nach oben über den Kopf geführt und nach hinten geschoben. Der Unterarm wird horizontal ausgeglichen und rotiert, sodass die Handflächen nach oben zeigen.
- Die beiden Schulterblätter werden kräftigt in Richtung Wirbelsäule und nach unten gezogen.
- In den Unterbauch ausatmen.

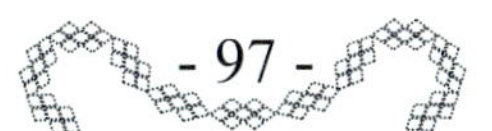

MUSKELGLEICHGEWICHT - BALANCE IM SCHULTER- UND BECKENGÜRTEL UND IM RUMPF

Muskelbalance ist die Voraussetzung für die spirale Stabilisation,
Muskeldysbalance verhindert die Aktivierung der spiralen Muskelketten

Muskelketten bestehen aus einer Verbindung von Muskeln, die strukturell und funktionell miteinander verknüpft sind.

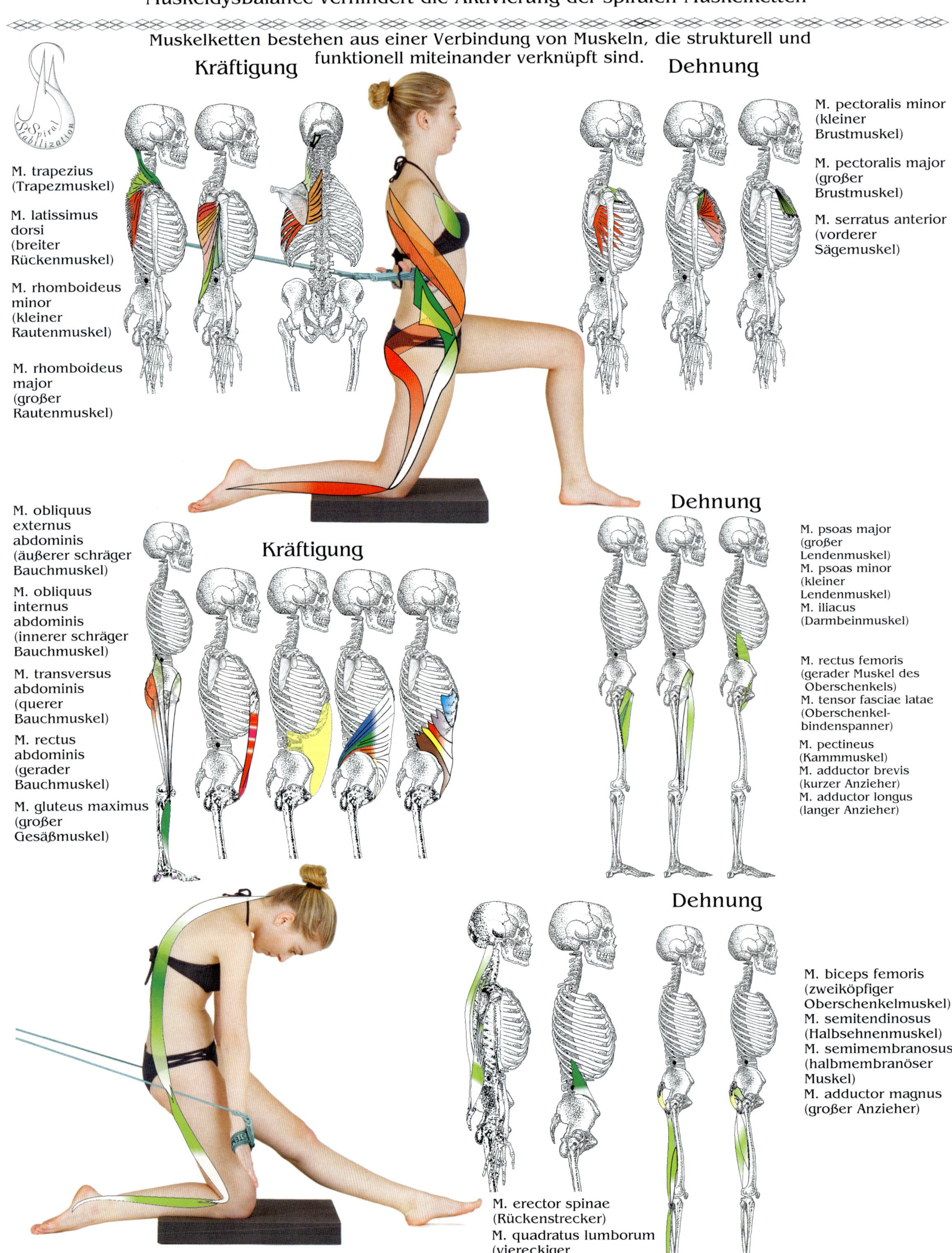

Stabilisation des Rumpfs, Kräftigung der Zwischenschulterblattmuskeln, der schrägen Bauchmuskeln, der Gesäßmuskeln und Dehnung der vorderen Muskelgruppe des Schulter- und Beckengürtels und des Rückens

Übung 4B1

Übung 4B2

Übung 4B4

Übung 4B3

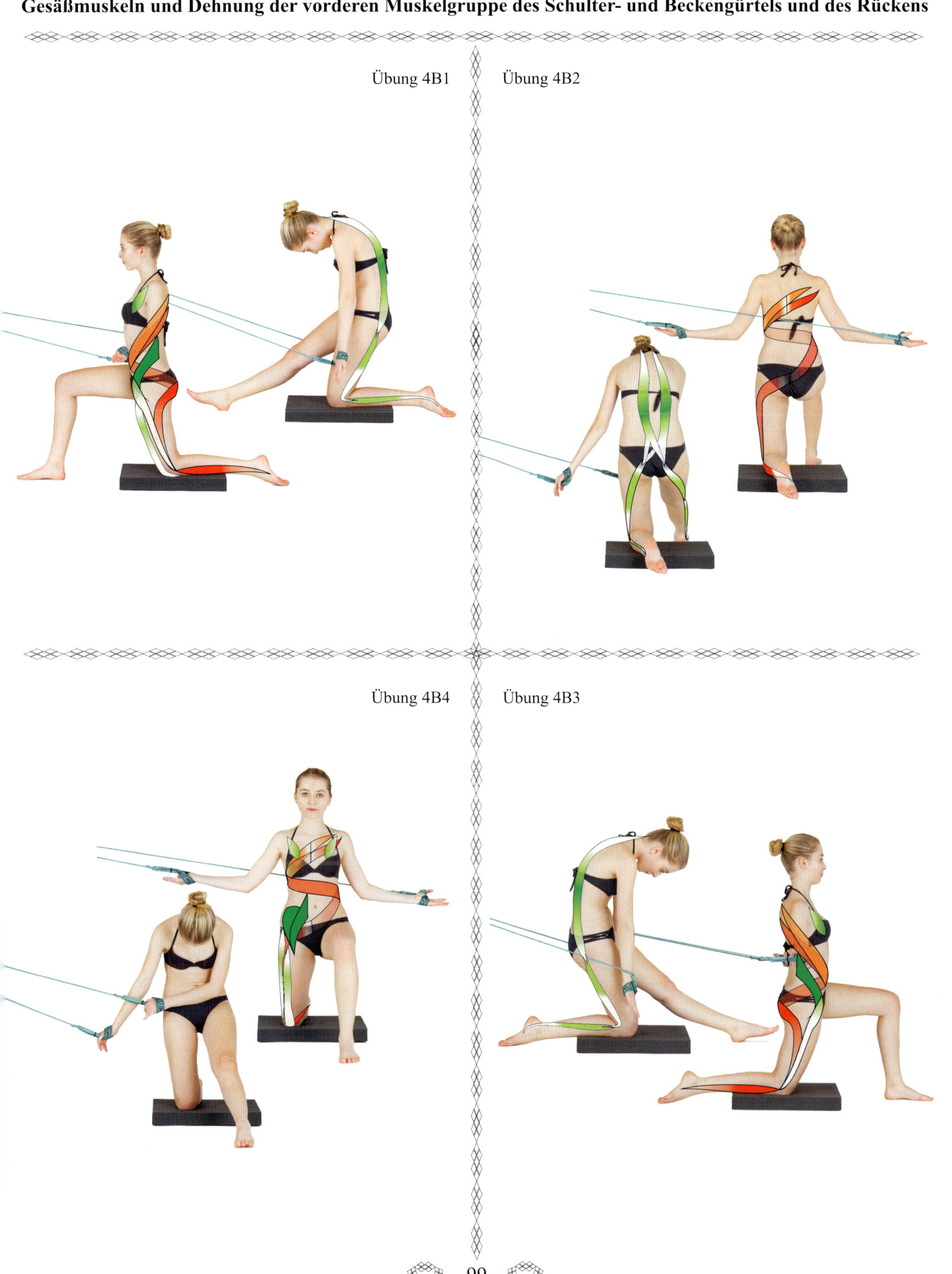

Im Kniestand auf einem Knie, mit der Stirn zur Seilbefestigung, die Arme nach hinten öffnen, die Schulterblätter zueinander ziehen und das Becken nach vorn drücken

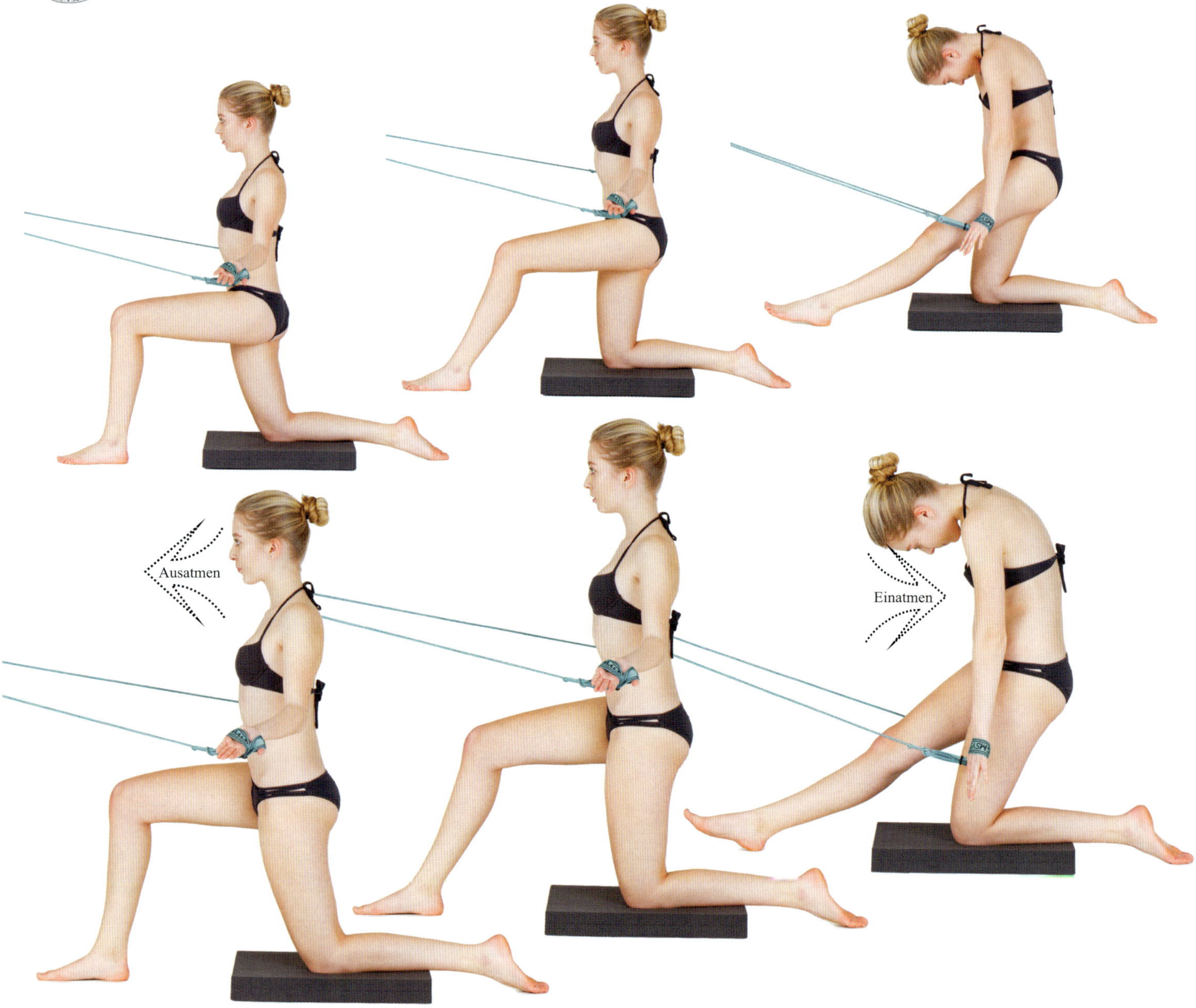

Ausgangsposition
- Wir knien auf linkem Knie mit der Stirn zur Seilbefestigung.
- Der Rücken bildet einen langen kyphotischen Bogen (Katzenbuckel).
- Die Arme sind gestreckt und zeigen zum knieenden Bein
- Einatmen.

Ausführung
- Die Übung beginnt mit der Anspannung der Gesäßmuskeln, dem Ausgleichen des Beckens und der Lendenlordose.
- Das linke Bein wird gestreckt.
- Nach und nach nehmen wir einen zur mittleren Körperachse ausgeglichenen Kniestand ein.
- Wir ziehen die Ellenbogen nach hinten bis auf die hintere Rumpfebene.
- Am Bewegungsende zeigen die Handflächen nach oben (Supination).
- Die Schulterblattwinkel nähern sich der Wirbelsäule an und sinken leicht nach unten.
- In den Unterbauch ausatmen.
- Das Becken wird waagerecht nach vorn gedrückt und gleichzeitig, leicht nach oben gehoben.

Im Kniestand auf einem Knie, mit der Stirn zur Seilbefestigung, die Arme nach hinten öffnen, die Schulterblätter zueinander ziehen und das Becken nach vorn drücken

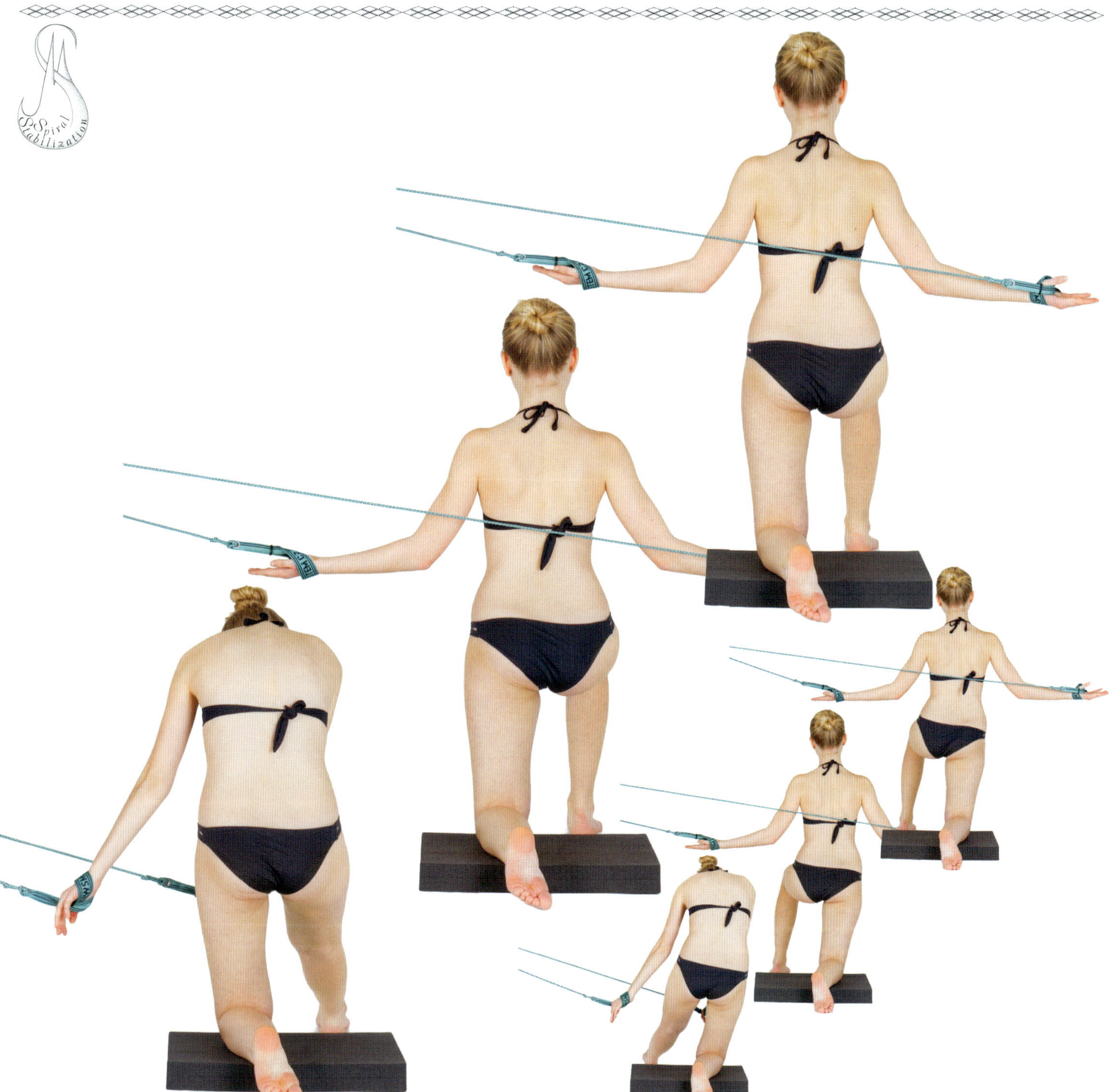

Ausgangsposition

- Wir knien auf linkem Knie mit der Stirn zur Seilbefestigung.
- Der Rücken bildet einen langen kyphotischen Bogen (Katzenbuckel).
- Die Arme sind gestreckt und zeigen zum knieenden Bein
- Einatmen.

Ausführung

- Die Übung beginnt mit der Anspannung der Gesäßmuskeln, dem Ausgleichen des Beckens und der Lendenlordose.
- Nach und nach nehmen wir einen zur mittleren Körperachse ausgeglichenen Kniestand ein.
- Der Arm nach oben über den Kopf führen und nach hinten schieben.
- Der Unterarm wird horizontal ausgeglichen und rotiert, sodass die Handflächen nach oben zeigen.
- Das rechte Schulterblatt wird kräftig in Richtung Wirbelsäule und nach unten gezogen.
- In den Unterbauch ausatmen.
- Das Becken wird waagerecht nach vorn gedrückt und gleichzeitig leicht nach oben gehoben.

Übung 4B3

Im Kniestand auf einem Knie, mit dem Rücken zur Seilbefestigung, die Arme nach hinten öffnen, die Schulterblätter zueinander ziehen und das Becken nach vorn drücken

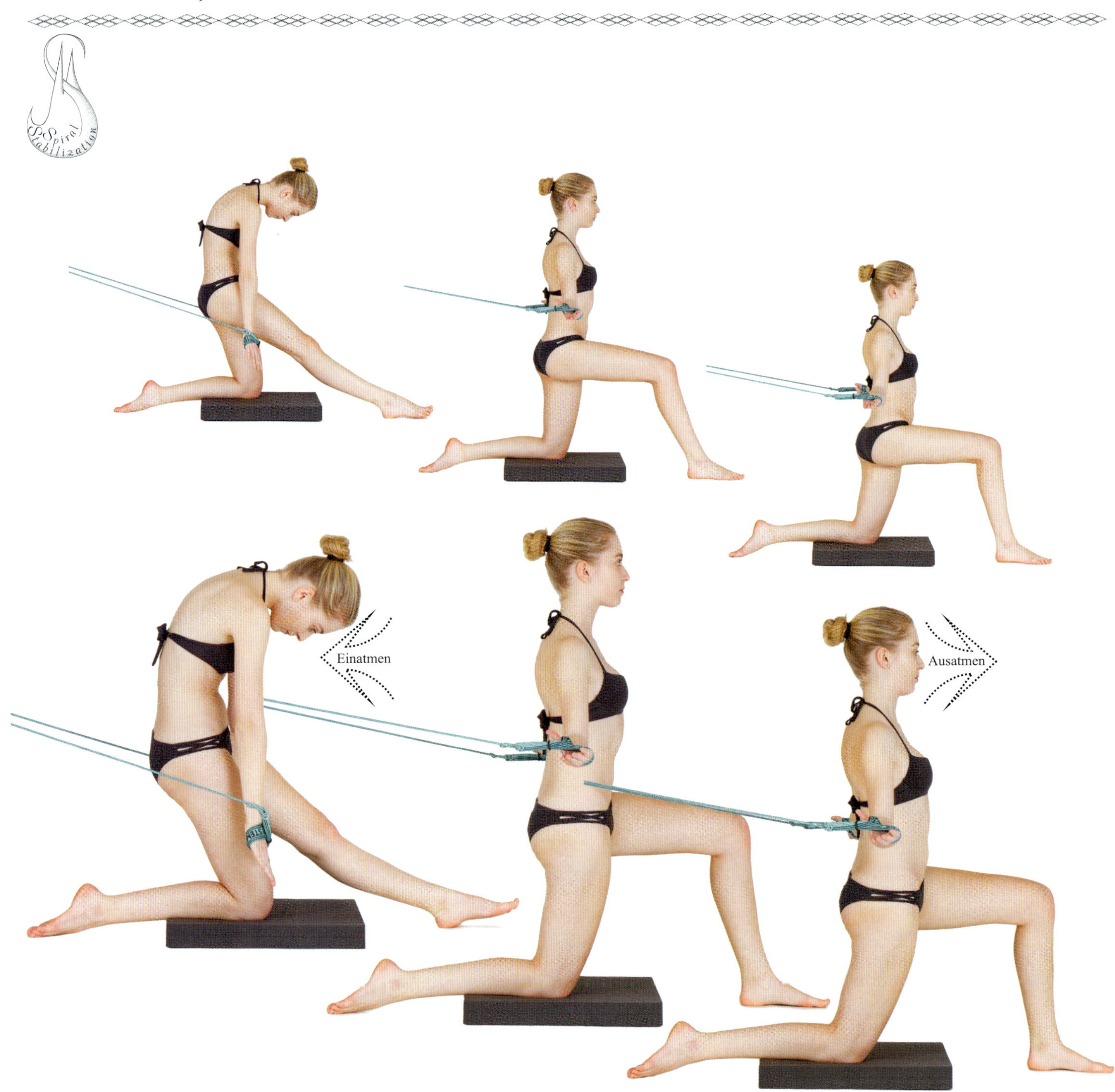

Ausgangsposition

- Wir knien auf rechtem Knie mit dem Rücken zur Seilbefestigung.
- Der Rücken bildet einen langen kyphotischen Bogen (Katzenbuckel).
- Die Arme sind gestreckt und zeigen zum knieenden Bein.
- Einatmen.

Ausführung

- Die Übung beginnt mit der Anspannung der Gesäßmuskeln, dem Ausgleichen des Beckens und der Lendenlordose.
- Nach und nach nehmen wir einen zur mittleren Körperachse ausgeglichenen Kniestand ein.
- Wir ziehen die Ellenbogen nach hinten bis auf die hintere Rumpfebene.
- Am Bewegungsende zeigen die Handflächen nach oben (Supination).
- Die Schulterblattwinkel nähern sich der Wirbelsäule an und sinken leicht nach unten.
- In den Unterbauch ausatmen.
- Das Becken wird waagerecht nach vorn gedrückt und gleichzeitig, leicht nach oben gehoben.

Im Kniestand auf einem Knie, seitlich zur Seilbefestigung, die Arme nach hinten öffnen, die Schulterblätter zueinander ziehen und das Becken nach vorn drücken

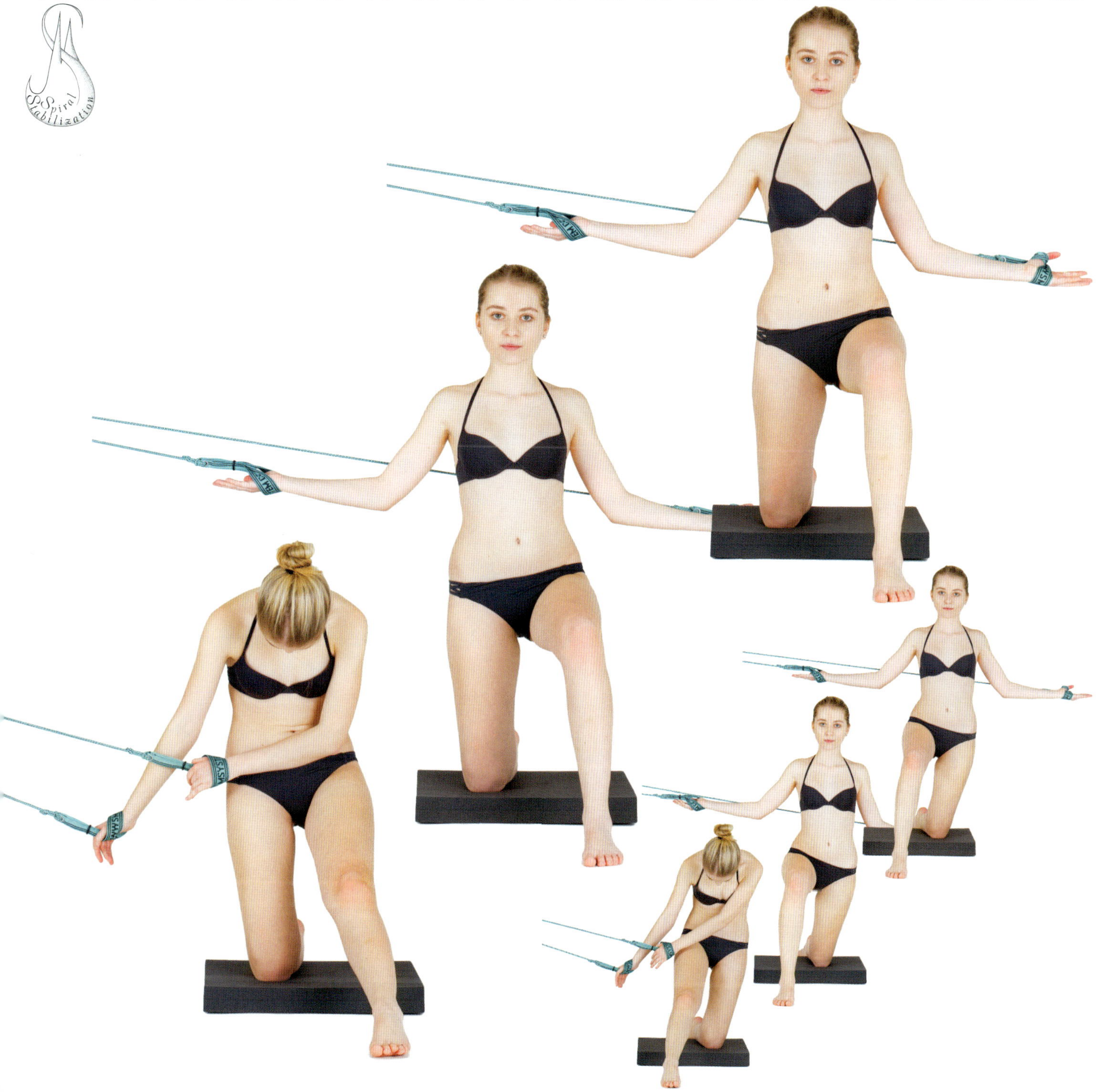

Ausgangsposition

- Wir knien auf rechtem Knie seitlich zur Seilbefestigung.
- Der Rücken bildet einen langen kyphotischen Bogen (Katzenbuckel).
- Die Arme sind gestreckt und zeigen zum knieenden Bein.
- Einatmen.

Ausführung

- Die Übung beginnt mit der Anspannung der Gesäßmuskeln, dem Ausgleichen des Beckens und der Lendenlordose.
- Nach und nach nehmen wir einen zur mittleren Körperachse ausgeglichenen Kniestand ein.
- Den Arm nach oben über den Kopf führen und nach hinten schieben.
- Der Unterarm wird horizontal ausgeglichen und rotiert, sodass die Handflächen nach oben zeigen.
- Die Schulterblätter werden kräftig in Richtung Wirbelsäule und nach unten gezogen.
- In den Unterbauch ausatmen.
- Das Becken wird waagerecht nach vorn gedrückt und gleichzeitig, leicht nach oben gehoben.

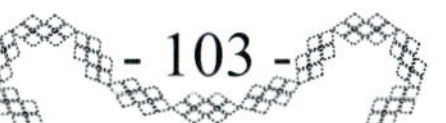

Übung 11, 12, 13, 14

MUSKELGLEICHGEWICHT - BALANCE IM SCHULTER- UND BECKENGÜRTEL UND IM RUMPF

Muskelbalance ist die Voraussetzung für die spirale Stabilisation,
Muskeldysbalance verhindert die Aktivierung der spiralen Muskelketten

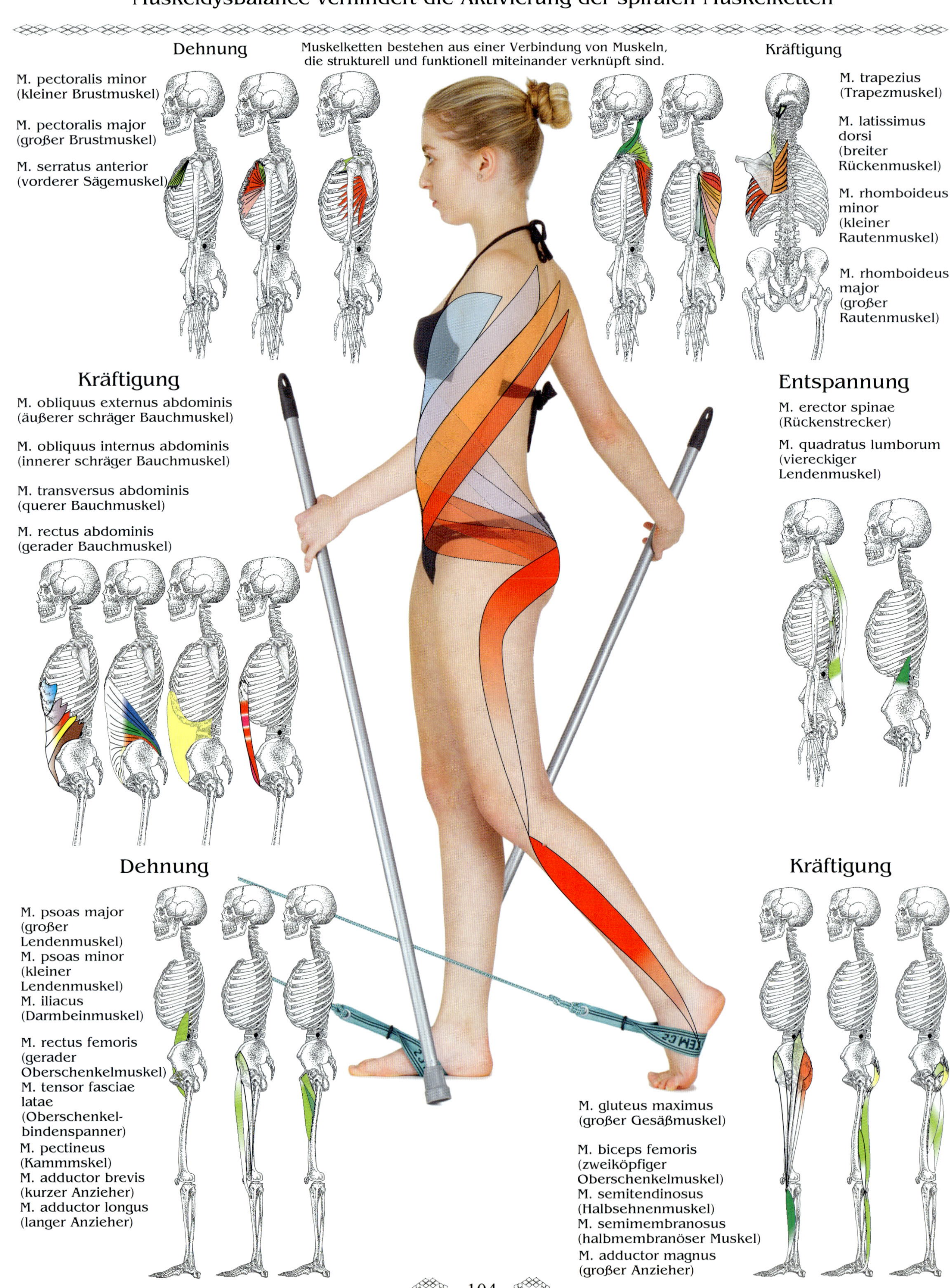

Stabilisation des Rumpfs, Kräftigung der Zwischenschulterblattmuskeln, der schrägen Bauchmuskeln, der Gesäßmuskeln und Dehnung der vorderen Muskelgruppe des Schultergürtels und des Rückens.

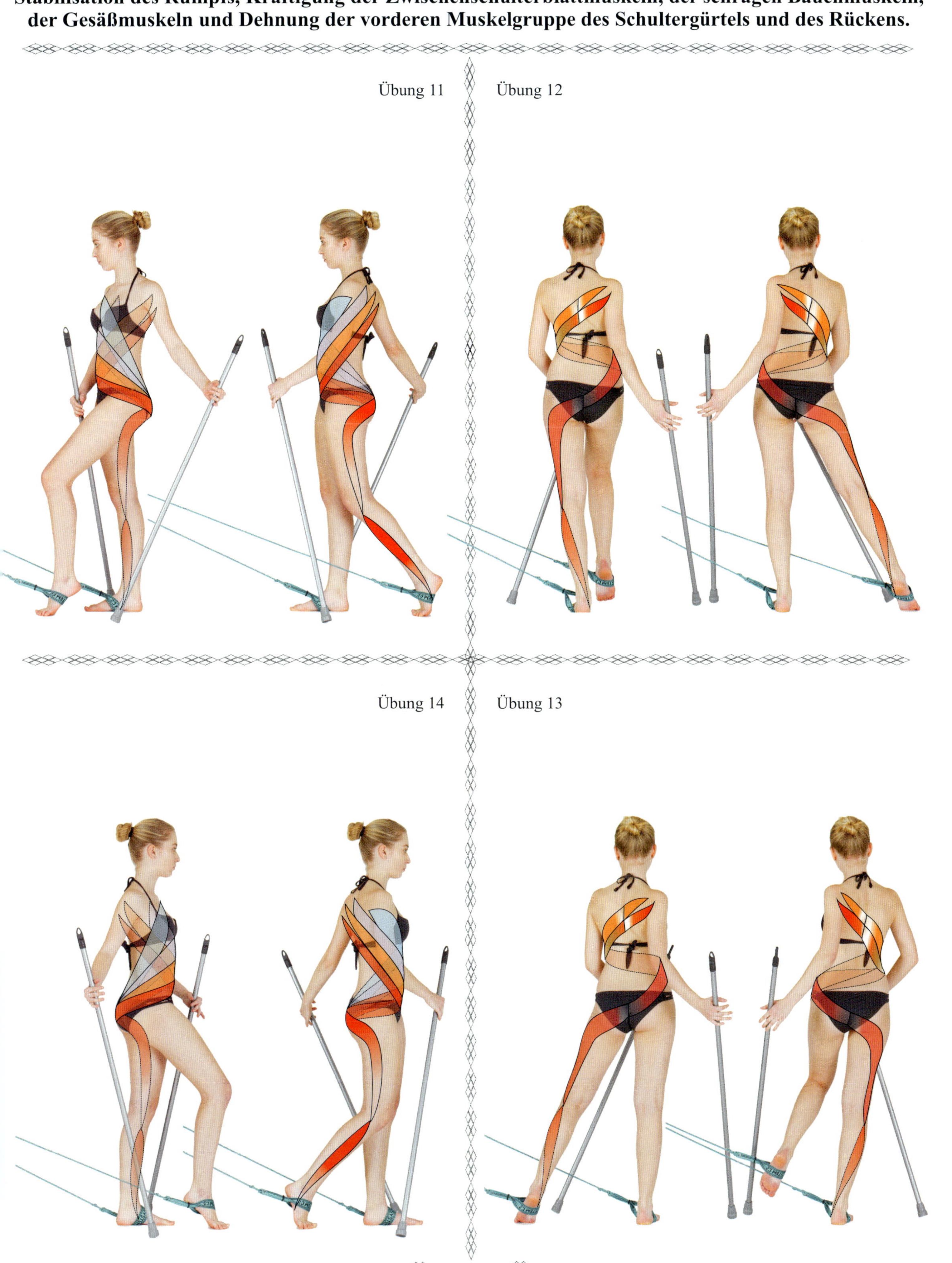

Stand auf einem Bein mit der Stirn zur Seilbfestigung, kreuzweise ausgeführtes Ziehen des Arms und des Beins nach hinten

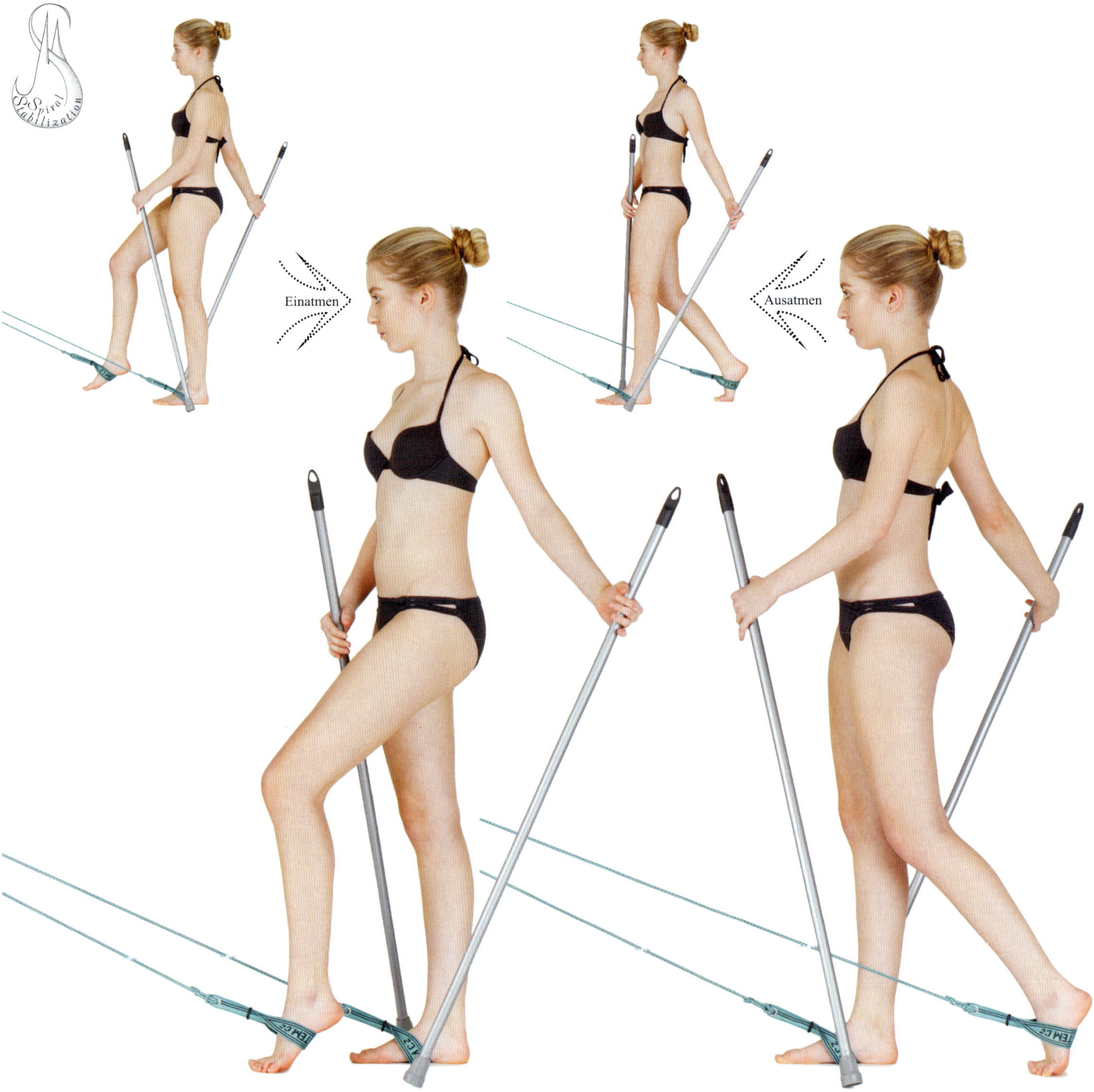

Einatmen

Ausatmen

Ausgangsposition

- Entspannter Stand auf dem rechten Bein mit der Stirn zur Seilbefestigung.
- Das linke Bein und der rechte Arm werden nach vorn geführt.
- Einatmen.

Ausführung

- Die Übung beginnt mit der Anspannung der Gesäßhälfte oberhalb des rechten Standbeins, dem Ausgleichen des Beckens und der Lendenwirbelsäule.
- Jetzt nehmen wir einen zur mittleren Körperachse ausgeglichenen Stand ein.
- Das linke Bein bewegt sich nach hinten und stützt sich am Boden ab.
- Am Übungsende wird die gesamte Gesäßmuskulatur kräftig angespannt.
- In den Unterbauch ausatmen.

Stand auf einem Bein seitlich zur Seilbefestigung, das rechte Bein wird zur Seite gestreckt. Gegenbewegung der Arme

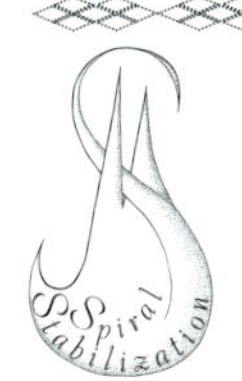

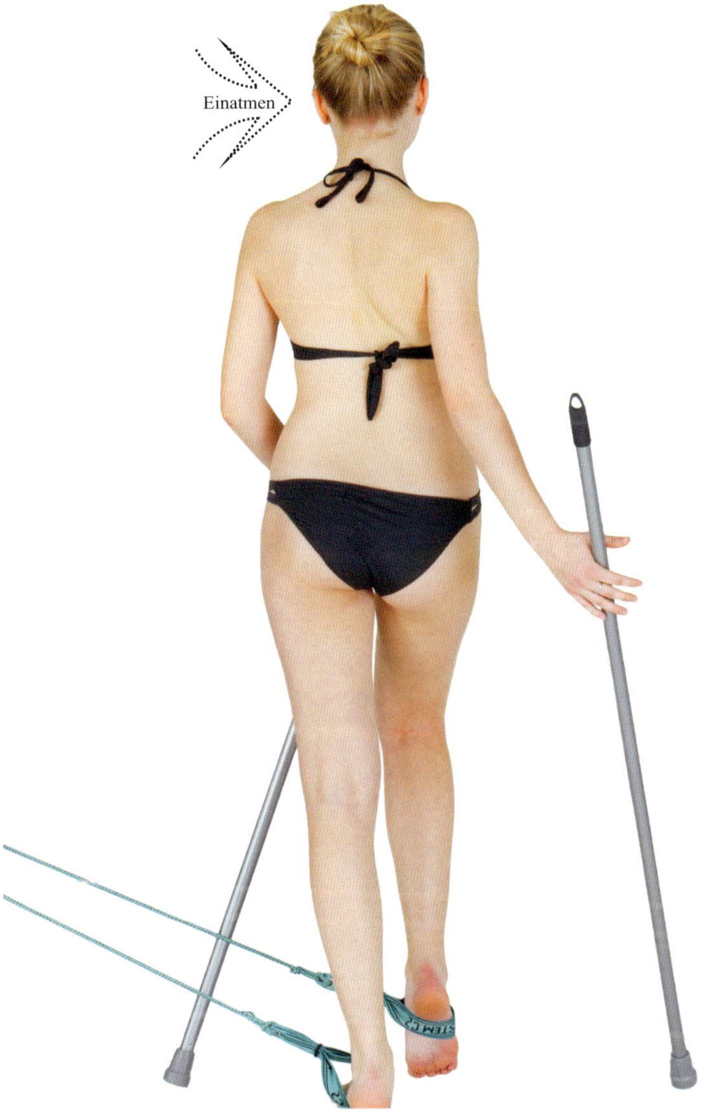

Einatmen

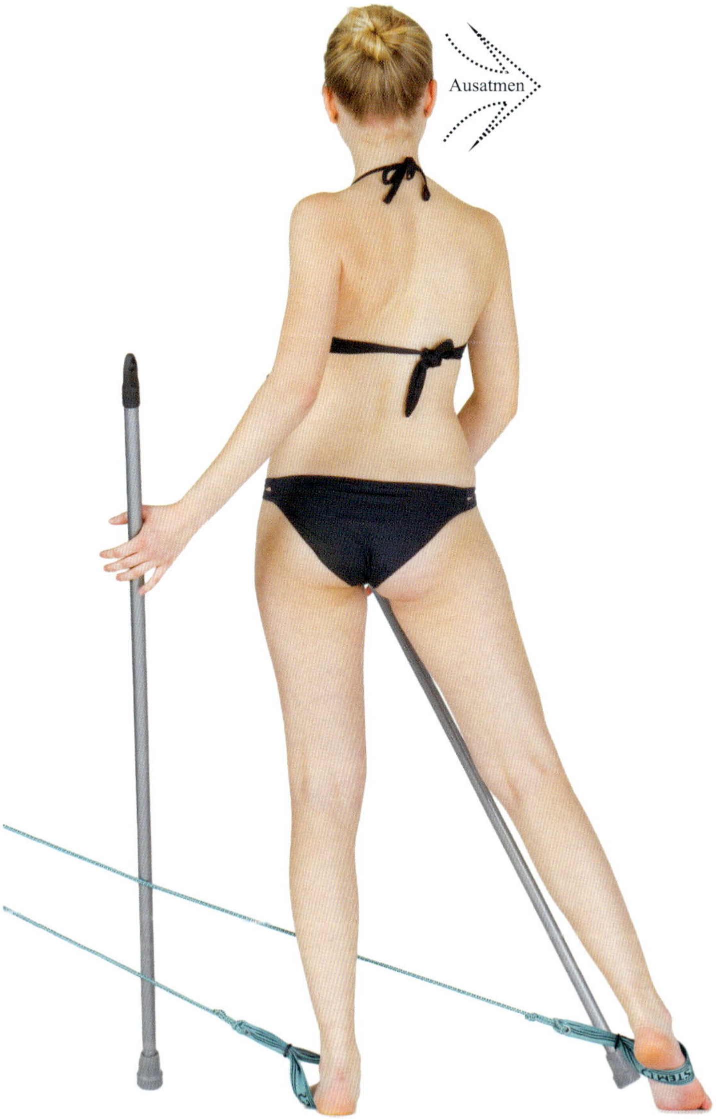

Ausatmen

Ausgangsposition
- Stand seitlich zur Seilbefestigung.
- Das linke Bein ist Standbein.
- Das rechte Bein und der linke Arm werden nach vorn geführt.
- Einatmen.

Ausführung
- Die Übung beginnt mit der Anspannung der Gesäßhälfte oberhalb des linken Standbeins, dem Ausgleichen des Beckens und der Lendenwirbelsäule.
- Jetzt nehmen wir einen zur mittleren Körperachse ausgeglichenen Stand ein.
- Das rechte Bein bewegt sich zur Seite und stützt sich am Boden ab.
- Der linke Arm bewegt sich nach hinten.
- Am Übungsende wird die gesamte Gesäßmuskulatur kräftig angespannt.
- In den Unterbauch ausatmen.

Stand auf einem Bein seitlich zur Seilbefestigung, das Bein zum Körper ziehen. Gegenbewegung der Arme

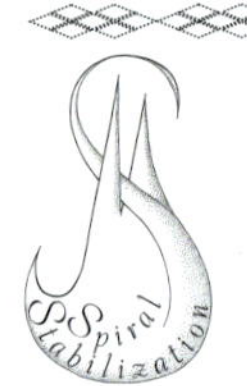

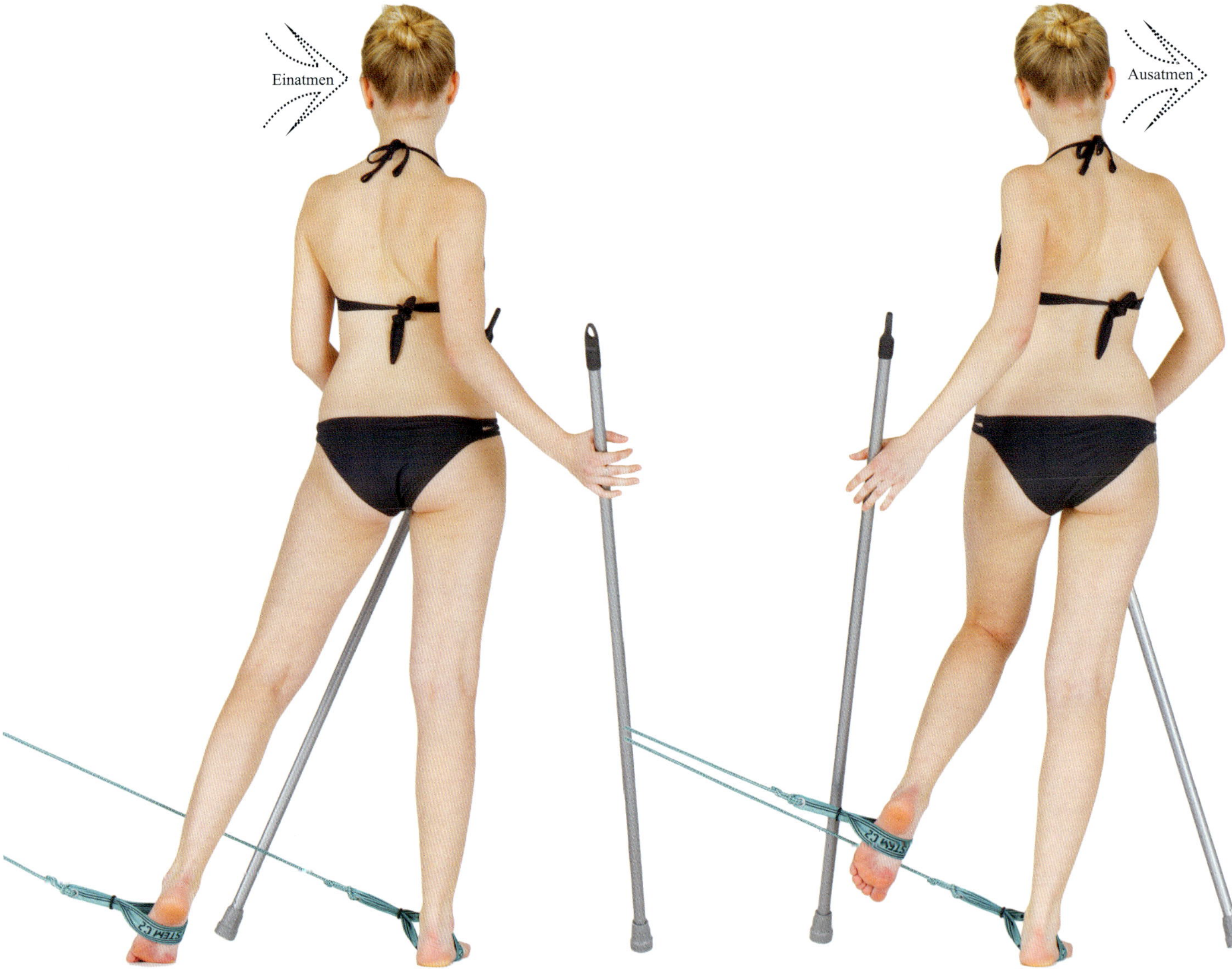

Einatmen

Ausatmen

Ausgangsposition

- Stand auf rechtem Bein seitlich zur Seilbefestigung.
- Das linke Bein wird zur Seite geführt.
- Der linke Arm ist vorne.
- Einatmen.

Ausführung

- Die Übung beginnt mit der Anspannung der Gesäßhälfte oberhalb des rechten Standbeins, dem Ausgleichen des Beckens und der Lendenwirbelsäule.
- Jetzt nehmen wir einen zur mittleren Körperachse ausgeglichenen Stand ein.
- Das linke Bein bewegt sich in Richtung Körpermitte.
- Der linke Arm wird zur hinteren Körperseite geführt.
- Am Übungsende wird die gesamte Gesäßmuskulatur kräftig angespannt.
- In den Unterbauch ausatmen.

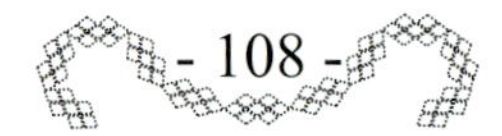

Stand auf einem Bein mit dem Rücken zur Seilbefestigung das Bein und der gegenüberliegende Arm gleichzeitig nach hinten führen - wechseln

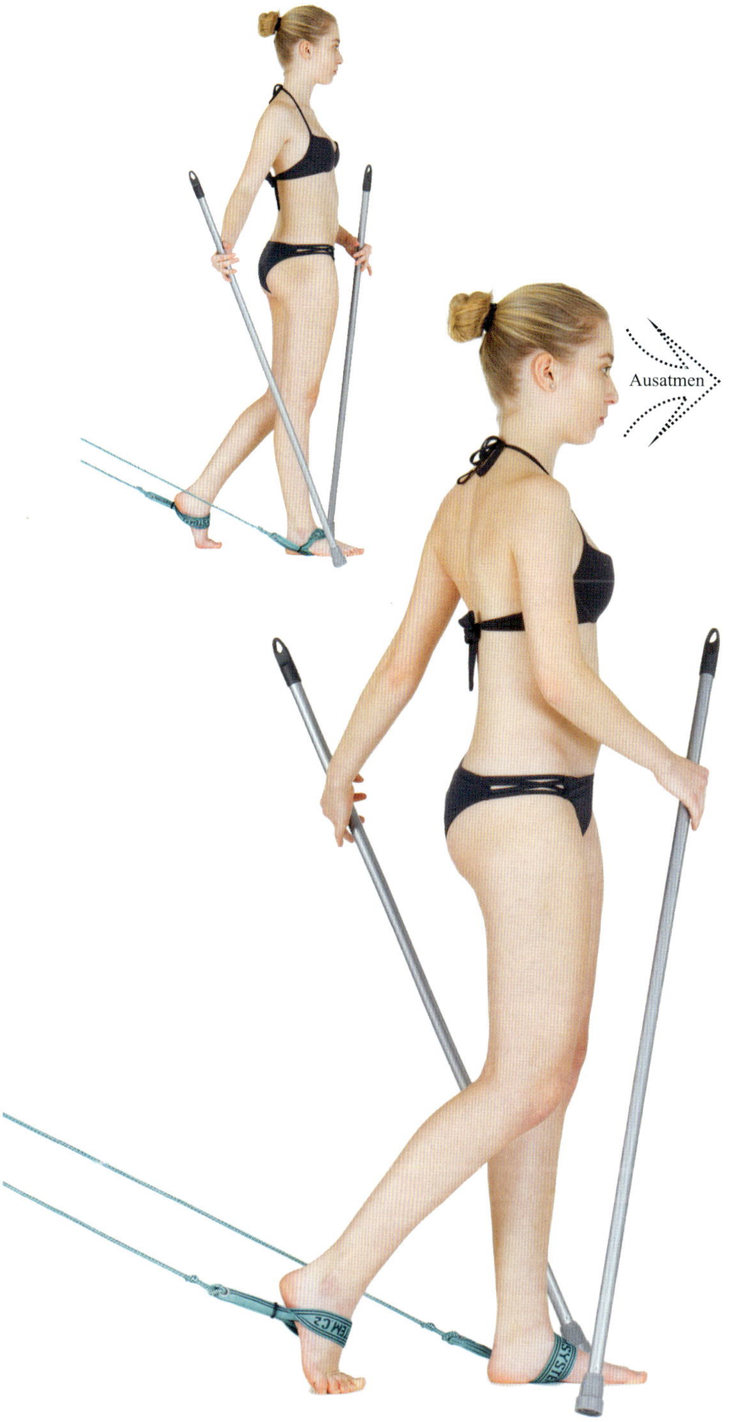

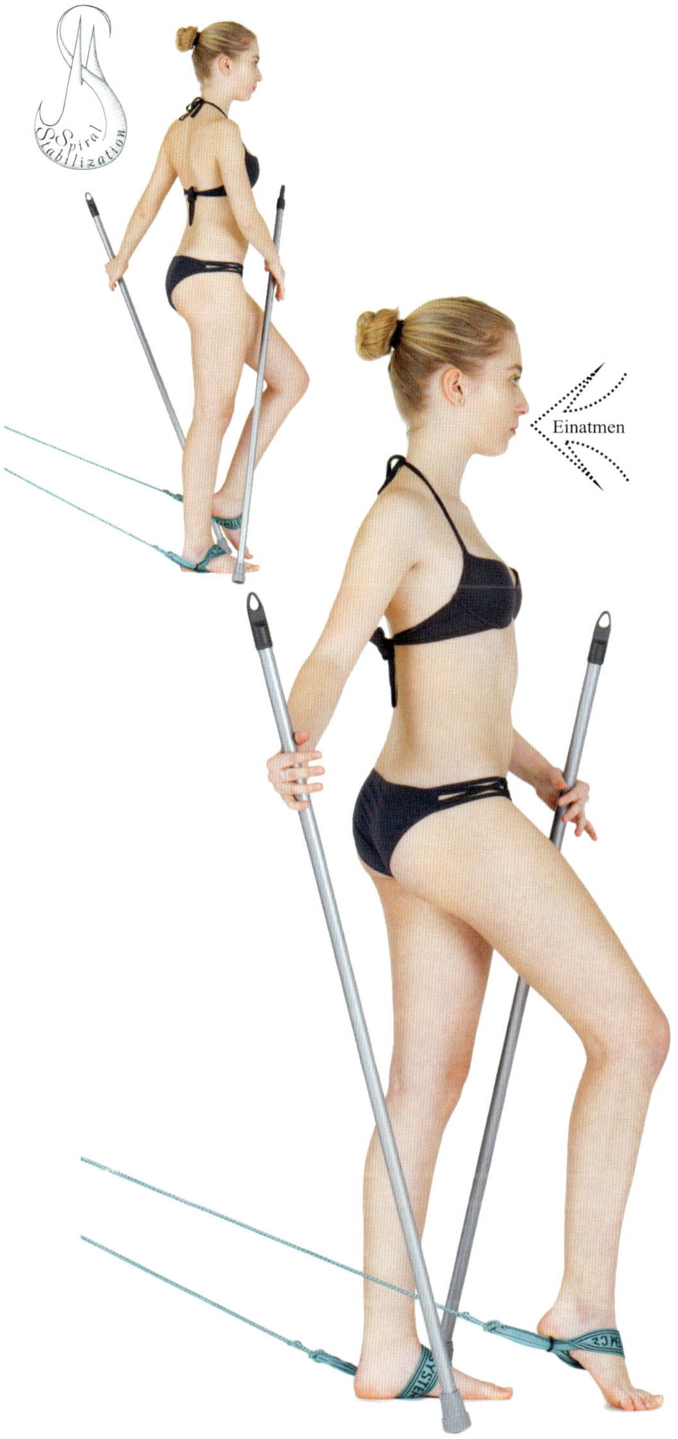

Ausgangsposition

- Entspannter Stand auf linkem Bein mit dem Rücken zur Seilbefestigung.
- Das rechte Bein und der linke Arm sind vorne.
- Einatmen.

Ausführung

- Die Übung beginnt mit der Anspannung der Gesäßhälfte oberhalb des linken Standbeins, dem Ausgleichen des Beckens und der Lendenwirbelsäule.
- Jetzt nehmen wir einen zur mittleren Körperachse ausgeglichenen Stand ein.
- Das rechte Bein bewegt sich nach hinten und stützt sich am Boden ab.
- Der linke Arm wird zur hinteren Körperseite geführt.
- Am Übungsende wird die gesamte Gesäßmuskulatur kräftig angespannt.
- In den Unterbauch ausatmen.

MUSKELGLEICHGEWICHT - BALANCE IM SCHULTER- UND BECKENGÜRTEL UND IM RUMPF

Muskelbalance ist die Voraussetzung für die spirale Stabilisation,
Muskeldysbalance verhindert die Aktivierung der spiralen Muskelketten

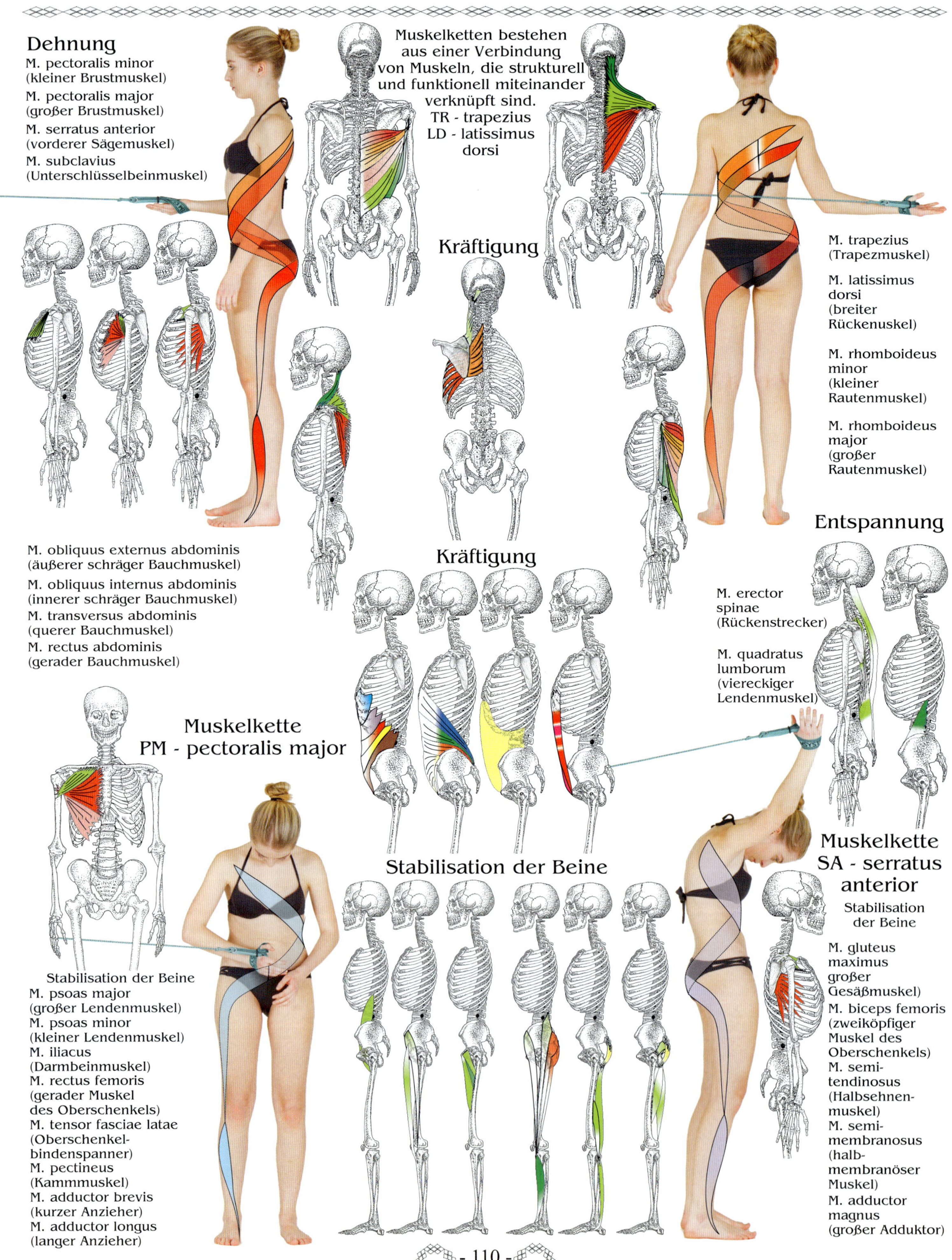

Stabilisation des Rumpfs, Kräftigung der Zwischenschulterblattmuskeln, der Brustmuskeln, der schrägen Bauchmuskeln, der Sägemuskeln, der Gesäßmuskeln und Dehnung des Rückens

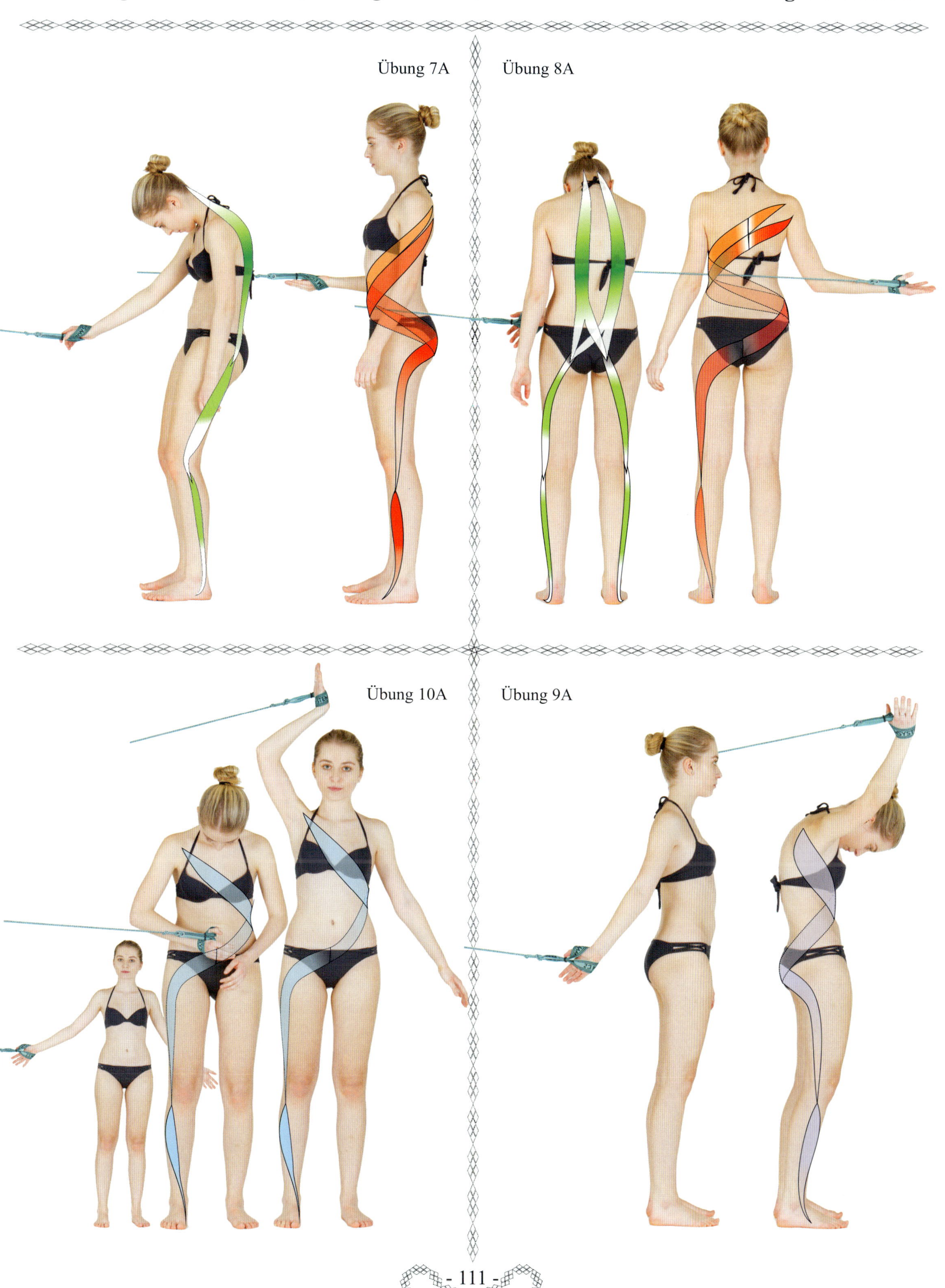

Stand auf beiden Beinen mit der Stirn zur Seilbefestigung, das Seil mit einem Arm nach hinten ziehen

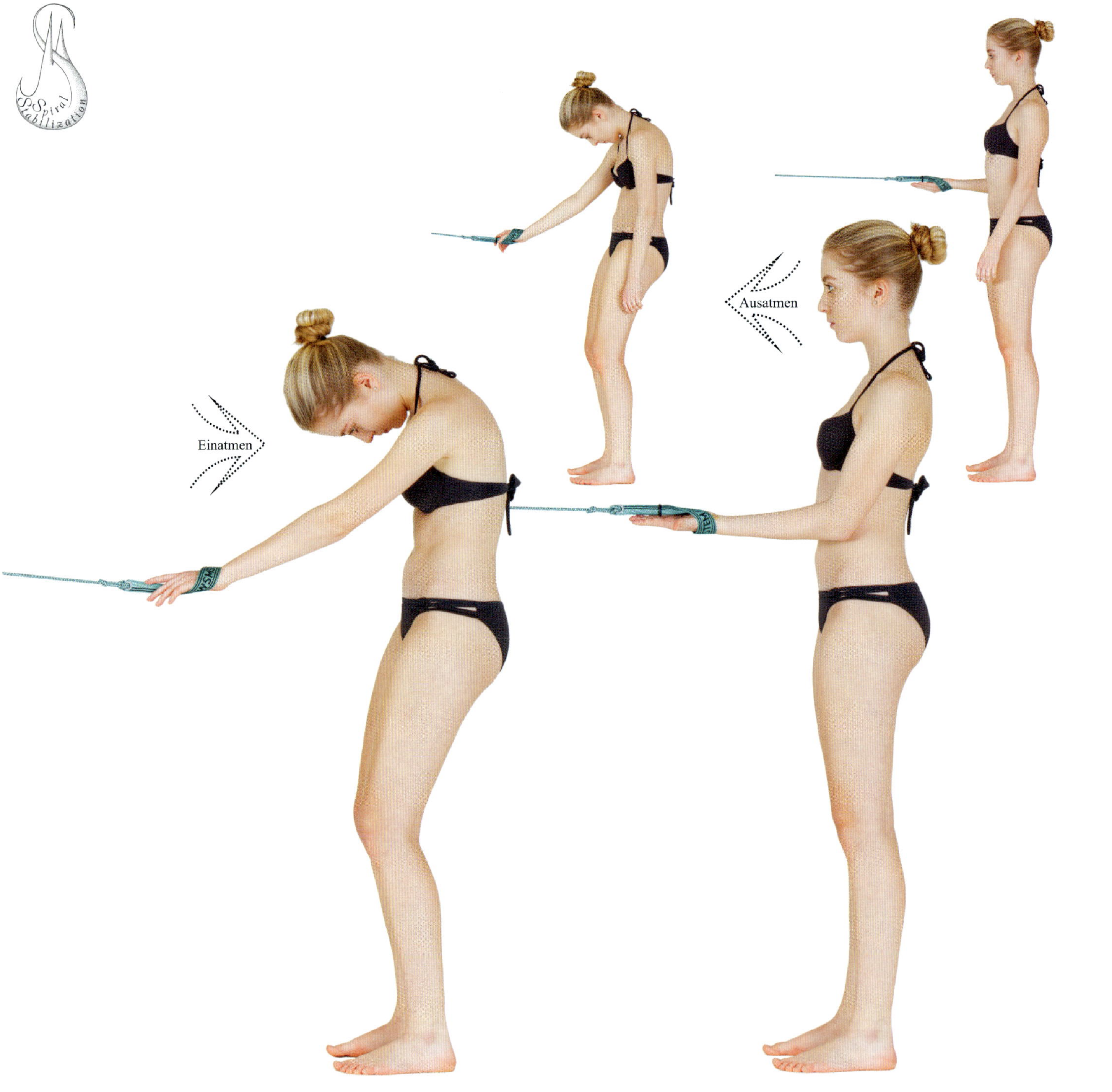

Einatmen

Ausatmen

Ausgangsposition
- Entspannter Stand mit der Stirn zur Seilbefestigung.
- Der Rücken bildet einen langen kyphotischen Bogen (Katzenbuckel).
- Die Beine sind leicht gebeugt.
- Der linke Arm ist locker nach vorne gestreckt.
- Einatmen.

Ausführung
- Die Übung beginnt mit der Anspannung der Gesäßmuskulatur, dem Ausgleichen des Beckens und der Lendenlordose.
- Nach und nach nehmen wir einen zur mittleren Körperachse ausgeglichenen Stand ein.
- Der linke Ellenbogen wird nach hinten bis zur hinteren Rumpfebene geführt.
- Am Bewegungsende zeigt die Handfläche nach oben (Supination).
- Der linke Schulterblattwinkel nähert der Wirbelsäule an und sinkt leicht nach unten.
- In den Unterbauch ausatmen.
- Die Übung mit dem rechten Arm wiederholen.

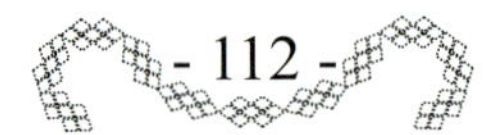

Stand auf beiden Beinen seitlich zur Seilbefestigung, das Seil mit einem Arm zur Seite ziehen

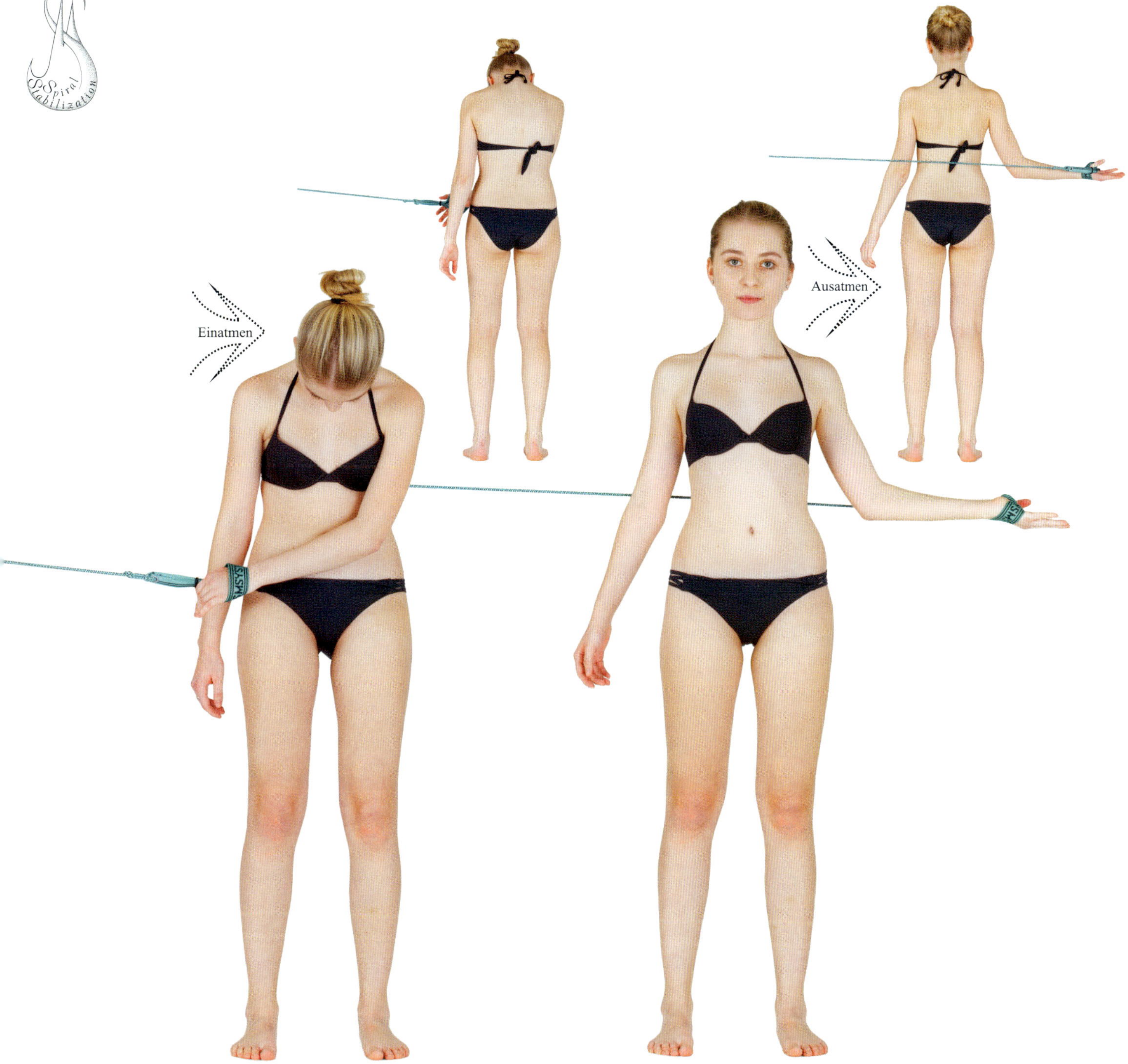

Ausgangsposition
- Entspannter Stand seitlich zur Seilbefestigung.
- Der Rücken bildet einen langen kyphotischen Bogen (Katzenbuckel).
- Die Beine sind leicht gebeugt.
- Der linke Arm ist locker nach vorn zur linken Seite gestreckt.
- Einatmen.

Ausführung
- Die Übung beginnt mit der Anspannung der Gesäßmuskeln, dem Ausgleichen des Beckens und der Lendenlordose.
- Nach und nach nehmen wir einen zur mittleren Körperachse ausgeglichenen Stand ein.
- Der linke Arm nach oben über den Kopf führen und nach hinten schieben.
- Der Unterarm wird horizontal ausgeglichen und rotiert, sodass die Handfläche nach oben zeigt.
- Das Schulterblatt wird kräftig in Richtung Wirbelsäule und nach unten gezogen.
- In den Unterbauch ausatmen.
- Die Übung mit dem rechten Arm wiederholen.

Stand auf beiden Beinen mit dem Rücken zur Seilbefestigung, ein Arm kreist nach vorn

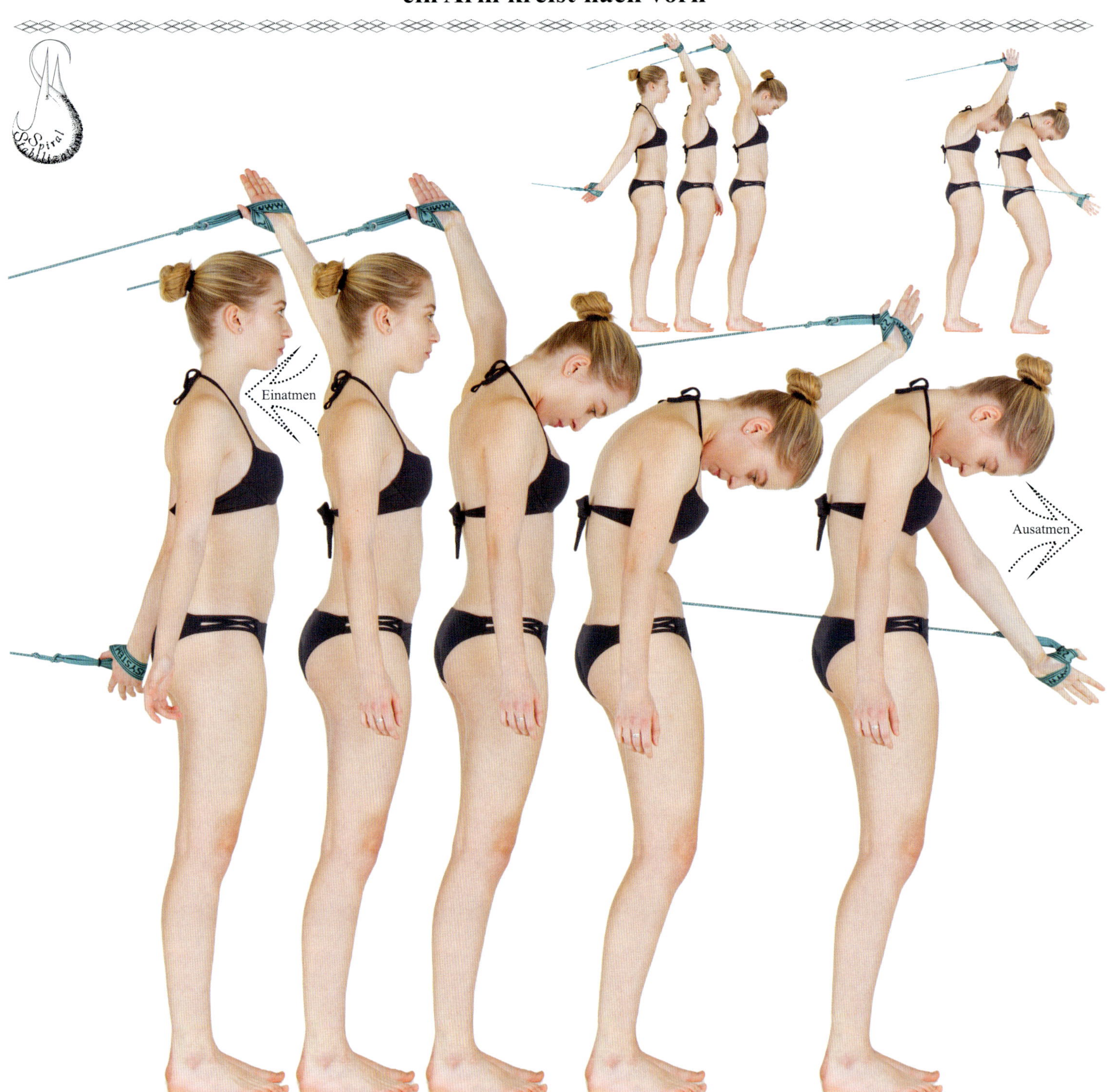

Ausgangsposition
- Entspannter Stand mit dem Rücken zur Seilbefestigung.
- Einatmen.

Ausführung
- Die Übung beginnt mit der Anspannung der Gesäßmuskeln, dem Ausgleichen des Beckens und der Lendenlordose.
- Jetzt nehmen wir einen zur mittleren Körperachse ausgeglichenen Stand ein.
- Der linke Arm wird zuerst nach hinten und dann nach oben über den Kopf geführt.
- Der Kopf wird nach unten abgerollt und der Rumpf in Richtung Becken geführt.
- Der Rücken bildet einen langen kyphotischen Bogen (Katzenbuckel).
- Der Arm langsam nach unten führen.
- Die Beine sind leicht gebeugt.
- In den Unterbauch ausatmen.
- Die Übung mit dem rechten Arm wiederholen.

Stand auf beiden Beinen seitlich zur Seilbefestigung, das Seil mit einem Arm nach vorn zur Körpermitte führen

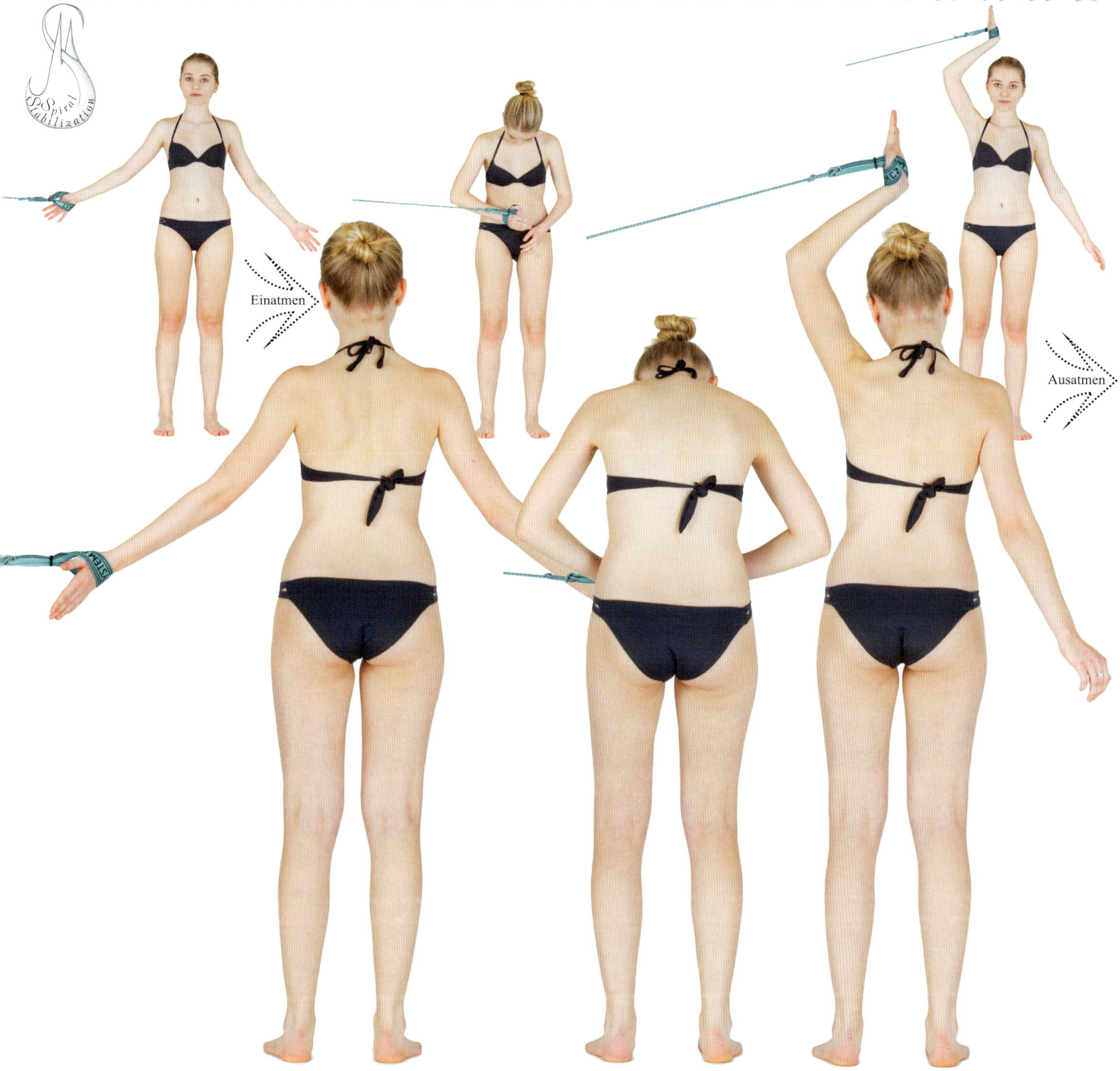

Einatmen

Ausatmen

Ausgangsposition

- Entspannter Stand seitlich zur Seilbefestigung.
- Die Beine sind gestreckt.
- Der linke Arm ist locker zur Seite gestreckt.
- Einatmen.

Ausführung A

- Die Übung beginnt mit der Anspannung der Gesäßmuskeln, der linke Arm wird nach vorn zur Körpermitte geführt.
- Die Beine werden leicht gebeugt.
- Der Rumpf wird nach vorn abgerollt und bildet einen langen kyphotischen Bogen (Katzenbuckel).

Ausführung B

- Die Übung beginnt mit der Anspannung der Gesäßmuskeln, der linke Arm wird nach vorn zur Körpermitte und nach oben über den Kopf geführt.
- Nach und nach nehmen wir einen zur mittleren Körperachse ausgeglichenen Stand ein.
- In den Unterbauch ausatmen.
- Die Übung mit dem rechten Arm wiederholen.

MUSKELGLEICHGEWICHT - BALANCE IM SCHULTER- UND BECKENGÜRTEL UND IM RUMPF

Muskelbalance ist die Voraussetzung für die spirale Stabilisation, Muskeldysbalance verhindert die Aktivierung der spiralen Muskelketten

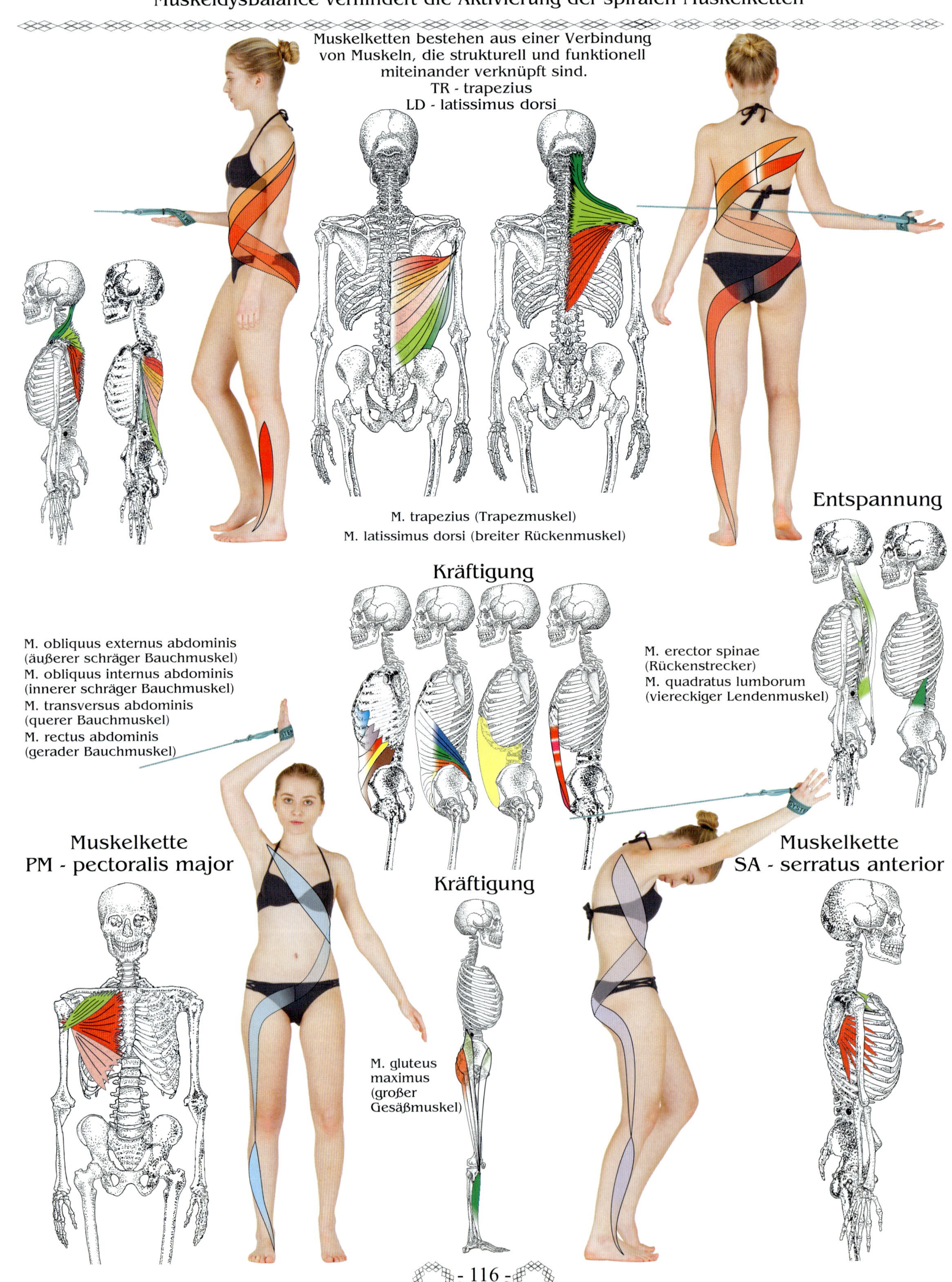

Stabilisation des Rumpfs, Kräftigung der Zwischenschulterblattmuskeln, der Brustmuskeln, der schrägen Bauchmuskeln, der Sägemuskeln, der Gesäßmuskeln, Dehnung des Rückens und Entstehung des Fußgewölbes

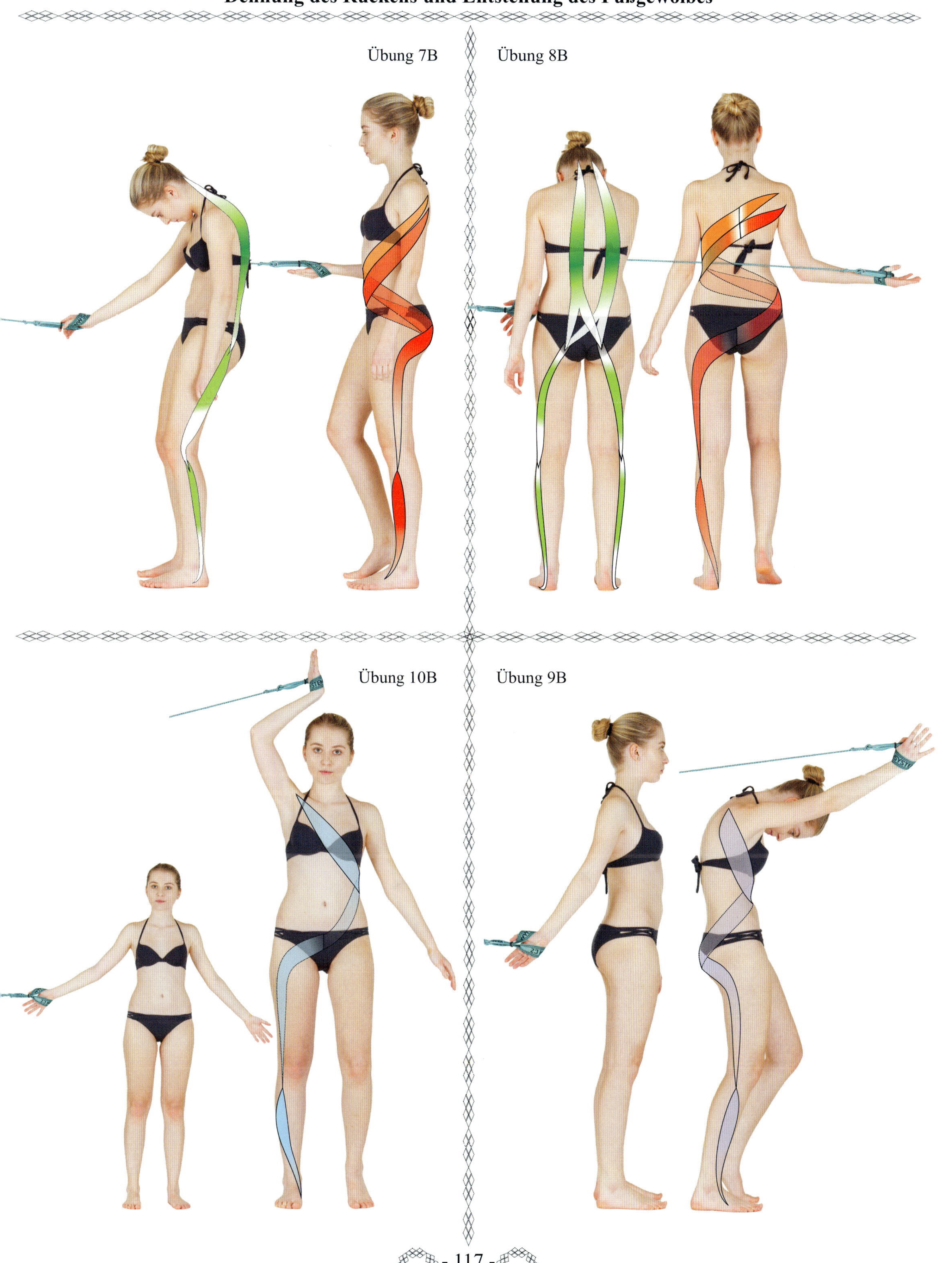

Stand auf beiden Beinen mit der Stirn zur Seilbefestigung, das Seil mit einem Arm nach hinten ziehen und die Ferse anheben

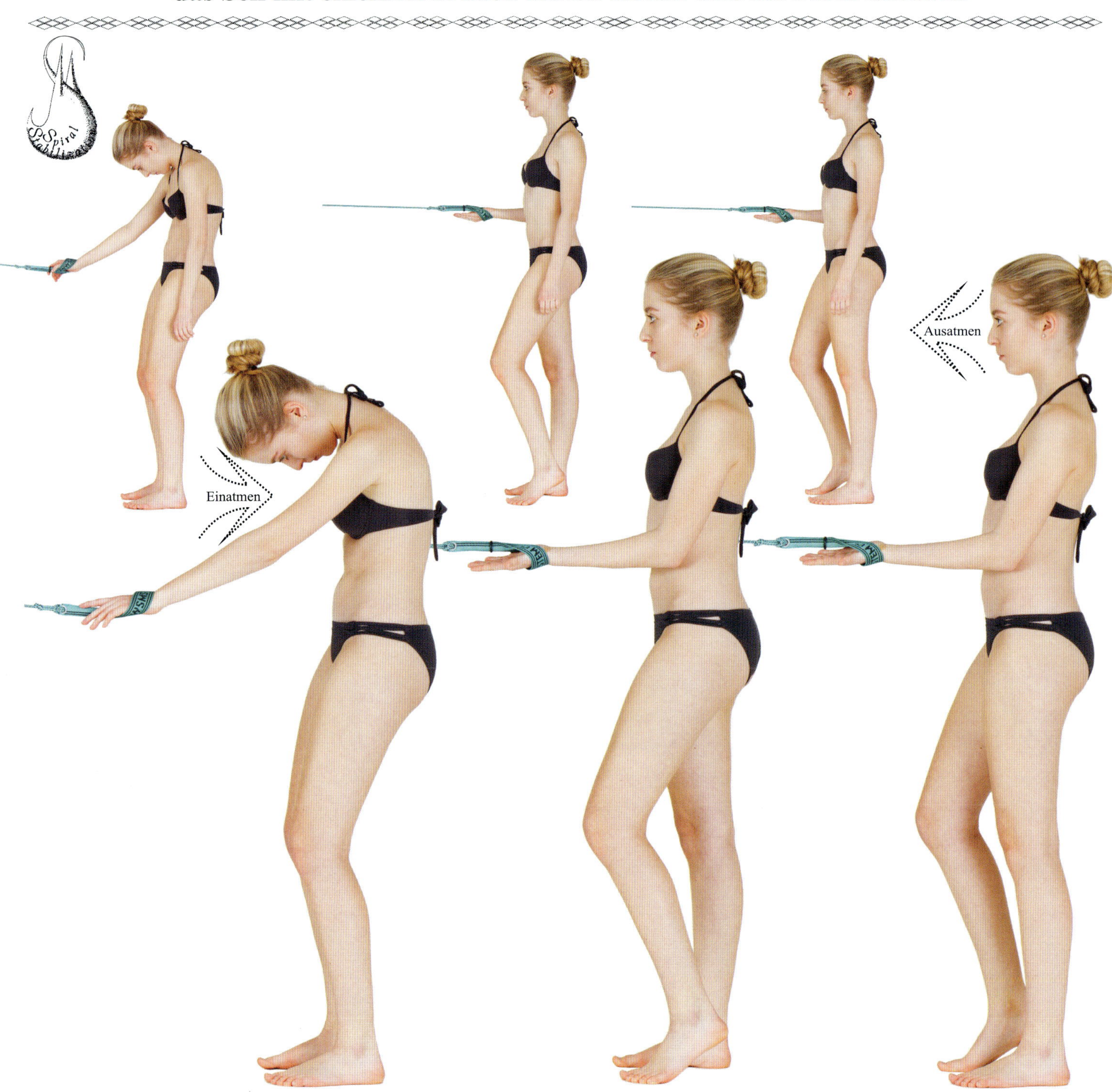

Ausgangsposition
- Entspannter Stand mit der Stirn zur Seilbefestigung.
- Der Rücken bildet einen langen kyphotischen Bogen (Katzenbuckel).
- Die Beine sind leicht gebeugt.
- Der linke Arm ist locker nach vorn gestreckt.
- Einatmen.

Ausführung
- Die Übung beginnt mit der Anspannung der Gesäßmuskeln, dem Ausgleichen des Beckens und der Lendenlordose.
- Nach und nach nehmen wir einen zur mittleren Körperachse ausgeglichenen Stand ein.
- Wir ziehen den linken Ellenbogen nach hinten bis auf die hintere Rumpfebene.
- Am Bewegungsende zeigt die Handfläche nach oben (Supination).
- Der linke Schulterblattwinkel nähert sich der Wirbelsäule an und sinkt leicht nach unten.
- Beim Wiederholen der Übung werden die Fersen im Wechsel angehoben und wieder gesenkt.
- In den Unterbauch ausatmen.
- Die Übung mit dem rechten Arm wiederholen.

Übung 8B

Stand auf beiden Beinen seitlich zur Seilbefestigung, das Seil mit einem Arm zur Seite ziehen und die Ferse anheben

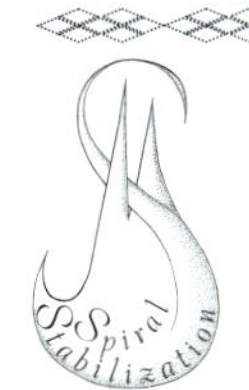

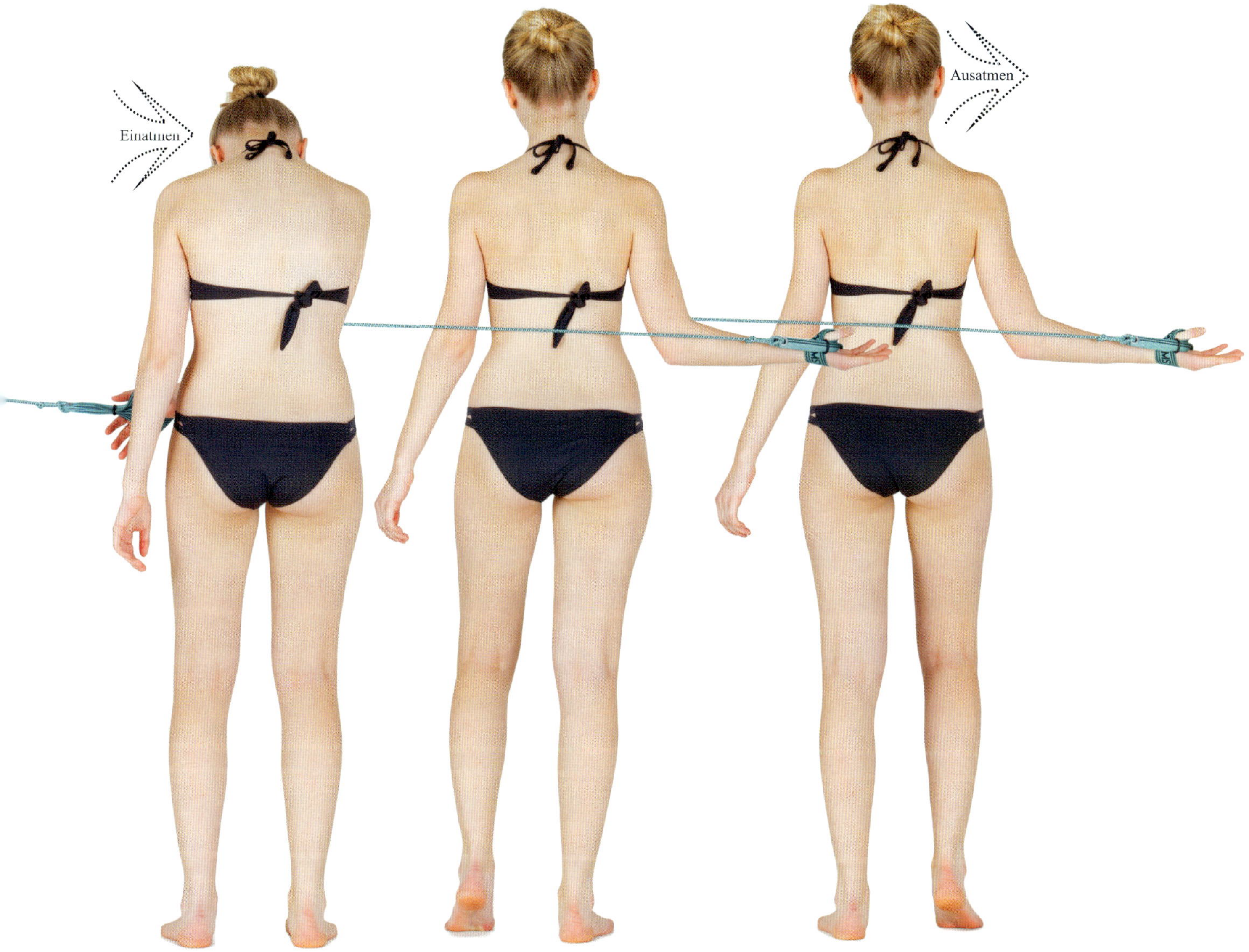

Ausgangsposition
- Entspannter Stand seitlich zur Seilbefestigung.
- Der Rücken bildet einen langen kyphotischen Bogen (Katzenbuckel).
- Die Beine sind leicht gebeugt.
- Der rechte Arm ist locker nach vorn links gestreckt.
- Einatmen.

Ausführung
- Die Übung beginnt mit der Anspannung der Gesäßmuskeln, dem Ausgleichen des Beckens und der Lendenlordose.
- Nach und nach nehmen wir einen zur mittleren Körperachse ausgeglichenen Stand ein.
- Den rechten Arm nach oben über den Kopf führen und nach hinten schieben.
- Der Unterarm wird horizontal ausgeglichen und rotiert, sodass die Handfläche nach oben zeigt.
- Das Schulterblatt wird kräftig in Richtung Wirbelsäule und nach unten gezogen.
- Eine Ferse anheben.
- In den Unterbauch ausatmen.

Stand auf beiden Beinen mit dem Rücken zur Seilbefestigung, ein Arm nach vorn kreisen lassen und die Ferse anheben

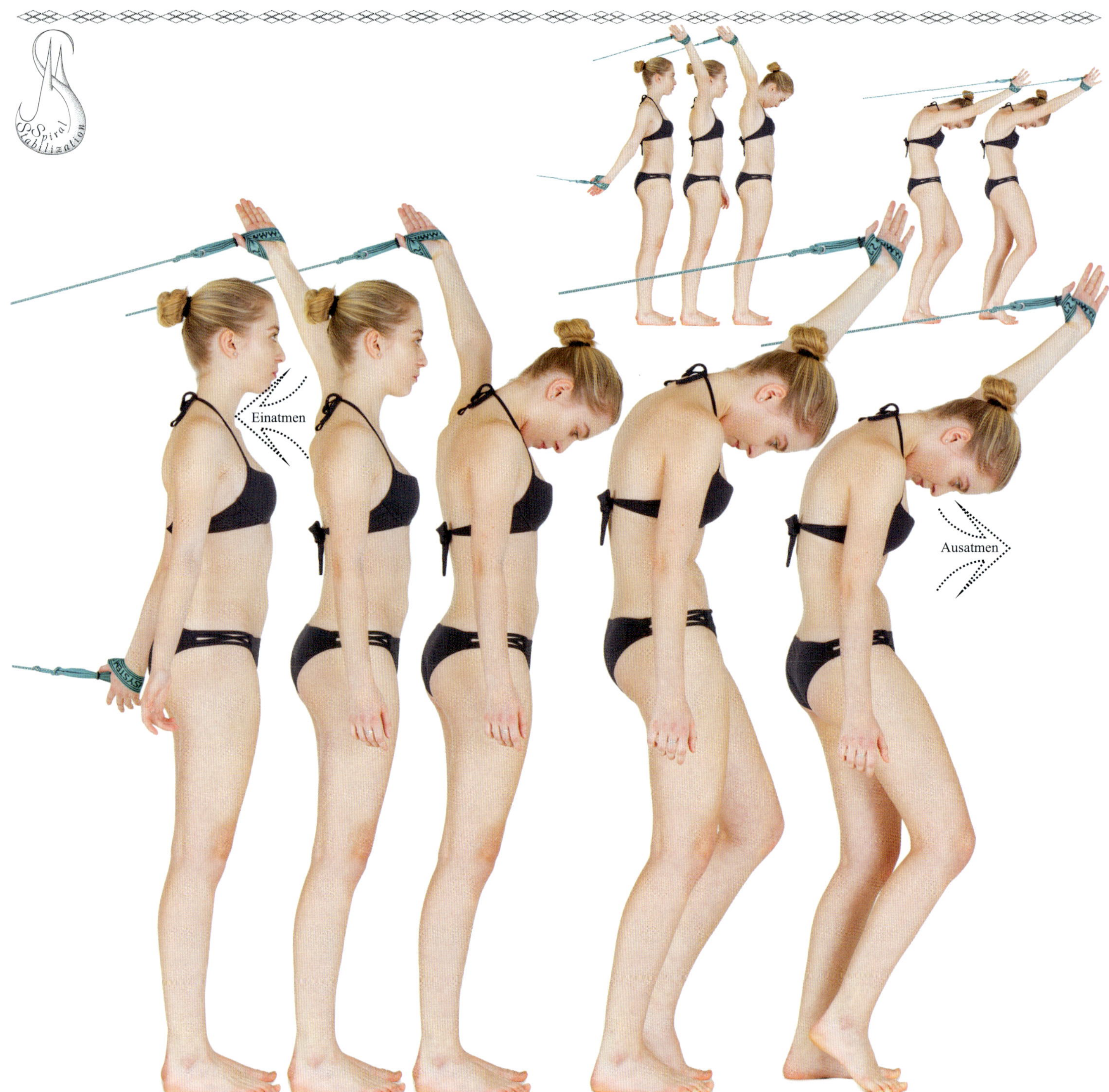

Ausgangsposition

- Entspannter Stand mit dem Rücken zur Seilbefestigung.
- Einatmen.

Ausführung

- Die Übung beginnt mit der Anspannung der Gesäßmuskeln, dem Ausgleichen des Beckens und der Lendenlordose.
- Jetzt nehmen wir einen zur mittleren Körperachse ausgeglichenen Stand ein.
- Der linke Arm wird zuerst nach hinten und dann nach oben über den Kopf geführt.
- Der Kopf wird nach vorn gebeugt und der Rumpf in Richtung Becken gezogen.
- Der Rücken bildet einen langen kyphotischen Bogen (Katzenbuckel).
- Eine Ferse anheben, beim Wiederholen der Übung werden die Fersen im Wechsel angehoben und wieder gesenkt.
- Den Arm langsam nach unten führen.
- In den Unterbauch ausatmen.
- Die Übung mit dem rechten Arm wiederholen.

Stand auf beiden Beinen seitlich zur Seilbefestigung, das Seil wird mit einem Arm nach vorn zur Körpermitte und nach oben über den Kopf geführt, eine Ferse anheben

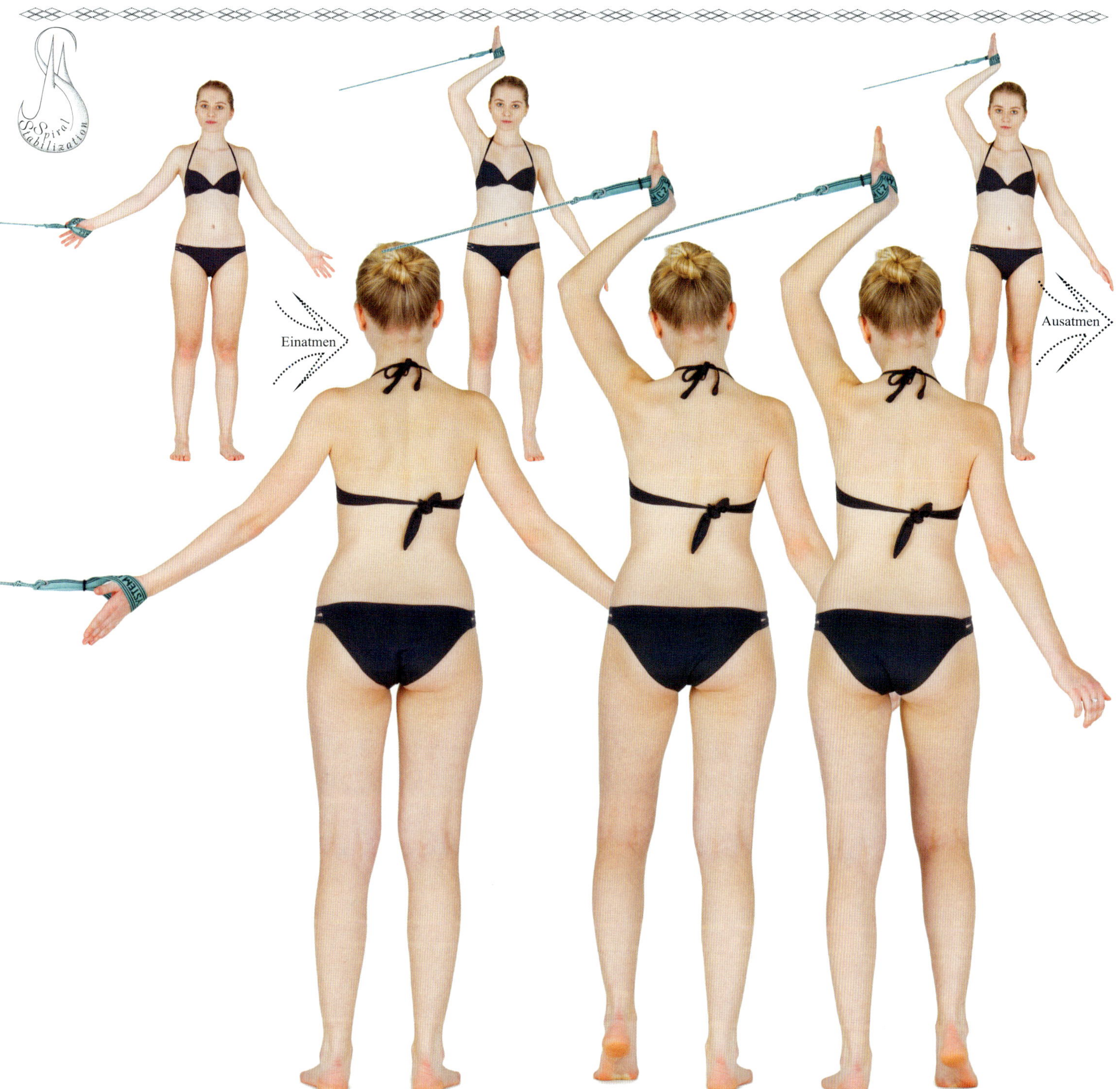

Ausgangsposition
- Entspannter Stand seitlich zur Seilbefestigung.
- Die Beine sind gestreckt.
- Der linke Arm ist locker zur Seite gestreckt.
- Einatmen.

Ausführung
- Die Übung beginnt mit der Anspannung der Gesäßmuskeln, der linke Arm nach vorn zur Körpermitte und nach oben über den Kopf führen.
  Eine Ferse anheben, beim Wiederholen der Übung werden die Fersen im Wechsel angehoben und wieder gesenkt.
- In den Unterbauch ausatmen.
- Die Übung mit dem rechten Arm wiederholen.

MUSKELGLEICHGEWICHT - BALANCE IM SCHULTER- UND BECKENGÜRTEL UND IM RUMPF

Muskelbalance ist die Voraussetzung für die spirale Stabilisation,
Muskeldysbalance verhindert die Aktivierung der spiralen Muskelketten

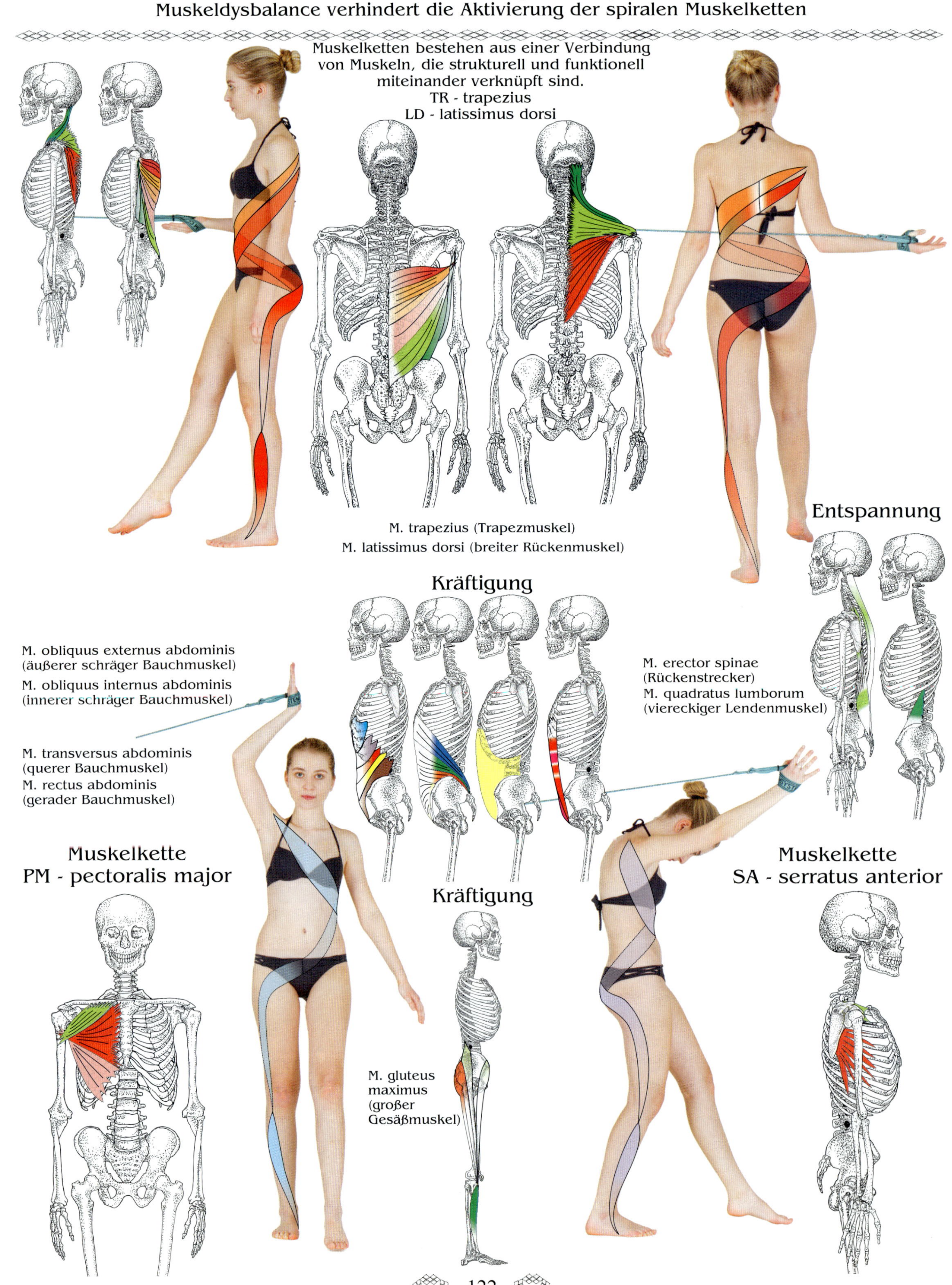

Übung 7C, 8C, 9C, 10C

Stabilisation des Rumpfs, Kräftigung der Zwischenschulterblattmuskeln, der Brustmuskeln, der schrägen Bauchmuskeln, der Sägemuskeln, der Gesäßmuskeln, Dehnung des Rückens und Entstehung des Fußgewölbes

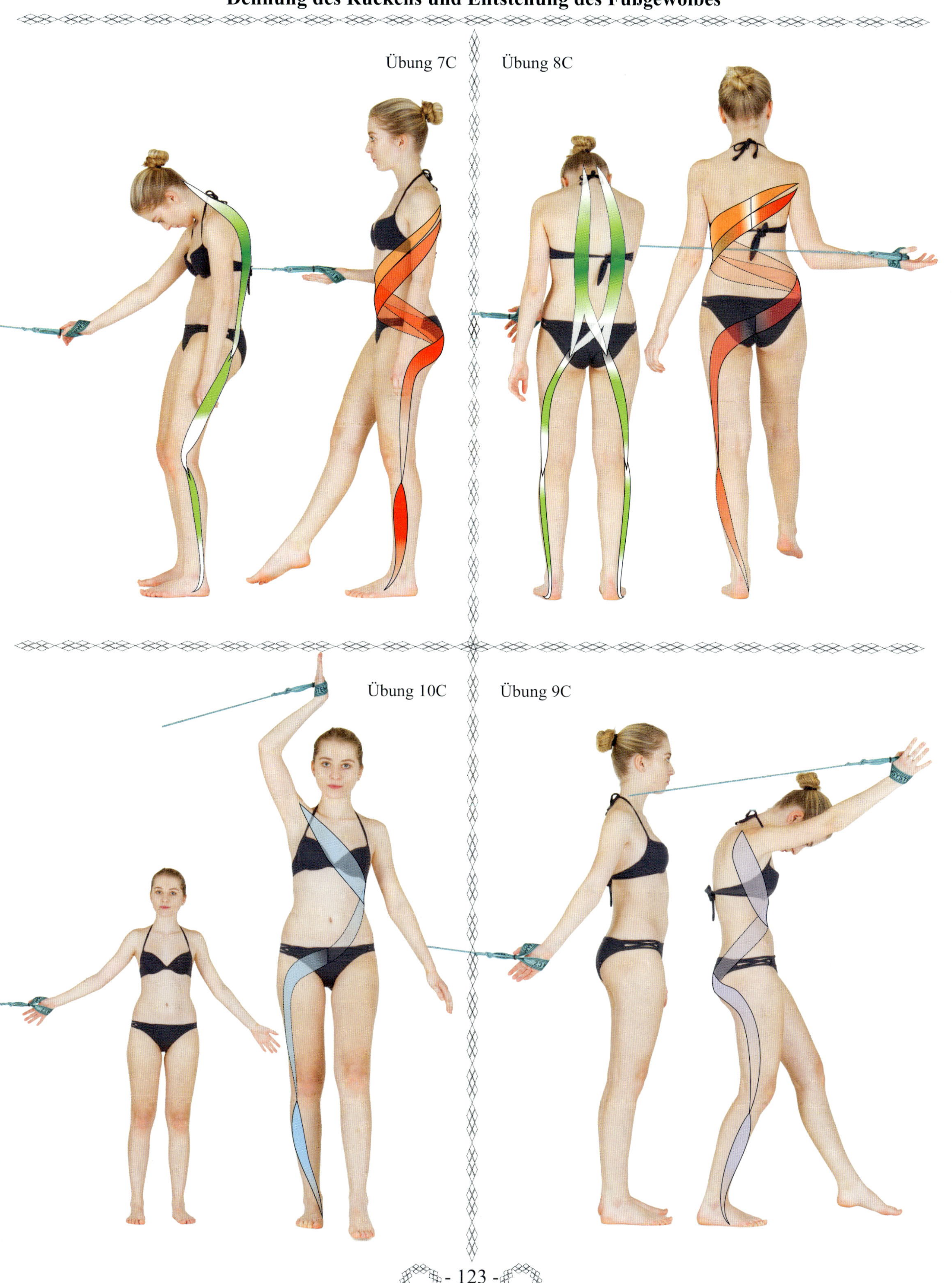

Stand auf beiden Beinen, mit der Stirn zur Seilbefestigung, das Seil mit einem Arm nach hinten ziehen und ein Bein anheben

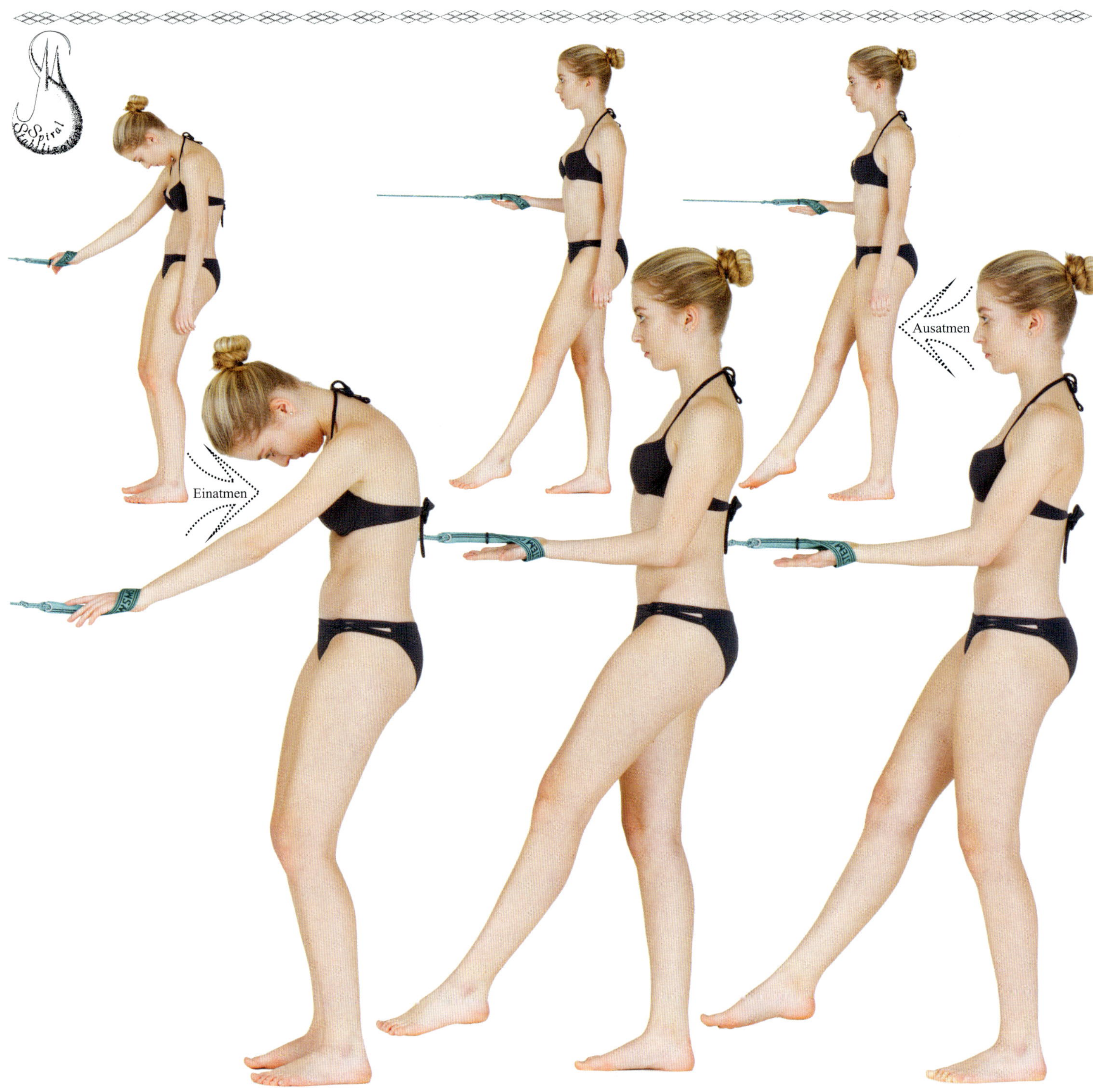

Ausgangsposition

- Entspannter Stand mit der Stirn zur Seilbefestigung.
- Der Rücken bildet einen langen kyphotischen Bogen (Katzenbuckel).
- Die Beine sind leicht gebeugt.
- Der linke Arm ist locker nach vorn gestreckt.
- Einatmen.

Ausführung

- Die Übung beginnt mit der Anspannung der Gesäßmuskeln, dem Ausgleichen des Beckens und der Lendenlordose.
- Nach und nach nehmen wir einen zur mittleren Körperachse ausgeglichenen Stand ein.
- Wir ziehen den linken Ellenbogen nach hinten bis auf die hintere Rumpfebene.
- Am Bewegungsende zeigt die Handfläche nach oben (Supination).
- Der linke Schulterblattwinkel nähert sich der Wirbelsäule an und sinkt leicht nach unten.
- Durch das Kippen des Beckens nach vorne wird ein Bein angehoben.
- Beim Wiederholen der Übung heben wir die Beine im Wechsel an.
- In den Unterbauch ausatmen.
- Die Übung mit dem rechten Arm wiederholen.

Stand auf beiden Beinen, seitlich zur Seilbefestigung, das Seil mit einem Arm zur Seite ziehen und ein Bein anheben

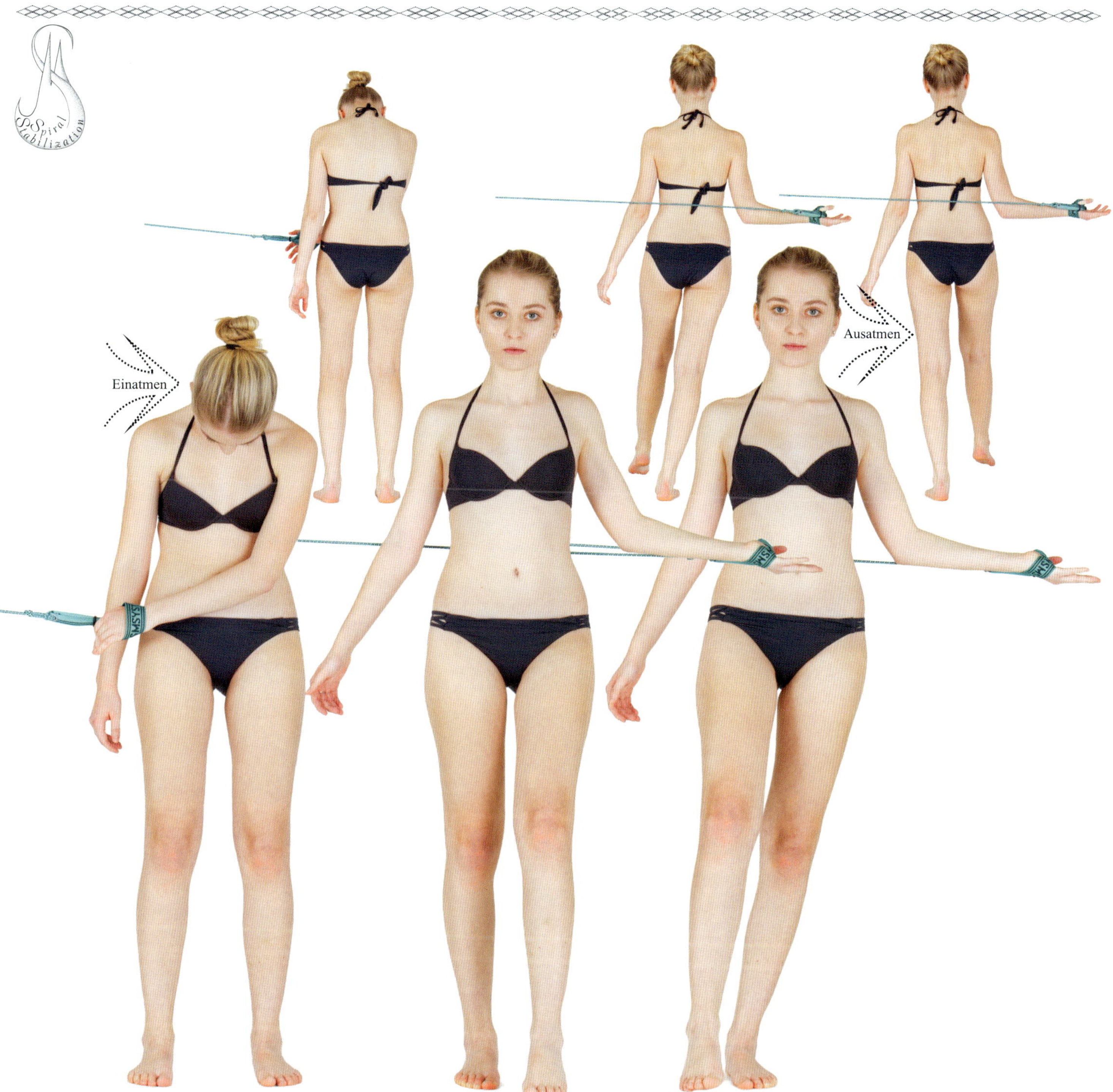

Ausgangsposition

- Entspannter Stand seitlich zur Seilbefestigung.
- Der Rücken bildet einen langen kyphotischen Bogen (Katzenbuckel).
- Die Beine sind leicht gebeugt.
- Der linke Arm ist locker nach vorn rechts gestreckt.
- Einatmen.

Ausführung

- Die Übung beginnt mit der Anspannung der Gesäßmuskeln, dem Ausgleichen des Beckens und der Lendenlordose.
- Nach und nach nehmen wir einen zur mittleren Körperachse ausgeglichenen Stand ein.
- Den linken Arm nach oben über den Kopf führen und nach hinten schieben.
- Der Unterarm wird horizontal ausgeglichen und rotiert, sodass die Handfläche nach oben zeigt.
- Das Schulterblatt wird kräftig in Richtung Wirbelsäule und nach unten gezogen.
- Durch das Kippen des Beckens nach vorne wird ein Bein angehoben.
- Beim Wiederholen der Übung heben wir die Beine im Wechsel an.
- In den Unterbauch ausatmen.
- Die Übung mit dem rechten Arm wiederholen.

Übung 9C

Stand auf beiden Beinen mit dem Rücken zur Seilbefestigung, ein Arm kreist nach vorn und ein Bein wird angehoben

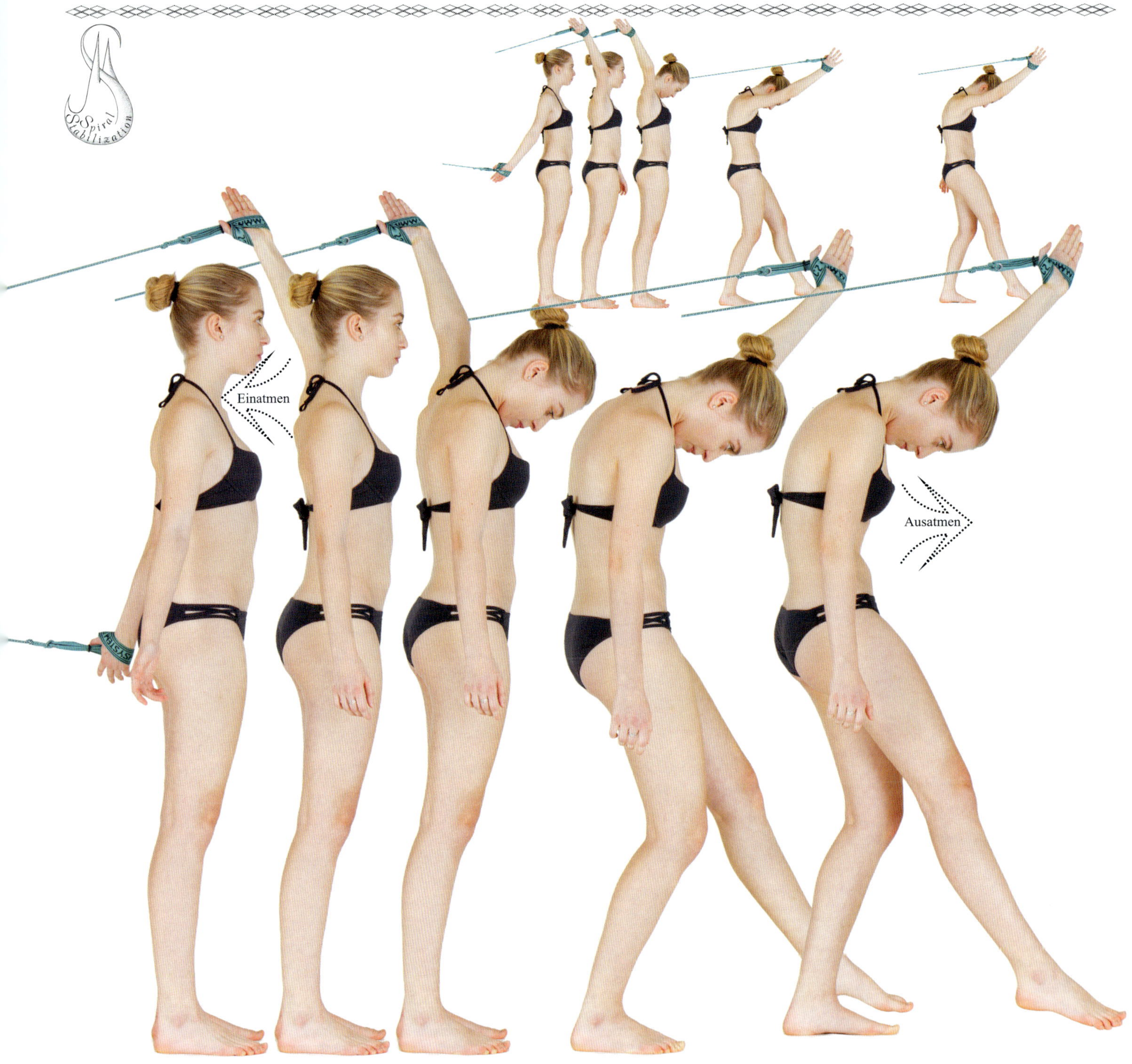

Ausgangsposition

- Entspannter Stand mit dem Rücken zur Seilbefestigung.
- Einatmen.

Ausführung

- Die Übung beginnt mit der Anspannung der Gesäßmuskeln, dem Ausgleichen des Beckens und der Lendenlordose.
- Jetzt nehmen wir einen zur mittleren Körperachse ausgeglichenen Stand ein.
- Den linken Arm zuerst nach hinten und dann nach oben über den Kopf führen.
- Der Kopf nach vorn beugen und der Rumpf in Richtung Becken ziehen.
- Der Rücken bildet einen langen kyphotischen Bogen (Katzenbuckel).
- Durch das Kippen des Beckens nach vorne wird ein Bein angehoben.
- Beim Wiederholen der Übung heben wir die Beine im Wechsel an.
- In den Unterbauch ausatmen.
- Die Übung mit dem rechten Arm wiederholen.

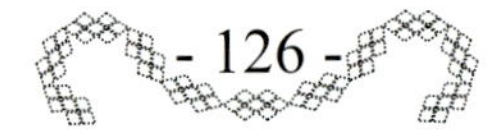

Stand auf beiden Beinen seitlich zur Seilbefestigung, das Seil mit einem Arm nach vorn zur Körpermitte und nach oben über den Kopf führen, ein Bein anheben

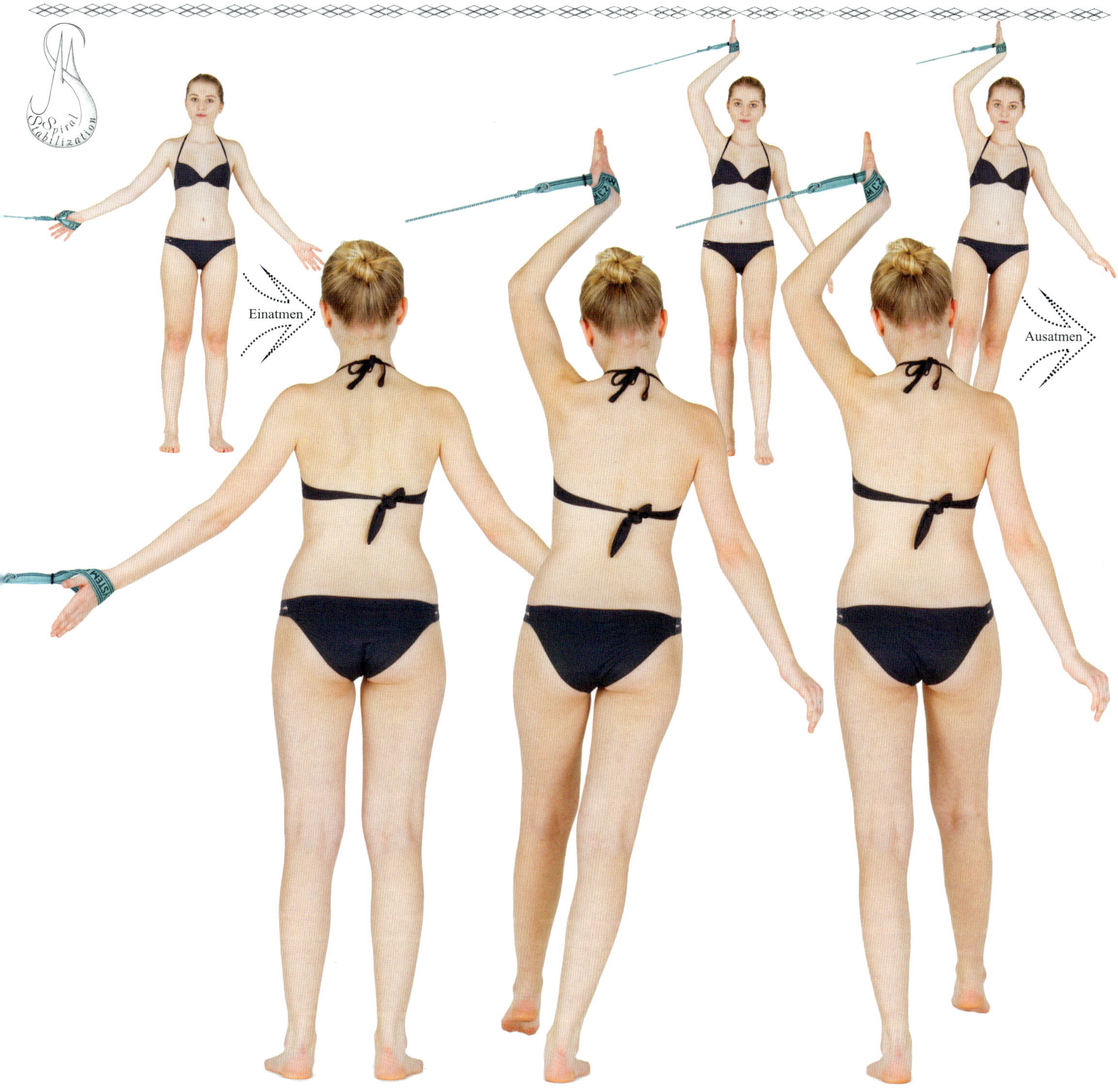

Einatmen

Ausatmen

Ausgangsposition

- Enspannter Stand seitlich zur Seilbefestigung.
- Die Beine sind gestreckt.
- Der linke Arm ist locker zur Seite gestreckt.
- Einatmen.

Ausführung

- Die Übung beginnt mit der Anspannung der Gesäßmuskeln.
- Den linken Arm nach vorn zur Körpermitte und nach oben über den Kopf führen.
- Durch das Kippen des Beckens nach vorne wird ein Bein angehoben.
- Beim Wiederholen der Übung heben wir die Beine im Wechsel an.
- In den Unterbauch ausatmen.
- Die Übung mit dem rechten Arm wiederholen.

Auf der Stelle gehen,
der Brustkorb rotiert gegen das Becken

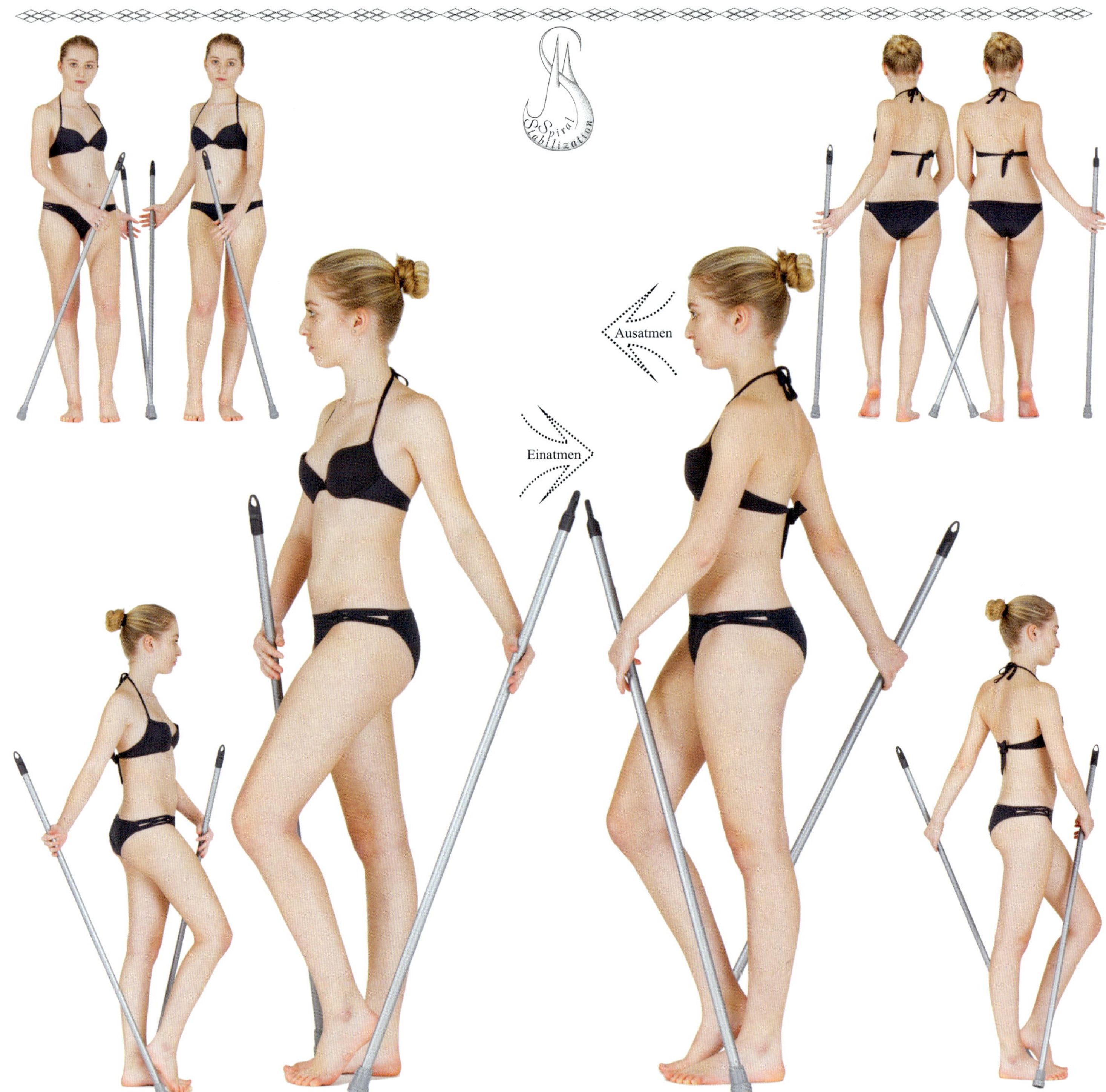

Ausgangsposition
- Im ausgeglichenen Stand mit Stöcken.
- Der rechte Arm ist vorne.
- Das linke Bein ist im Kniegelenk gebeugt.
- Der Brustkorb rotiert gegen das Becken.
- Ausatmen.
- Eingeatmet wird beim Wechseln der Arme und Beine.

Ausführung
- Wir wechseln die Position der Arme und der Beine.
- Die Gesäßmuskeln werden angespannt und das linke Schulterblatt nach hinten unten in Richtung Körpermitte gezogen.
- Der Ellenbogen ist leicht gebeugt.
- Das Becken vorne nach oben anheben.
- Der Schultergürtel rotiert gegen den Beckengürtel.
- Am Bewegungsende in den Unterbauch ausatmen.

Gang mit Stöcken, der Brustkorb rotiert gegen das Becken

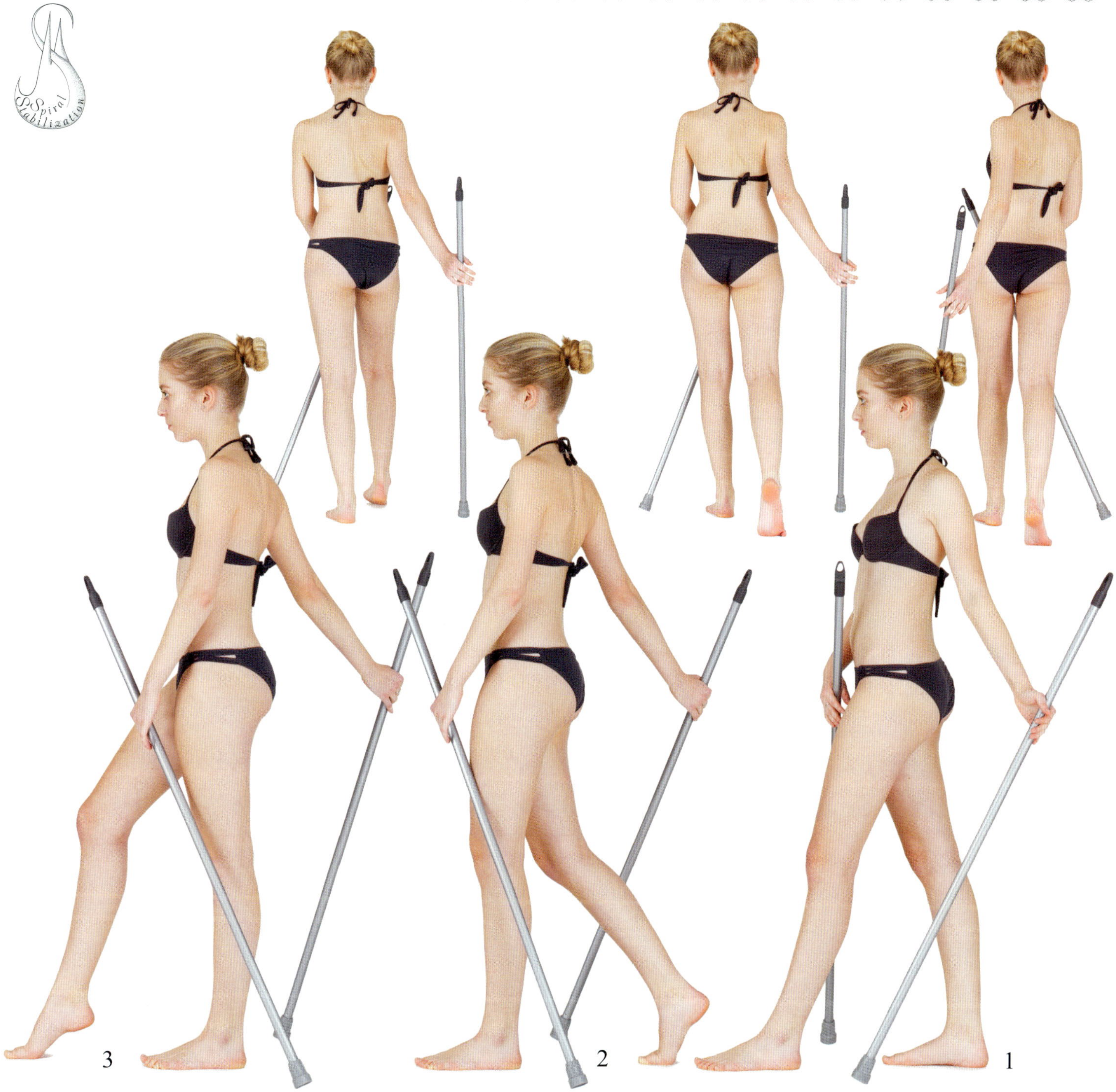

3 2 1

Ausgangsposition

- Im ausgeglichenen Stand mit Stöcken.
- Der rechte Arm und das linke Bein sind vorne.

Ausführung

- Das Körpergewicht wird auf das linke Bein verlagert.
- Die linke Gesäßhälfte wird angespannt und das Becken gleichzeitig nach vorne angehoben.
- Der linke Arm bewegt sich in hinterer Richtung und der Ellenbogen ist leicht gebeugt.
- Das rechte Schulterblatt wird nach hinten unten in Richtung Körpermitte bewegt. (Abb. 2)
- Das rechte Bein wird nach vorn geführt.
- Das Becken rotiert gleichzeitig mit dem rechten Bein.
- Der Schultergürtel rotiert gegen den Beckengürtel. (Abb. 3)

SKOLIOSE
Dehnungsübungen

Stand mit der Stirn zur Balettstange, ein Bein ist vorn, der Rücken wird gedehnt

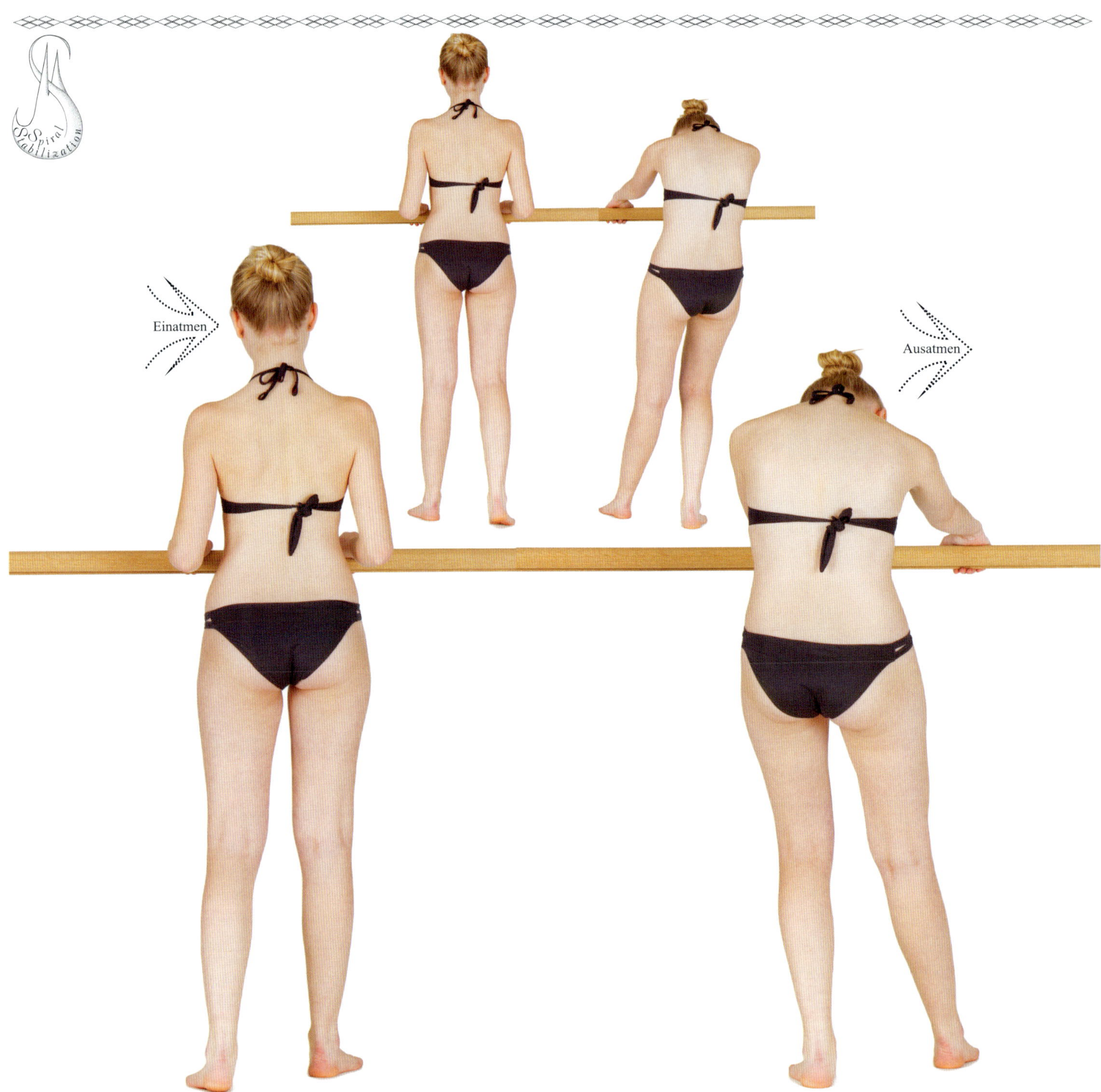

Ausgangsposition
- Im ausgeglichenen stabilisierten Stand mit der Stirn zur Balettstange.
- Das rechte Bein ist nach vorn gestreckt.
- Einatmen.

Ausführung
- Die Brustkorbmitte nach hinten wölben, wobei wir das Becken nach vorne schieben und zugleich hinauf bewegen.
- Der Rücken bildet einen kyphotischen Bogen (Katzenbuckel).
- Das linke Bein wird im Knie gebeugt.
- In den Unterbauch ausatmen.
- Das Standbein wechseln und die Übung wiederholen.

Ausgeglichener aktiver Stand, seitlich zur Balettstange, ein Bein bleibt vorn

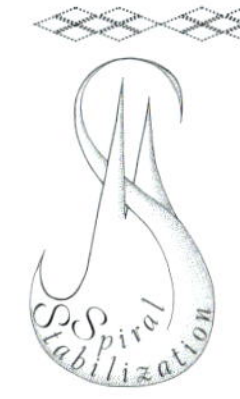

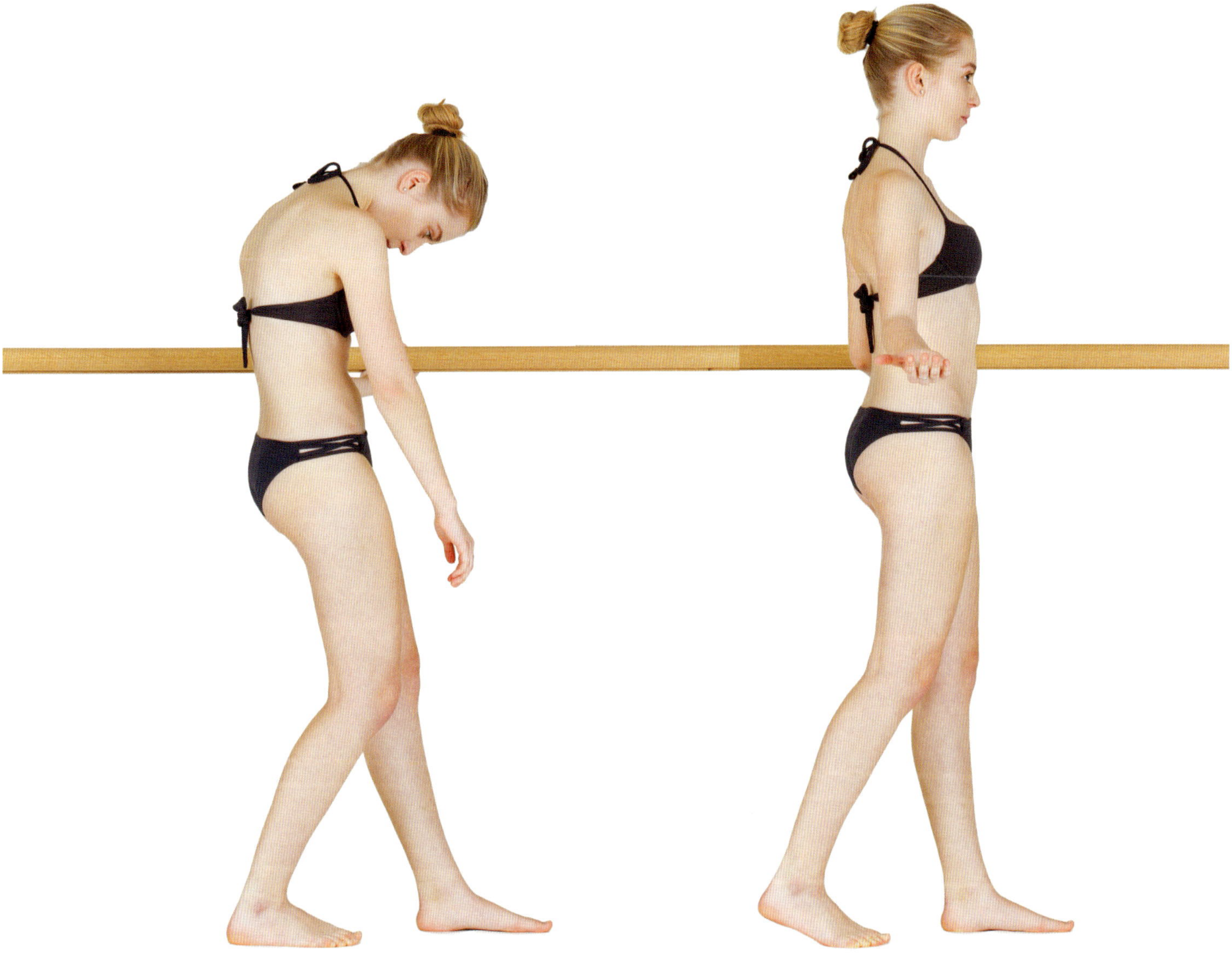

Ausgangsposition

- Entspannter Stand seitlich zur Balettstange.
- Die linke Hand fasst die Stange im Untergriff.
- Der Rücken bildet einen langen kyphotischen Bogen (Katzenbuckel).
- Das linke Bein ist nach vorn gestreckt.
- Das rechte Bein ist im Kniegelenk leicht gebeugt.
- Einatmen.

Ausführung

- Das Körpergewicht wird auf das linke Beim verlagert.
- Die Gesäßmuskeln anspannen, das Becken und die Lendenlordose ausgleichen.
- Nach und nach nehmen wir einen zur mittleren Körperachse ausgeglichenen Stand ein.
- Wir ziehen die Ellenbogen nach hinten bis auf die hintere Rumpfebene.
- Am Bewegungsende zeigt die Handfläche nach oben (Supination).
- Die Schulterblattwinkel nähern sich der Wirbelsäule an und sinken leicht nach unten.
- In den Unterbauch ausatmen.
- Die Übung auf der anderen Körperseite wiederholen.

Ausgeglichener aktiver Stand, seitlich zur Balettstange, ein Bein bleibt vorn, den Körper in Richtung Balettstange heranziehen

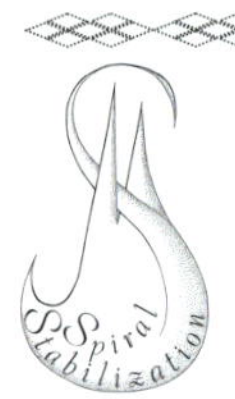

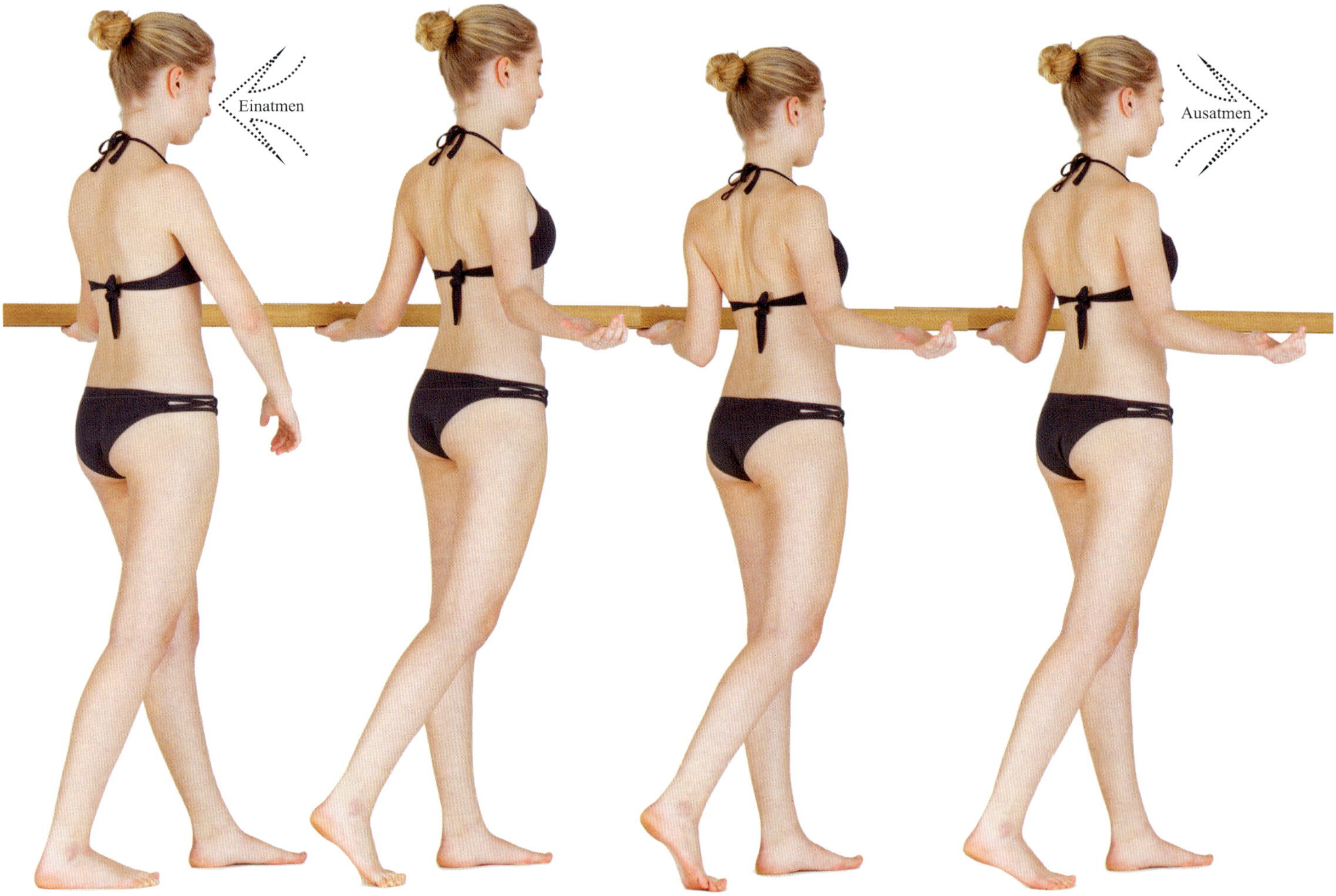

Einatmen

Ausatmen

Ausgangsposition
- Entspannter Stand seitlich zur Balettstange.
- Die linke Hand greift die Stange im Untergriff.
- Das linke Bein macht einen Schritt nach vorne.

Ausführung
- Das Körpergewicht wird auf das linke Bein verlagert.
- Die Gesäßmuskeln anspannen, das Becken und die Lendenlordose ausgleichen.
- Nach und nach nehmen wir einen zur mittleren Körperachse ausgeglichenen Stand ein.
- Wir ziehen die Ellenbogen nach hinten bis auf die hintere Rumpfebene.
- Am Bewegungsende zeigt die Handfläche nach oben (Supination).
- Die Schulterblattwinkel nähern sich der Wirbelsäule an und sinken leicht nach unten.
- Aus dem ausgeglichenen Stand ziehen wir den Körper in Richtung Balettstange heran und wieder zurück.
- In den Unterbach ausatmen.
- Die Übung auf der anderen Körperseite wiederholen.

Stand seitlich zur Balettstange, die Beine sind gekreuzt, das Becken nach vorne unten drücken

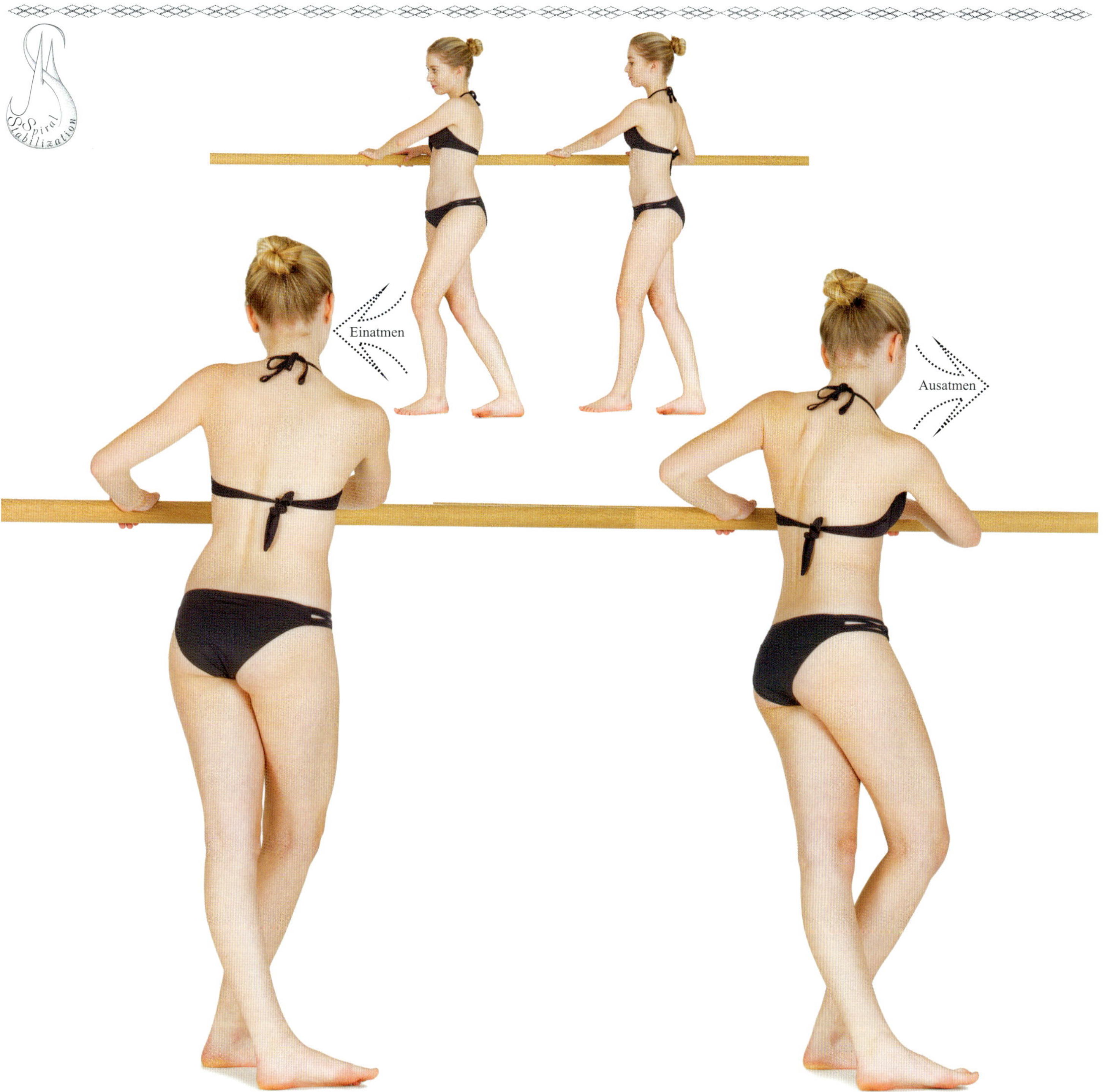

Ausgangsposition
- Entspannter Stand setlich zur Balettstange.
- Beide Hände greifen die Stange im Ristgriff.
- Die Beine sind gekreuzt.
- Einatmen.

Ausführung
- Die linke Gesäßhälfte wird angespannt und das Becken nach vorne unten gedrückt.
- Ausatmen.
- Die Übung auf der anderen Körperseite wiederholen.

SKOLIOSE

Korrrektur und Hilfe beim Üben

Im Sitzen mit der Stirn zur Seilbefestigung, das Seil mit beiden Arme nach hinten ziehen, Übungen unter Aufsicht und mithilfe des Therapeuten

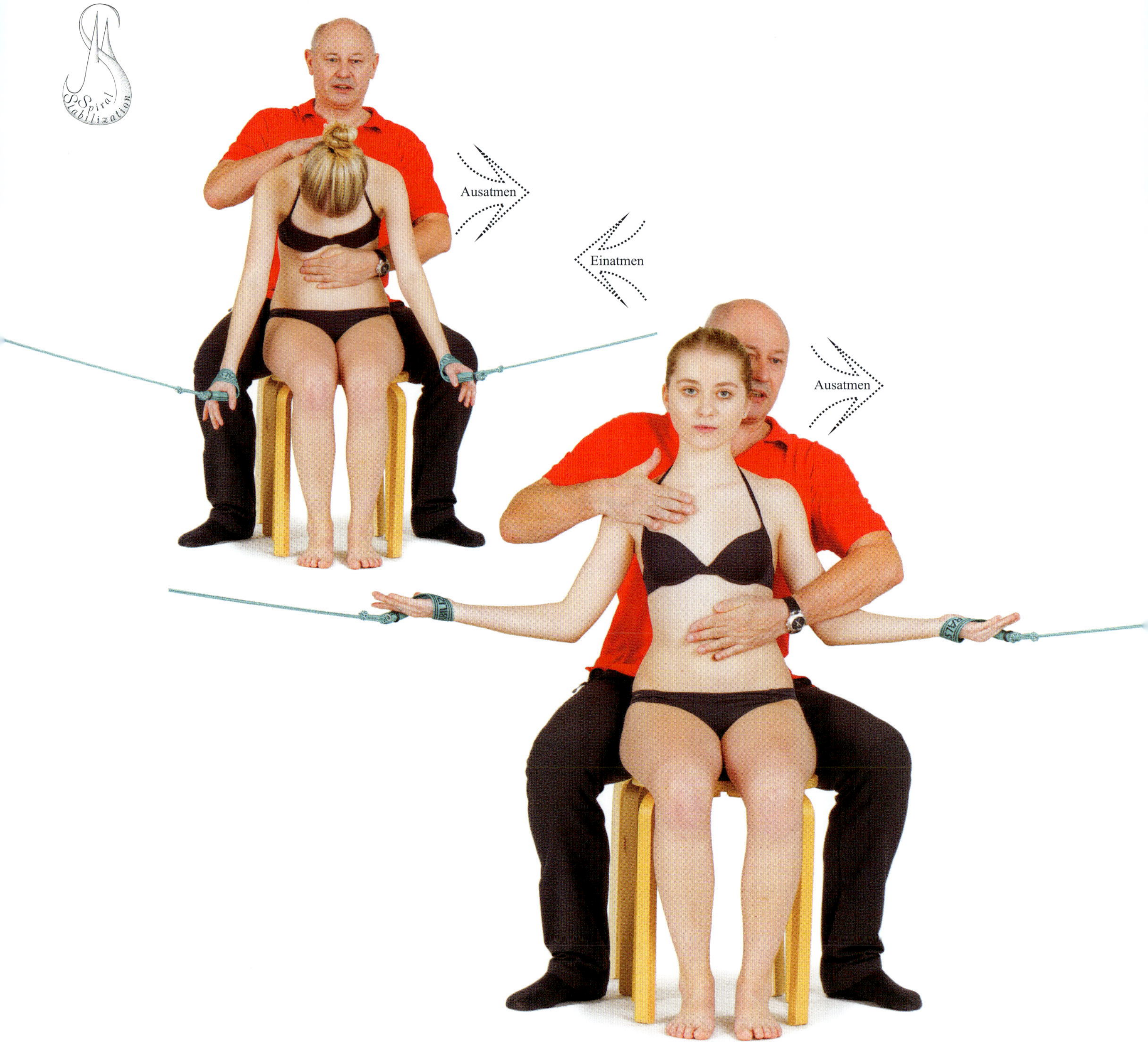

Ausatmen

Einatmen

Ausatmen

Ausgangsposition - Korrektur

- Entspanntes Sitzen mit der Stirn zur Seilbefestigung.
- Der Rücken bildet einen langen kyphotischen Bogen (Katzenbuckel).
- Die Beine zeigen senkrecht zum Boden.
- Ausatmen.
- Der Therapeut sitzt hinten und mit seiner linken Hand stabilisiert die unteren Rippen des Patienten.
- Die andere Hand liegt auf der oberen Brustwirbelsäule, dehnt sie nach vorn und bildet somit einen kyphotischen Bogen.
- Eingeatmet wird erst beim Übergang von der Ausgangsposition zur Übungsausführung.

Ausführung - Korrektur

- Die Übung beginnt mit der Anspannung der Gesäßmuskeln, dem Ausgleichen des Beckens und der Lendenlordose.
- Jetzt nehmen wir eine zur mittleren Körperachse ausgeglichene Sitzposition ein.
- Wir ziehen die Ellenbogen nach hinten bis auf die hintere Rumpfebene.
- Am Bewegungsende zeigen die Handflächen nach oben (Supination).
- Die Schulterblattwinkel nähern sich der Wirbelsäule an und sinken leicht nach unten.
- In den Unterbauch ausatmen.
- Eine Hand des Therapeuten stimuliert den Bauch und stabilisiert die unteren Rippen. Mit der anderen Hand zieht er die gegenüberliegende Schulter nach hinten.

Stand mit der Stirn zur Seilbefestigung, das Seil mit beiden Arme nach hinten ziehen, Korrektur der Übungen mithilfe des Therapeuten

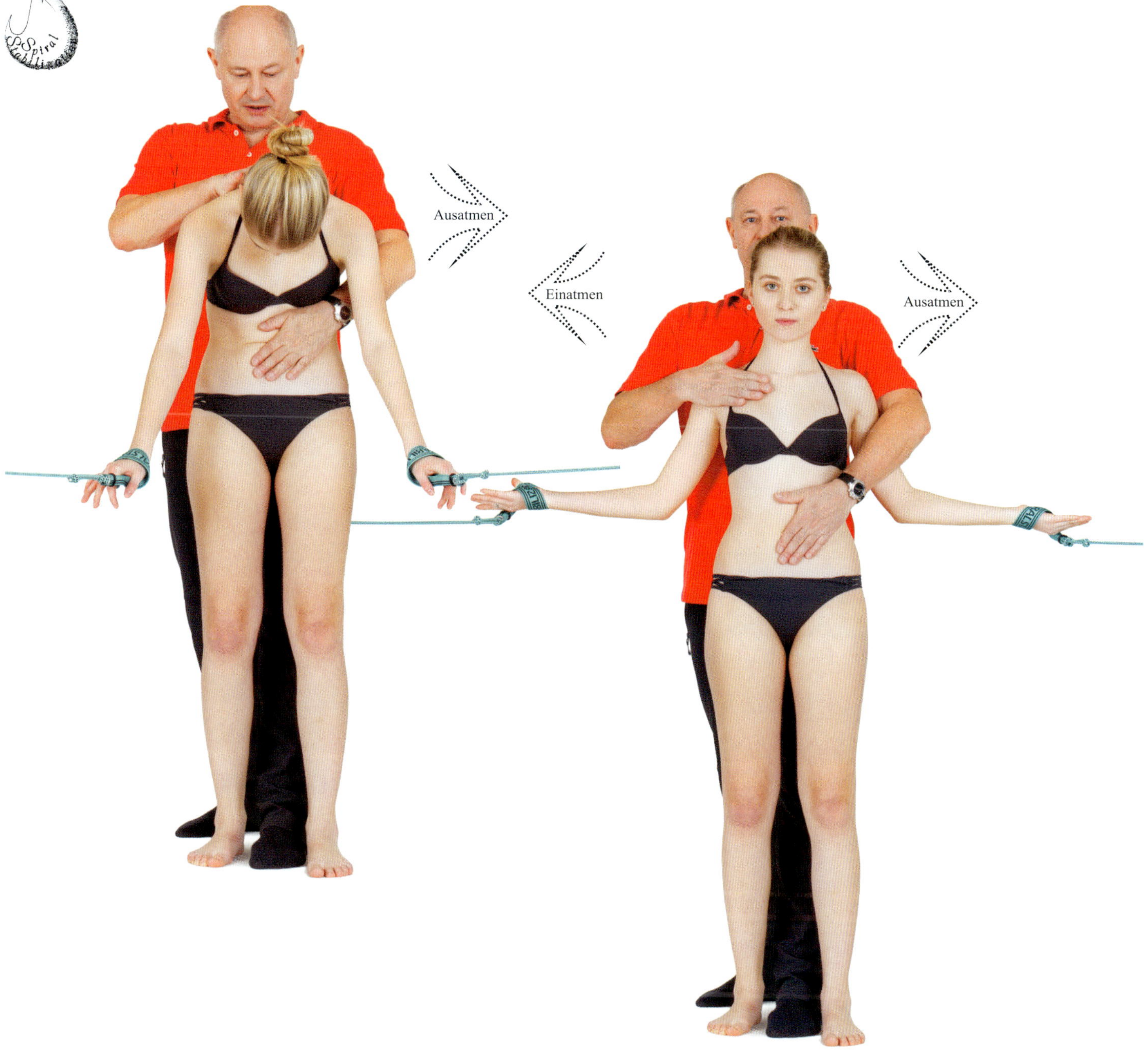

Ausatmen

Einatmen

Ausatmen

Ausgangsposition - Korrektur

- Entspannter Stand mit der Stirn zur Seilbefestigung.
- Der Rücken bildet einen langen kyphotischen Bogen (Katzenbuckel).
- Die Beine sind leicht gebeugt.
- Ausatmen.
- Der Therapeut steht hinten und mit seiner linken Hand stabilisiert die unteren Rippen des Patienten.
- Die andere Hand liegt auf der oberen Brustwirbelsäule, dehnt sie nach vorn und bildet somit einen kyphotischen Bogen.
- Eingeatmet wird erst beim Übergang von der Ausgangsposition zur Übungsausführung.

Ausführung - Korrektur

- Die Übung beginnt mit der Anspannung der Gesäßmuskeln, dem Ausgleichen des Beckens und der Lendenlordose.
- Jetzt nehmen wir eine zur mittleren Körperachse ausgeglichene Sitzposition ein.
- Wir ziehen die Ellenbogen nach hinten bis auf die hintere Rumpfebene.
- Am Bewegungsende zeigen die Handflächen nach oben (Supination).
- Die Schulterblattwinkel nähern sich der Wirbelsäule an und sinken leicht nach unten.
- In den Unterbauch ausatmen.
- Eine Hand des Therapeuten stimuliert den Bauch und stabilisiert die unteren Rippen. Mit der anderen Hand zieht er die gegenüberliegende Schulter nach hinten.

Stand auf beiden Beinen seitlich zur Seilbefestigung, das Seil mit einem Arm zur Seite ziehen - Korrektur

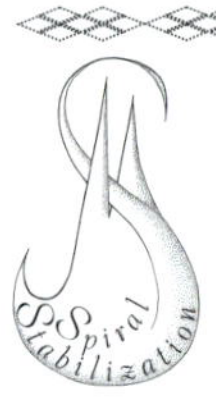

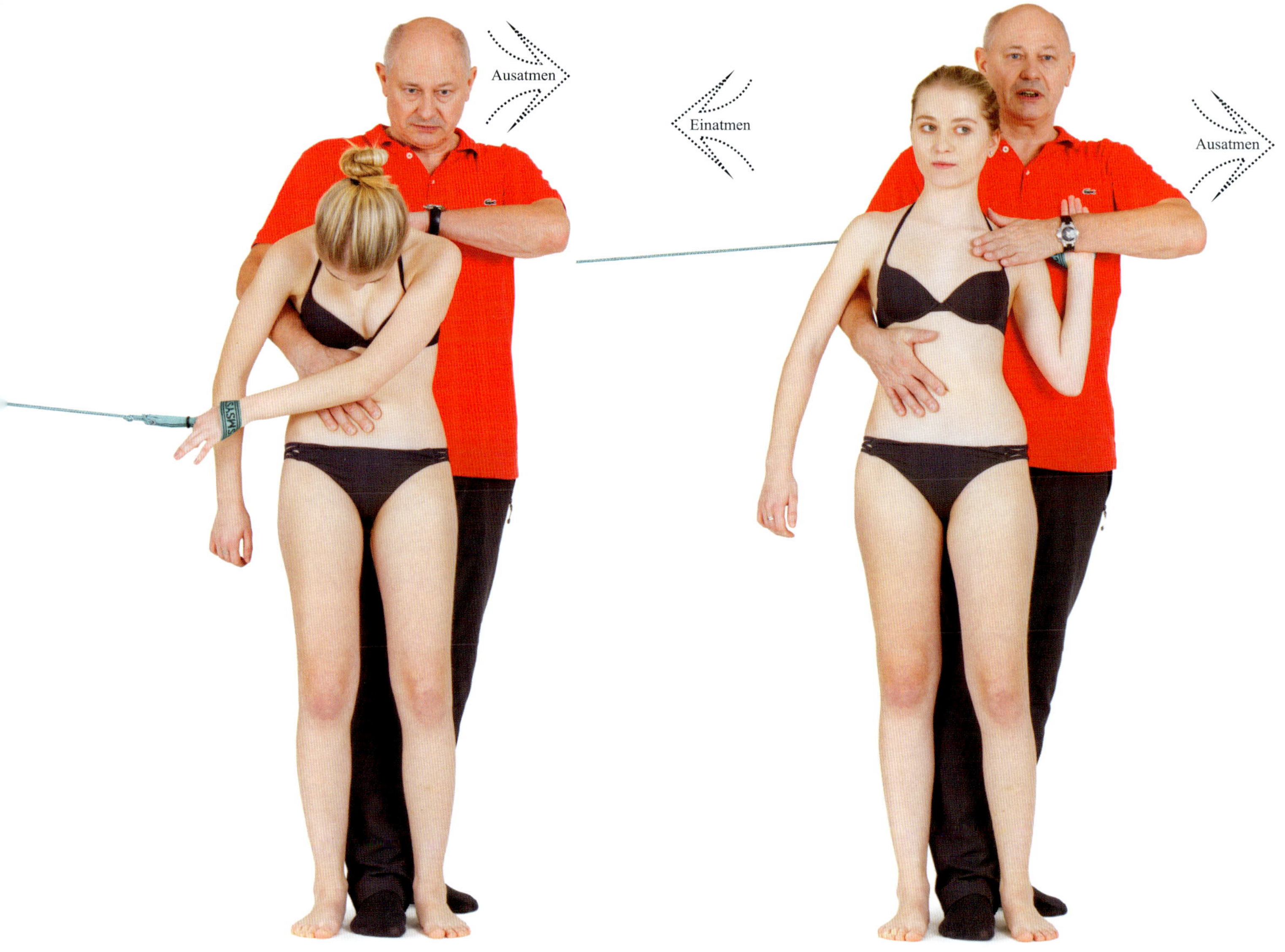

Ausatmen

Einatmen

Ausatmen

Ausgangsposition - Korrektur

- Entspannter Stand mit der Stirn zur Seilbefestigung.
- Der Rücken bildet einen langen kyphotischen Bogen (Katzenbuckel).
- Die Beine sind leicht gebeugt.
- Ausatmen.
- Der Therapeut steht hinten und mit seiner rechten Hand stabilisiert die unteren Rippen und stimuliert den Bauch des Patienten.
- Die andere Hand liegt auf der oberen Brustwirbelsäule, dehnt sie nach vorn und bildet somit einen kyphotischen Bogen.
- Eingeatmet wird erst beim Übergang von der Ausgangsposition zur Übungsausführung.

Ausführung - Korrektur

- Die Übung beginnt mit der Anspannung der Gesäßmuskeln, dem Ausgleichen des Beckens und der Lendenlordose.
- Jetzt nehmen wir einen zur mittleren Körperachse ausgeglichenen Stand ein.
- Wir ziehen den linken Arm über den Kopf nach hinten bis auf die hintere Rumpfebene, die Handfläche zeigt nach vorn.
- In den Unterbauch ausatmen.

Therapeut:

- Der Therapeut stimuliert mit der rechten Hand den Bauch und stabilisiert die unteren Rippen des Patienten, mit der linken Hand zieht er die gegenüberliegende Schulter nach hinten.

Stand auf beiden Beinen mit dem Rücken zur Seilbefestigung, beide Arme nach hinten strecken - Korrektur

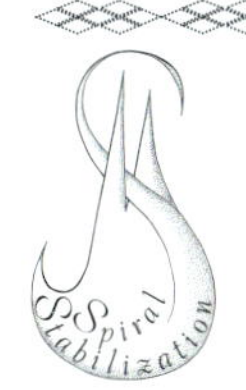

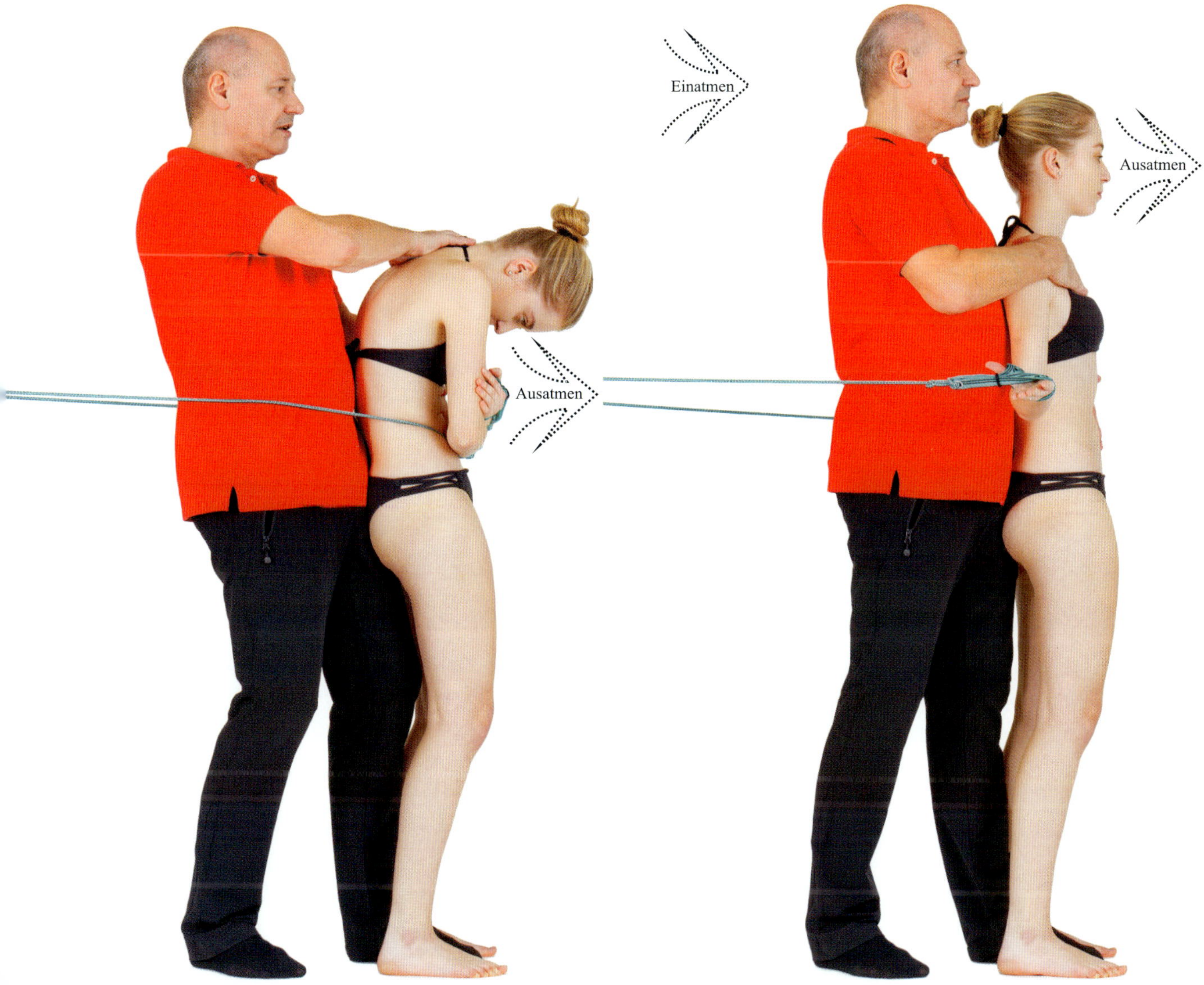

Ausgangsposition - Korrektur

- Entspannter Stand mit dem Rücken zur Seilbefestigung.
- Der Rücken bildet einen langen kyphotischen Bogen (Katzenbuckel).
- Die Beine sind leicht gebeugt.
- Ausatmen.
- Der Therapeut steht hinten und mit seiner linken Hand stabilisiert die unteren Rippen des Patienten.
- Die andere Hand liegt auf der oberen Brustwirbelsäule, dehnt sie nach vorn und bildet somit einen kyphotischen Bogen.
- Eingeatmet wird erst beim Übergang von der Ausgangsposition zur Ausführung der Übung.

Ausführung - Korrektur

- Die Übung beginnt mit der Anspannung der Gesäßmuskeln, dem Ausgleichen des Beckens und der Lendenlordose.
- Jetzt nehmen wir einen zur mittleren Körperachse ausgeglichenen Stand ein.
- Wir ziehen die Ellenbogen nach hinten bis auf die hintere Rumpfebene.
- Am Bewegungsende zeigen die Handflächen nach oben (Supination).
- Die Schulterblattwinkel nähern sich der Wirbelsäule an und sinken leicht nach unten.
- In den Unterbauch ausatmen.
- Eine Hand des Therapeuten stimuliert den Bauch und stabilisiert die unteren Rippen.
- Mit der anderen Hand zieht er die gegenüberliegende Schulter nach hinten.
- Der Therapeut wechselt die Arme und wiederholt die Korrektur auf der anderen Körperseite.

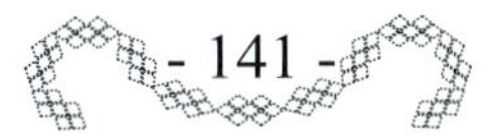

Stand auf beiden Beinen, das Seil mit beiden Armen nach hinten ziehen

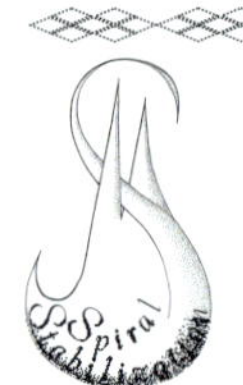

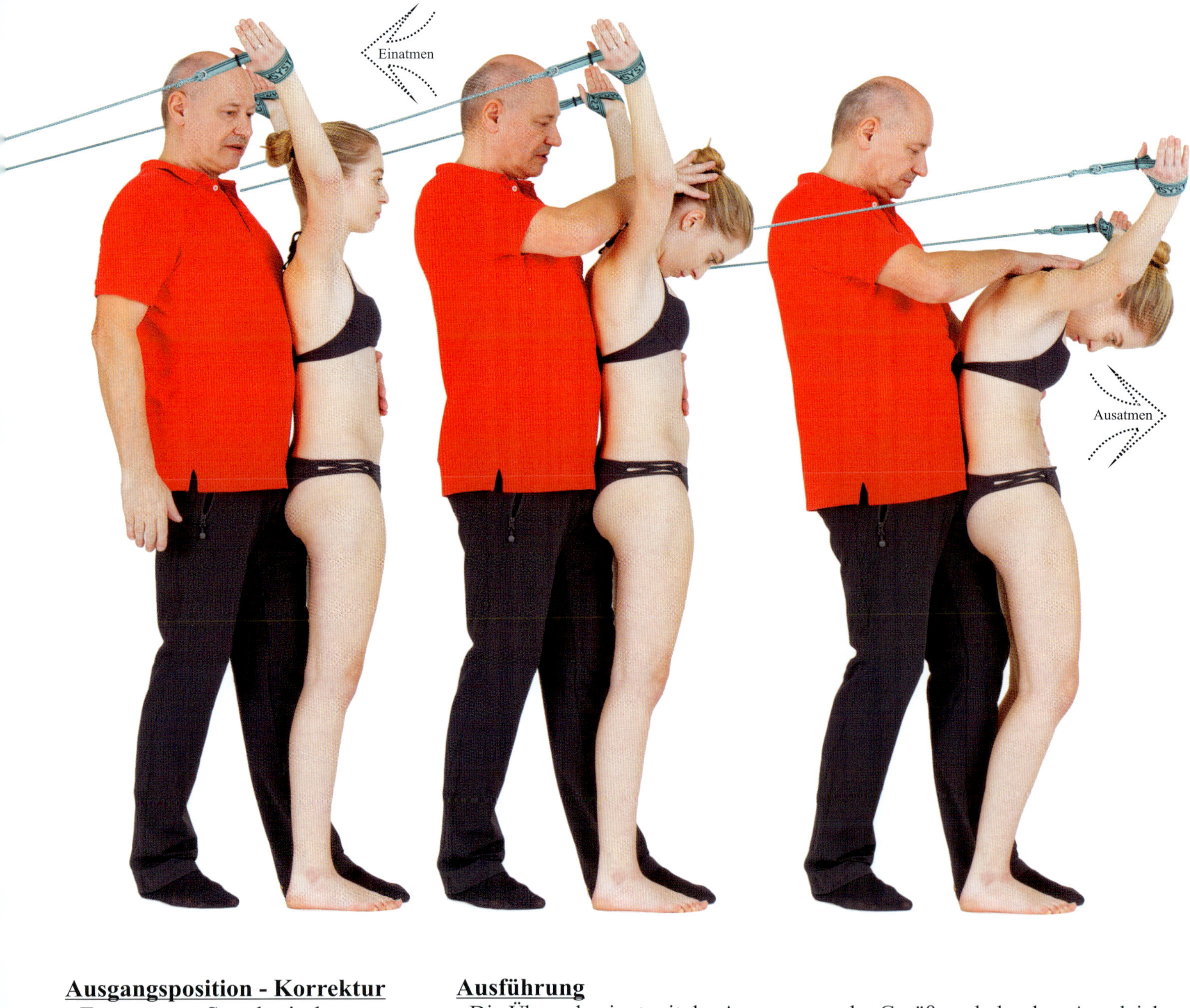

Einatmen

Ausatmen

Ausgangsposition - Korrektur

- Entspannter Stand mit dem Rücken zur Seilbefestigung.
- Einatmen.
- Der Terapeut steht hinten und mit der linken Hand stabilisiert die unteren Rippen des Patienten.

Ausführung

- Die Übung beginnt mit der Anspannung der Gesäßmuskeln, dem Ausgleichen des Beckens und der Lendenlordose.
- Jetzt nehmen wir einen zur mittleren Körperachse ausgeglichenen Stand ein.
- Wir strecken die Arme nach oben hinten über den Kopf.
- Der Kopf nach vorn beugen und den Rumpf zum Becken ziehen.
- Der Rücken bildet einen langen kyphotischen Bogen (Katzenbuckel).
- Die Arme werden langsam nach vorn unten geführt.
- Die Beine werden leicht gebeugt.
- In den Unterbauch ausatmen.
- Der Therapeut stimuliert mit der linken Hand den Bauch und stabilisiert die unteren Rippen.
- Die rechte Hand liegt auf der oberen Brustwirbelsäule, dehnt sie nach vorn und bildet somit einen kyphotischen Bogen.

Stand auf einem Bein mit der Stirn zur Seilbefestifung, Gegenbewegung des Arms und des Beins nach hinten - Korrektur

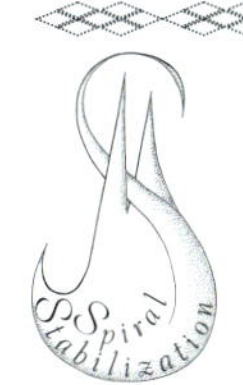

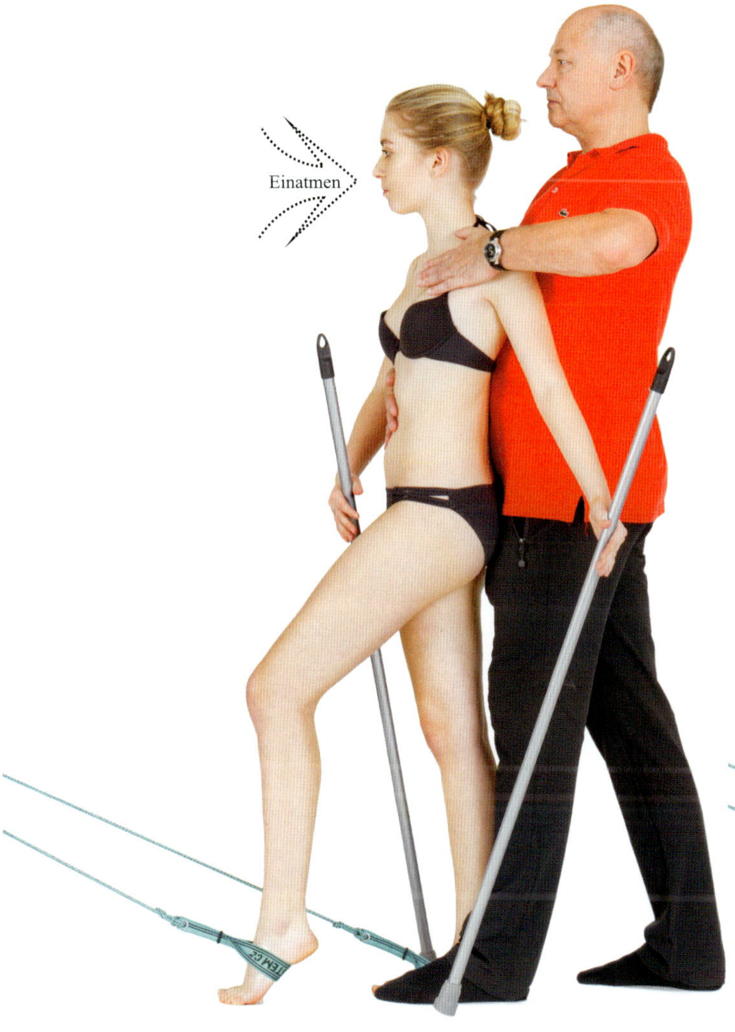

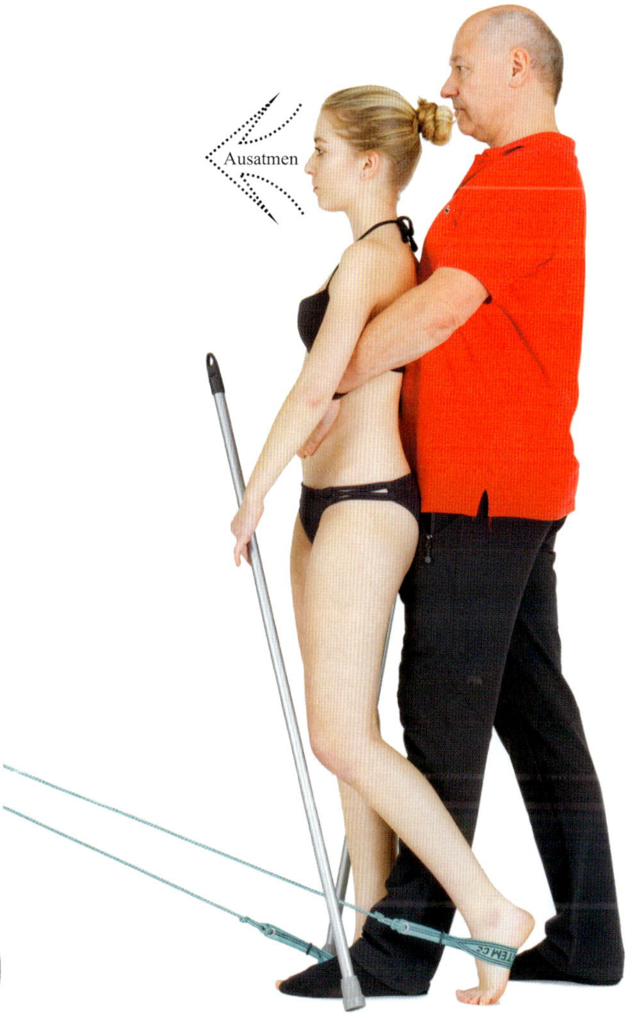

Ausgangsposition - Korrektur

- Entspannter Stand mit der Stirn zur Seilbefestigung.
- Das linke Bein macht einen Schritt nach vorn.
- Der linke Arm wird nach hinten geführt.
- Einatmen.
- Der Therapeut steht hinten und mit der rechten Hand stabilisiert die unteren Rippen und stimuliert den Bauch des Patienten.
- Mit dem linken Arm zieht er die gegenüberliegende Schulter nach hinten.

Ausführung - Korrektur

- Die Übung beginnt mit der Anspannung der Gesäßmuskeln, dem Ausgleichen des Beckens und der Lendenlordose.
- Jetzt nehmen wir einen zur mittleren Körperachse ausgeglichenen Stand ein.
- Wir ziehen den rechten Arm nach hinten bis auf die hintere Rumpfebene.
- Die Hand wird leicht nach nach außen gedreht.
- Der rechte Schulterblattwinkel nähert sich der Wirbelsäule an und sinkt leicht nach unten.
- Das linke Bein wird nach hinten geführt und mit der Matte gestützt.
- Das gesamte Gesäß kräftig anspannen.
- In den Unterbauch ausatmen.
- Eine Hand des Therapeuten stabilisiert die unteren Rippen und die Finger stimulieren den Bauch.
- Mit der anderen Hand zieht er die gegenüberliegende Schulter nach hinten.

SKOLIOSE

MT
Manuelle Techniken

Manuelle Techniken in Seitenlage mit Lagerung im Schlingentisch
M. iliocostalis lumborum (Darmbein-Rippenmuskel - Lendenteil) - Massage, Entspannung, passive Dehnung

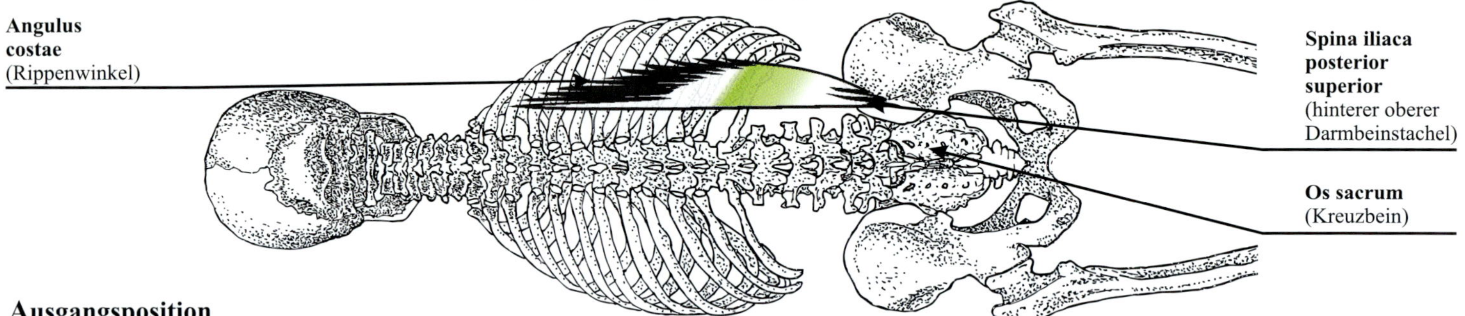

Ausgangsposition

Der Rumpf des Patienten wird durch die Hand, deren Finger die Dornfortsätze der Wirbelknochen überschreiten kranial (in Richtung Kopf) stabilisiert. Der Unterarm bildet die Körperoberfläche nach und der Arm gleicht die Position des Brustkorbs aus.

Das Becken wird von vorn durch den Brustkorb des Therapeuten, der sich am Oberschenkel des Patienten abstützt, stabilisiert. Die Achselhöhle des Therapeuten bildet die Oberfläche des Beckens von oben nach, und der Unterarm ruht auf dem Kreuzbein. Die Finger werden ganz sanft auf die Oberfläche des M. iliocostalis lumborum aufgelegt. Wenn der kleine Finger des Therapeuten an den tastbaren Spitzen der Dornfortsätze der Wirbelknochen liegt, findet der Mittelfinger die Anspannung - TP der Muskelfasern, die in Richtung Schulterblatt verlaufen. Die Finger dürfen nicht gebeugt werden. Der Patient atmet ein.

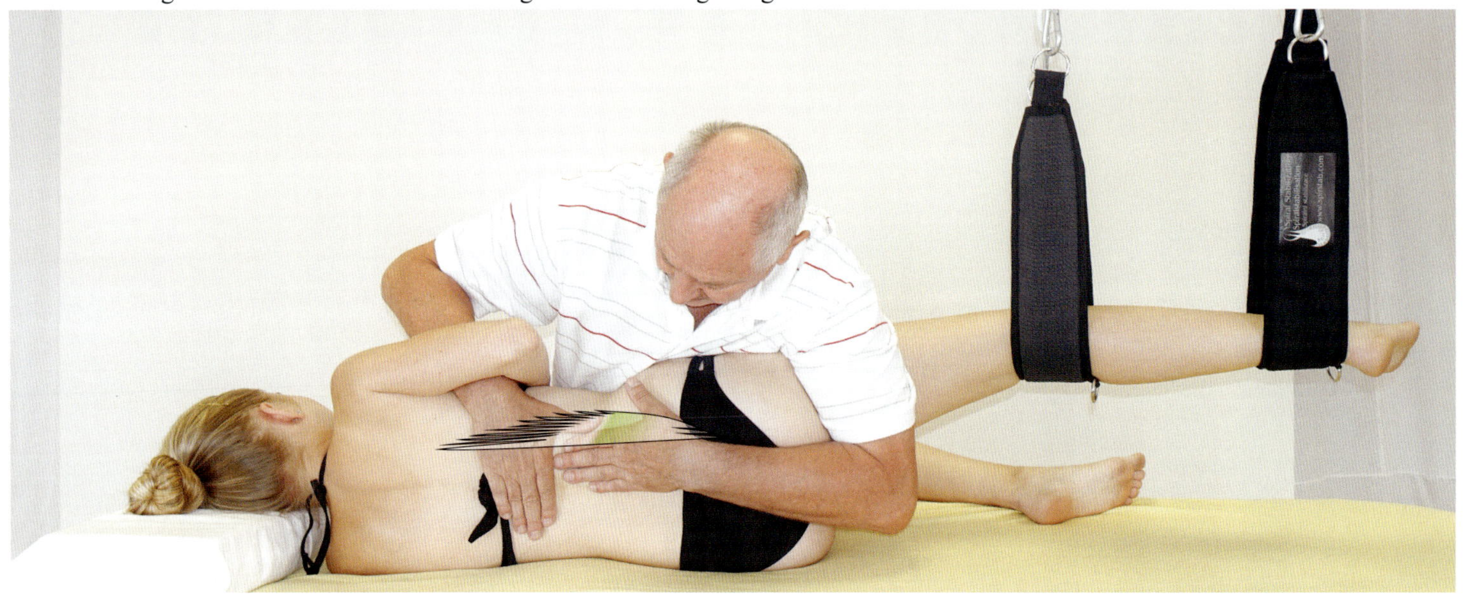

Ausführung

Kranialer Arm (näher dem Kopf) stabilisiert und bleibt an der gleichen Stelle - punctum fixum.
Der Therapeut überträgt sein Körpergewicht auf das Becken des Patienten und zieht es gleichmäßig kaudal - punctum mobile. Das Ziehen des Beckens kann er durch das vollständige Strecken seines rechten Beins noch verstärken. Das Becken des Patienten darf nicht rotieren und auch nicht nach vorn oder nach hinten kippen. Der M. iliocostalis lumborum wird durch das kaudale Ziehen (in Richtung Beine) massiert. Die Dehnung wird kurz gelockert und 6x hintereinander wiederholt. Nachdem die Behandlungstechnik beendet worden ist, warten wir jedesmal ca. 3 sec.

PIR. Der Patient atmet ein und der, im Brustkorb entstehende Gegendruck, führt zur Anspannung seiner Muskeln. Beim folgenden Ausatmen entspannen sich die Muskeln wieder und dies ermöglicht eine weitere Dehnung. Mit Hilfe dieser Technik werden die Bandscheiben gedehnt, die Zwischenwirbelgelenke auseinandergezogen, die Foramina geöffnet und die Lendenlordose sowie skoliotische Verkümmung der Wirbelsäule ausgeglichen.. Diese Technik wird 3x wiederholt.

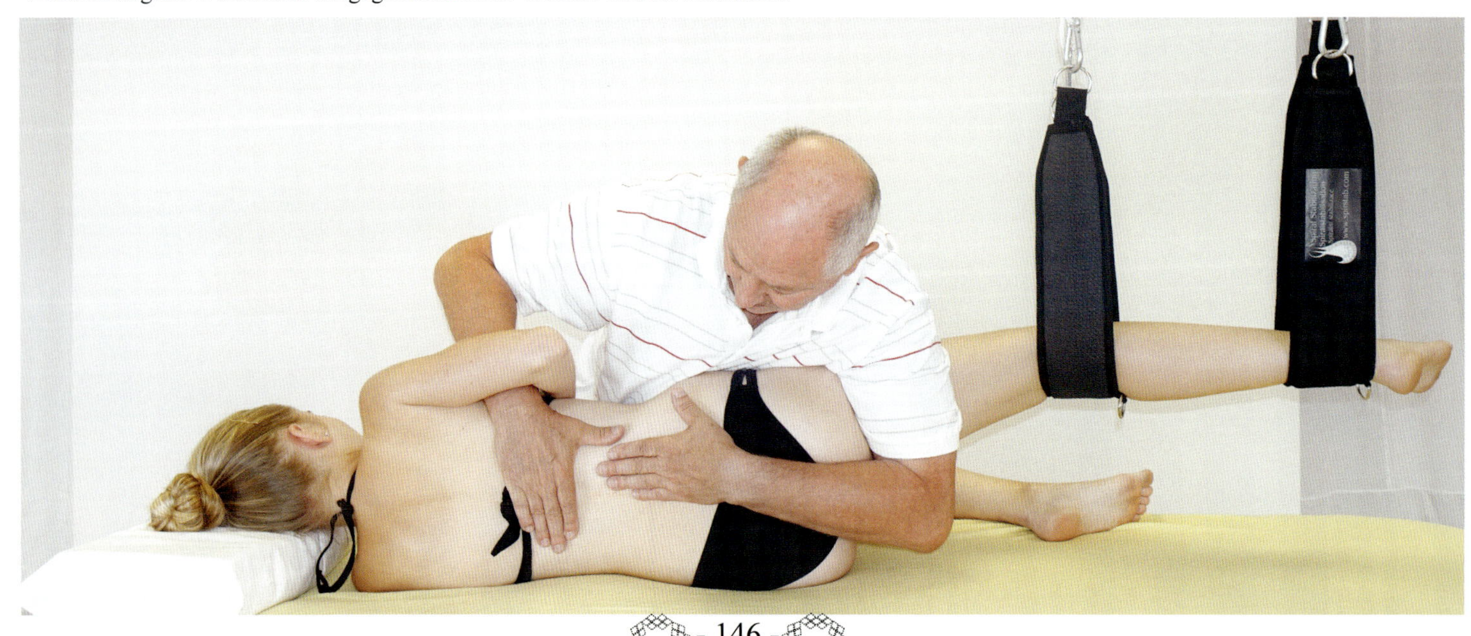

M. serratus anterior (vorderer Sägemuskel) - Massage, Entspannung, passive Dehnung

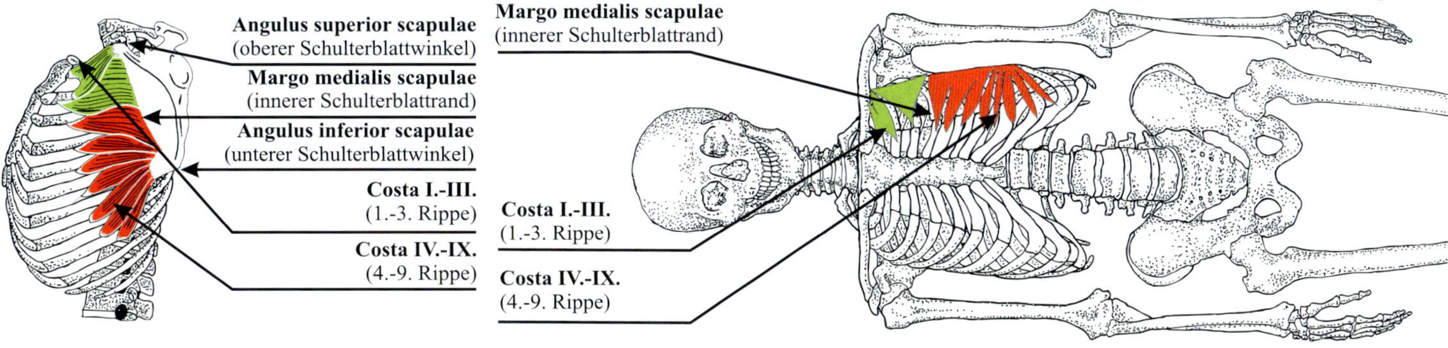

Ausgangsposition

Der Therapeut kniet hinter dem Patienten und mit Hilfe seines linken Beins stabilisiert er den Rumpf des Patienten - punctum fixum. Nun legt er die Handfäche der rechten Hand auf die Schulter, die Finger sind dorsal (nach hinten) gerichtet. Die Handfläche und die Finger der rechten Hand drücken von hinten gegen das Schuterblatt. Der Patient atmet ein.

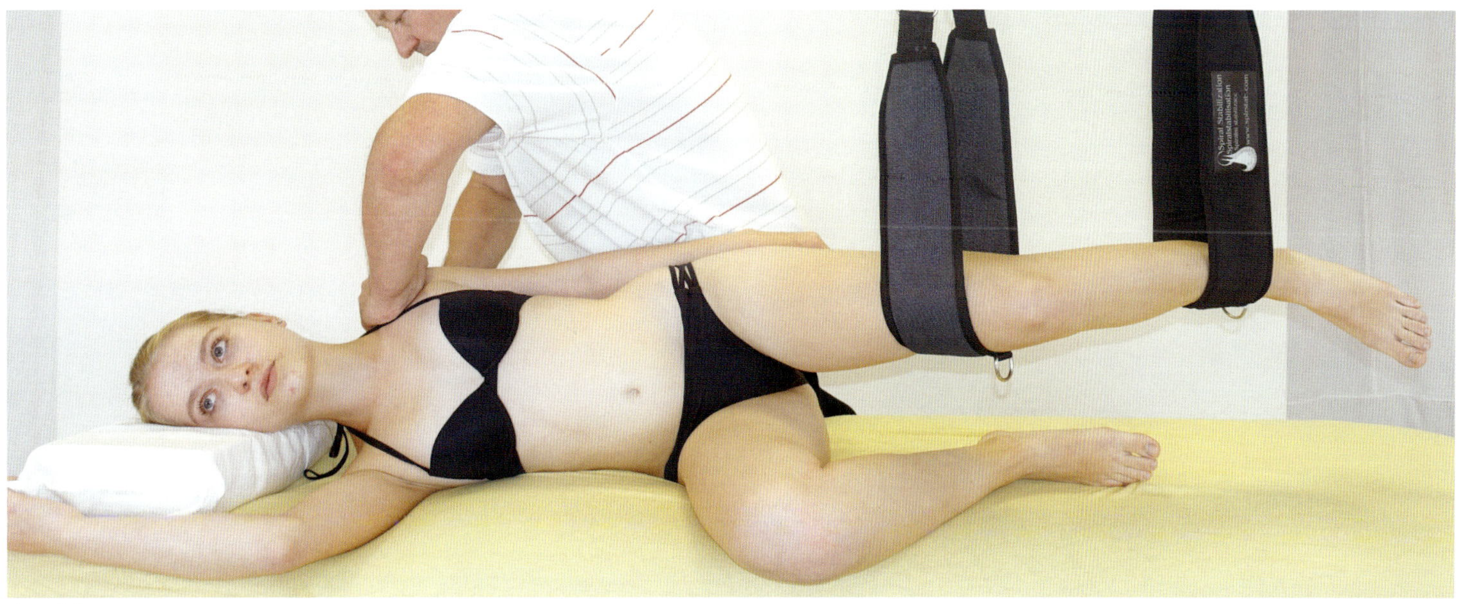

Ausführung

Der Therapeut verlagert sein Körpergewicht auf die linke Hand, schiebt das Schulterblatt dorsal (nach hinten) - punctum mobile, dadurch dehnt er in vollem Umfang den M. serratus anterior und es kommt zur Massage der M. serratus anterior und M. subscapularis. Der Patient atmet langsam aus. Die Dehnung wird gelockert und 6x wiederholt. Nachdem die Behandlungstechnik beendet worden ist, warten wir jedesmal ca. 3 sec.

PIR. Die erreichte Dehnung wird gehalten. Der Patient atmet ein und, der im Brustkorb entstehende Gegendruck, führt zur Anspannung seiner Muskeln. Beim folgenden Ausatmen entspannen sich die Muskeln wieder und dies ermöglicht eine weitere Dehnung. Diese Technik wird in Richtung 3., 4. und 5. Rippe auf die gleiche Weise ausgeführt und mit ihrer Hilfe werden M. serratus anterior und anderen Muskeln an der vorderen Schultergürtelseite gedehnt. Gleichzeitig wird dem Patienten geholfen, den richtigen Bewegungsumfang des Schulterblatts nach hinten auch beim Üben erzielen zu können. Die Technik wird 3x wiederholt.

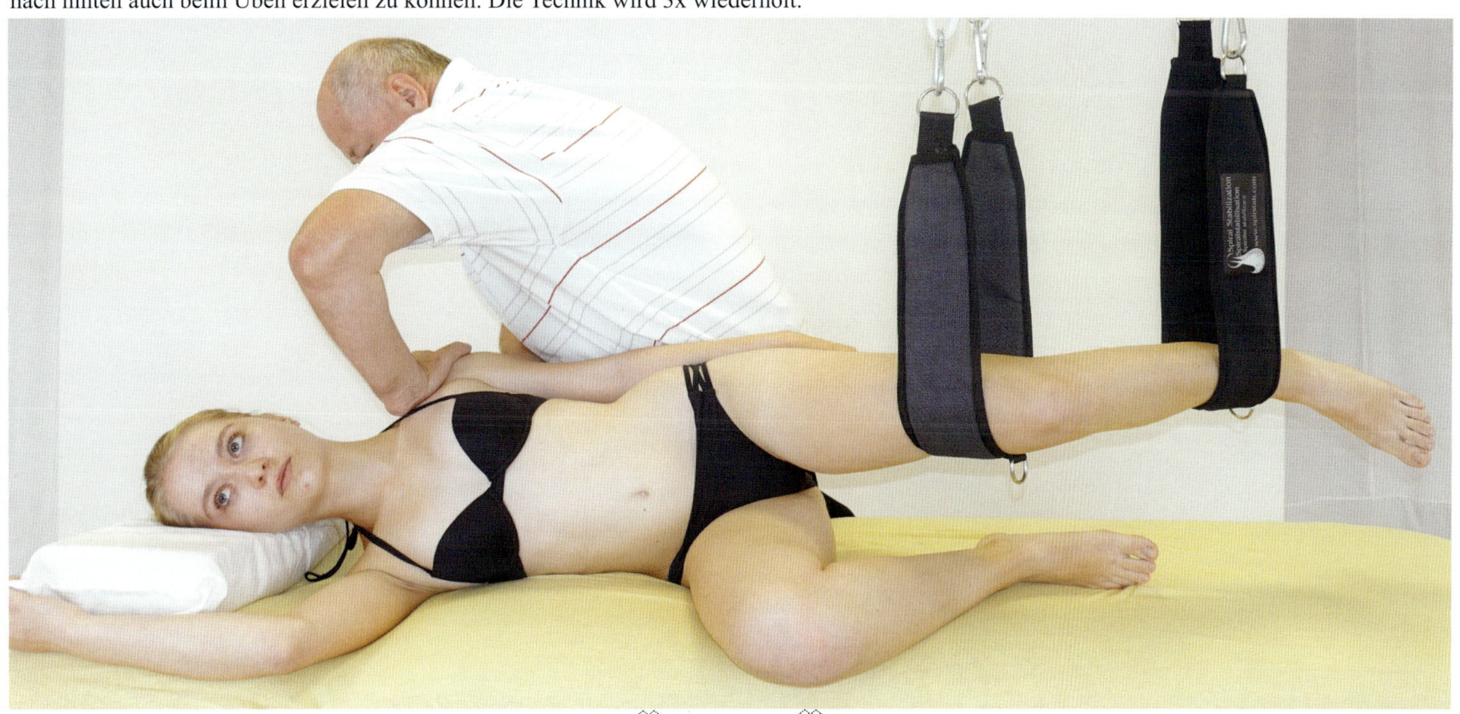

M. rectus femoris (gerader Oberschenkelmuskel) - Dehnung

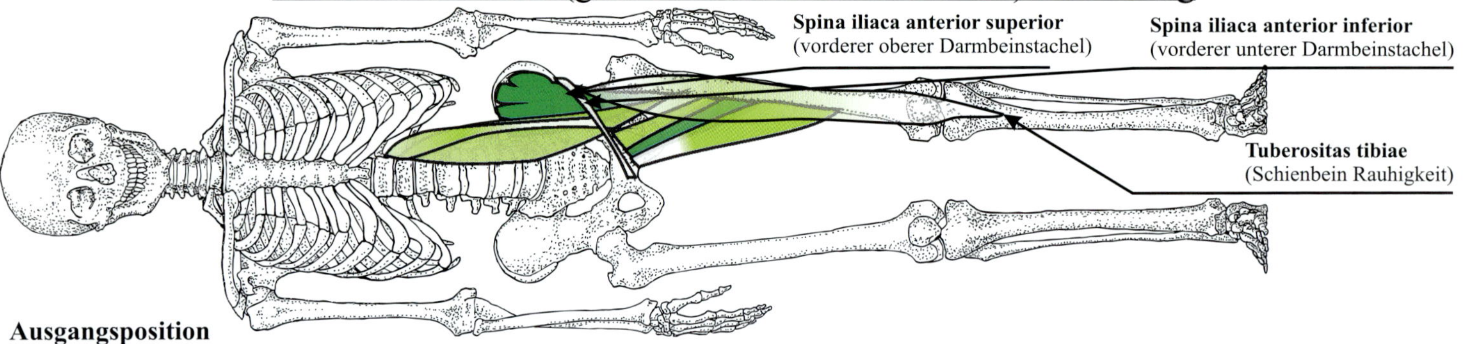

Ausgangsposition

Der Therapeut kniet hinter dem Patienten in Richtung Becken und mit Hilfe seines rechten Beins stabilisiert er den Rumpf und das Becken des Patienten - punctum fixum. Er legt die Handfläche seiner rechten Hand auf den SIAS spina iliaca anterior superior (vorderer oberer Darmbeinstachel) und breitet die gestreckten Finger fächerartig aus, sodass diese eine möglichst große Fläche sanft bedecken.
Die linke Hand des Therapeuten umfasst das rechte Knie des Patienten und sein Unterarm liegt somit unter dem Unterschenkel des Patienten. Das beanspruchte Bein liegt horizontal. Der Patient atmet ein.

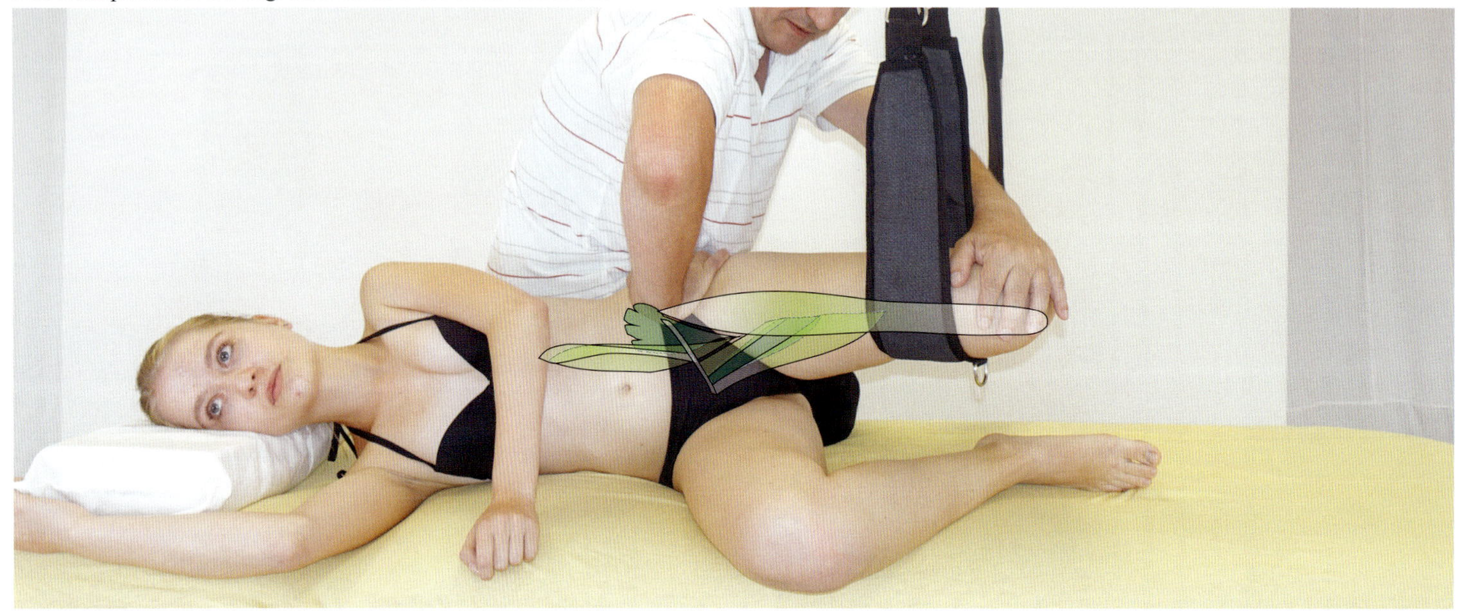

Ausführung

Der Therapeut verlagert sein Körpergewicht auf die rechte Hand und stabilisiert das Becken des Patienten von vorn - punctum fixum. Mit dem linken Arm zieht er den Oberschenkel des Patienten nach hinten und damit wird der M. rectus femoris gedehnt.
Der Patient atmet langsam aus. Die Dehnung wird gelockert und 6x wiederholt. Nachdem die Behandlungstechnik beendet worden ist, warten wir jedesmal ca. 3 sec.

PIR. Die erreichte Dehnung wird gehalten. Der Patient atmet ein und, der im Brustkorb entstehende Gegendruck, führt zur Anspannung seiner Muskeln. Beim folgenden Ausatmen entspannen sich die Muskeln wieder und dies ermöglicht eine weitere Dehnung. Die Technik wird 3x wiederholt. Reziproke Inhibition. Am Ende der passiven Dehnung fordern wir den Patienten auf, die Gesäßmuskeln anzuspannen und eine nach hinten führende Bewegung (Schritt nach hinten) auszuführen. Die Extensionsfähigkeit in der Hüfte vergrößert sich um 5-10 cm.
Hier ist der M. gluteus maximus Agonist und der gehemmte M. rectus femoris ist Antagonist. Mit Hilfe dieser Technik werden M. rectus femoris und andere Muskeln an der vorderen Seite des Beckengürtels gedehnt. Gleichzeitig wird dem Patienten geholfen, den richtigen Bewegungsumfang des Beins nach hinten beim Üben erreichen zu können.

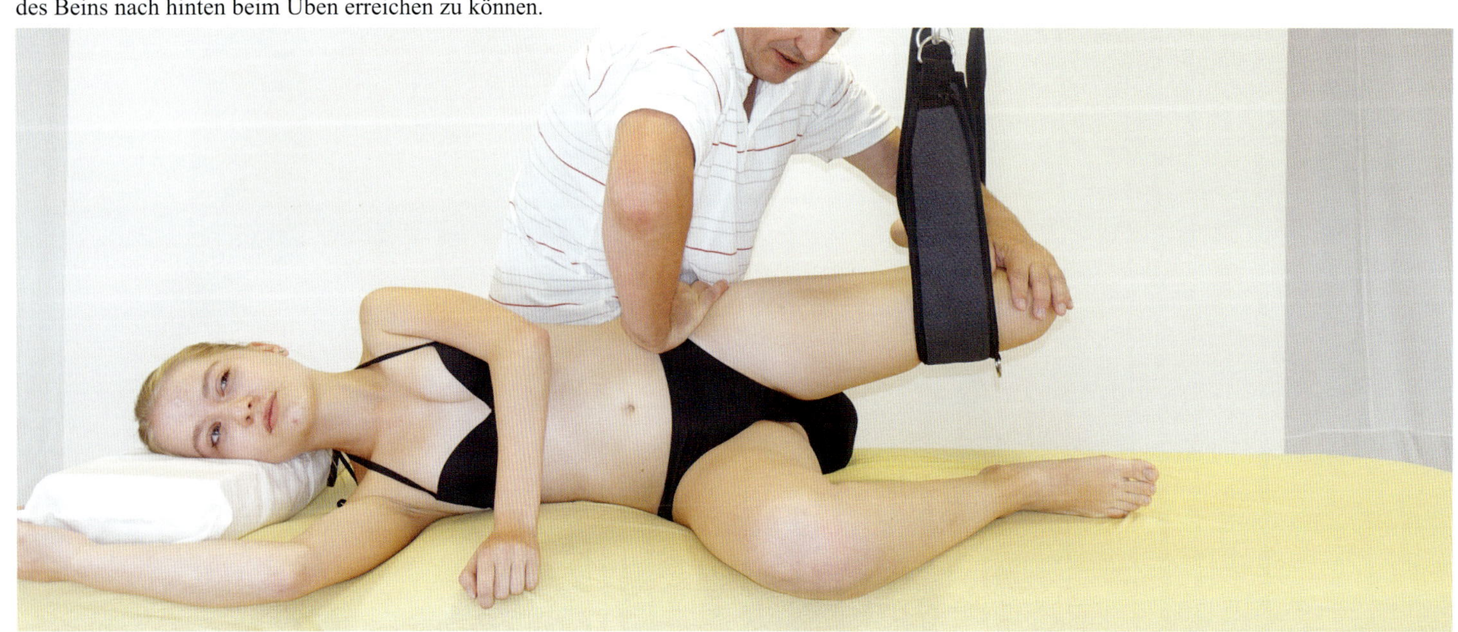

Manuelle Techniken in Rückenlage mit Lagerung im Schlingentisch

M. quadratus lumborum (viereckiger Lendenmuskel) - Massage, Entspannung, passive Dehnung

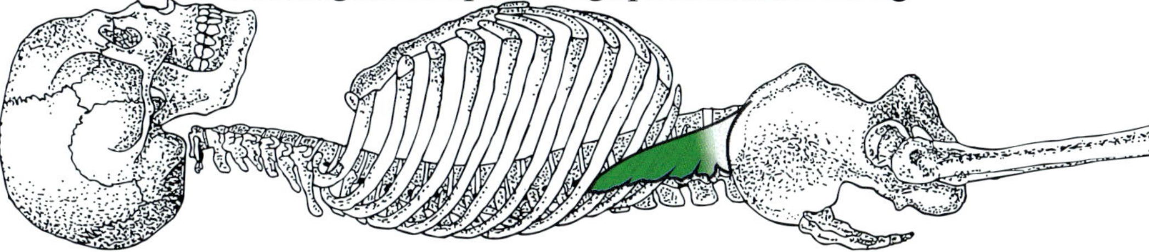

Ausgangsposition

Kraniale Stabilisation. Der Patient liegt in Rückenlage auf der Unterlage. Punctum fixum.

Kaudale Stabilisation. Die Beine und das Becken werden in Schlingen gelagert. Die Beine hängen auf der Höhe der Waden und das Becken hängt im Bereich seines unteren Teils. Durch den Einfluss der Schwerkraft wird die Lendenwirbelsäule am hinteren Pol auseinander gezogen. Der Therapeut kniet und stützt sich mit seiner Hüfte am Hüftgelenk des Patienten ab. Mit der rechten Hand stabilisiert er die unteren Rippen, mit der linken Hand und dem Unterarm wird das Becken stabilisiert.

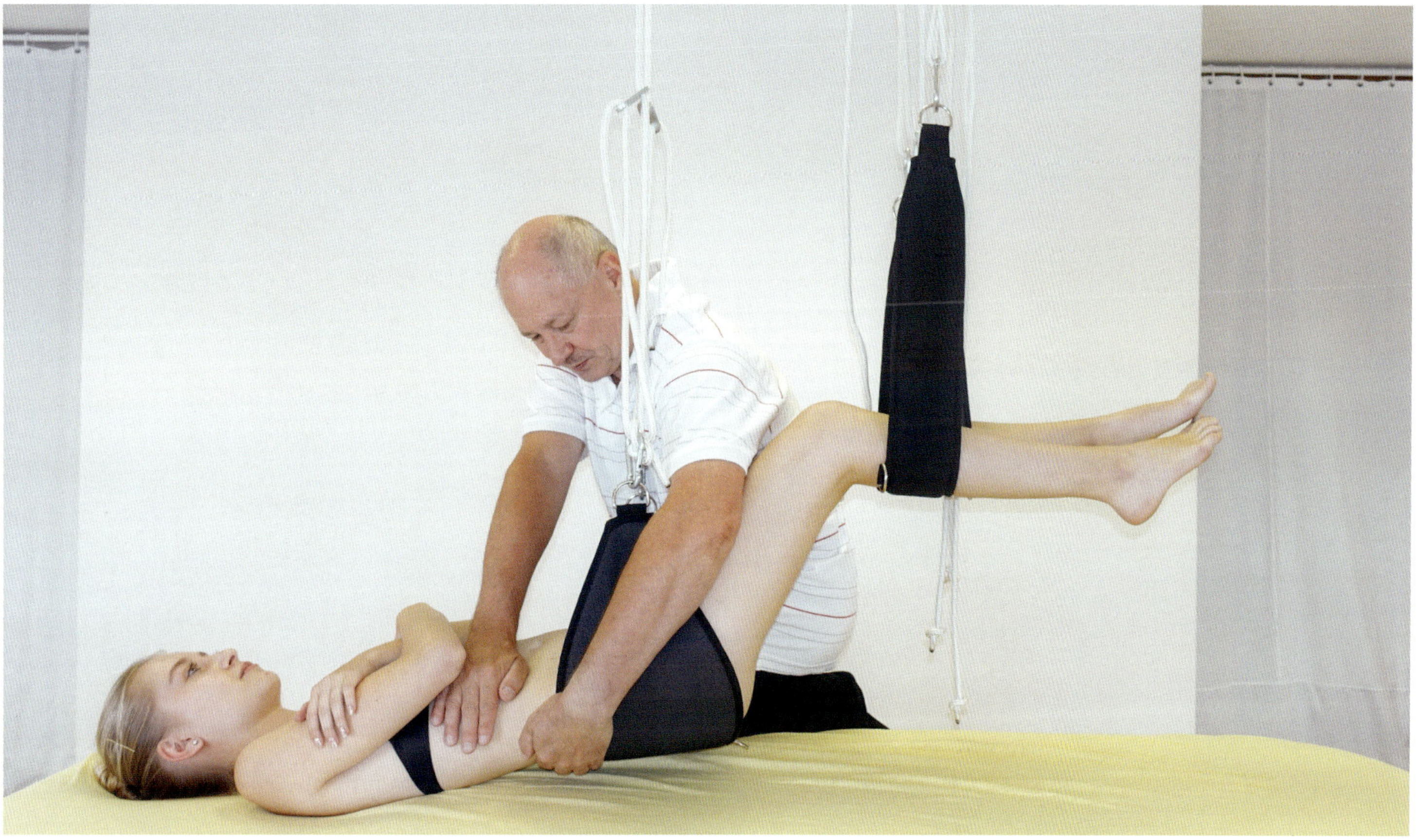

Ausführung

Der Therapeut zieht mit der linken Hand und dem Unterarm das Becken kaudal (nach unten) und dreht es lateral (seitlich) zu sich. Die Bewegung wird durch die Hüfte des Therapeuten gestützt.

Die Technik dient zur Dehnung der M. quadratus lumborum, M. iliocostalis lumborum und M. multifidus.

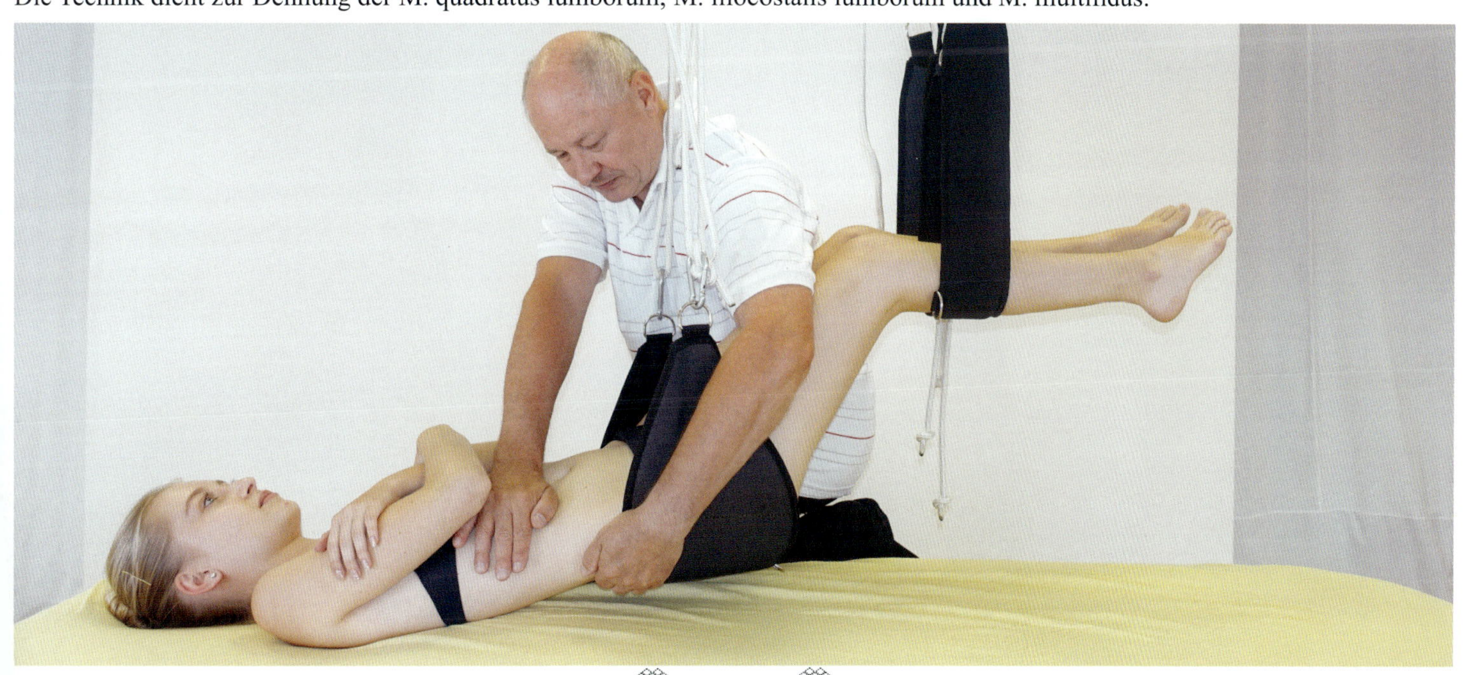

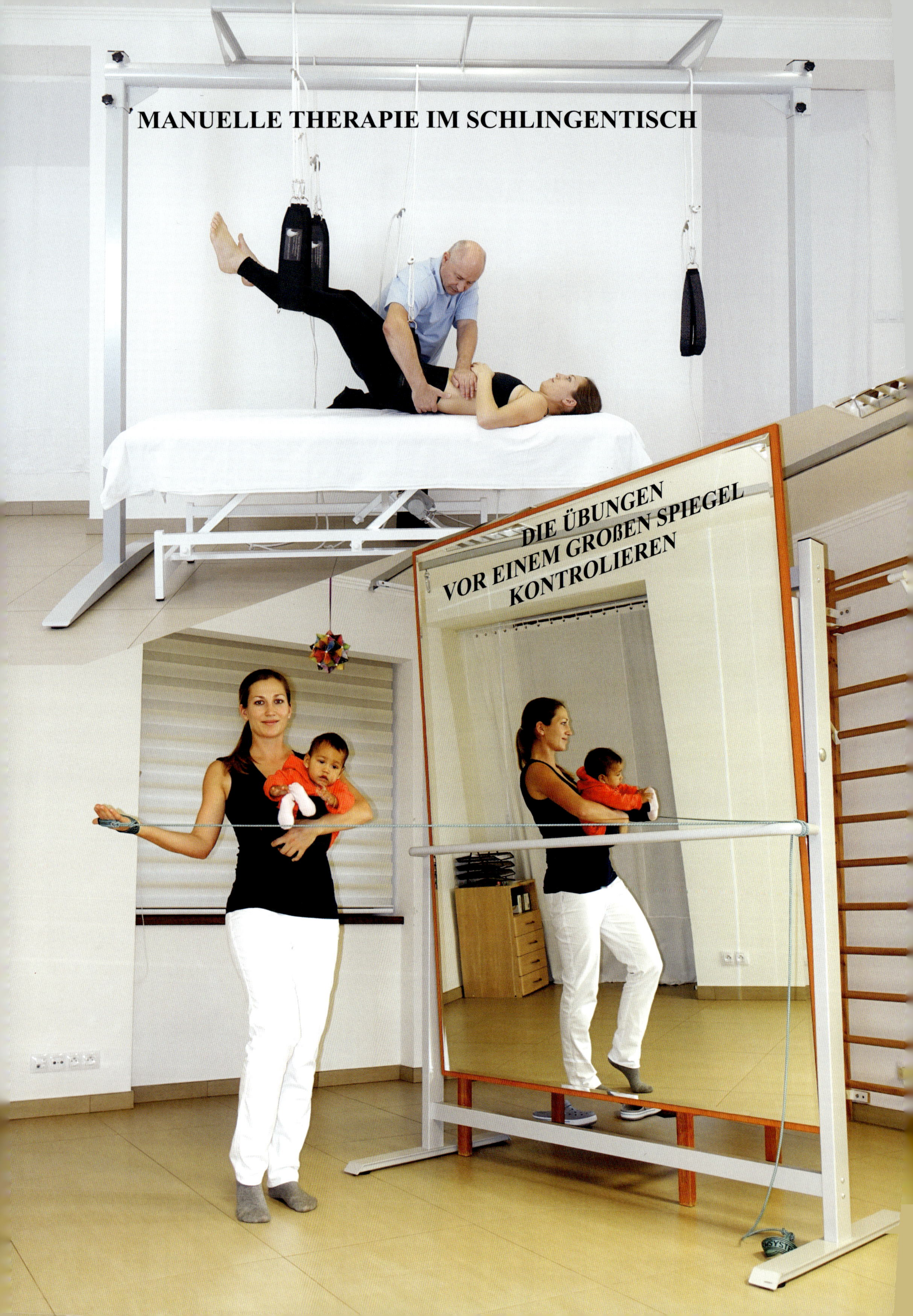
MANUELLE THERAPIE IM SCHLINGENTISCH
DIE ÜBUNGEN
VOR EINEM GROßEN SPIEGEL
KONTROLIEREN